치주-교정 치료

최신 임상 근거와 치료 가이드

THE ORTHO-PERIO PATIENT

Clinical Evidence & Therapeutic Guidelines

치주-교정 치료

최신 임상 근거와 치료 가이드

[저 자]

Theodore Eliades, DDS, MS, Dr Med Sci, PhD
Professor and Director
Clinic of Orthodontics and Pediatric Dentistry
Center of Dental Medicine
University of Zurich
Zurich, Switzerland

Christos Katsaros, DDS, Dr med dent, Odont Dr/PhD
Professor and Chair
Department of Orthodontics and Dentofacial Orthopedics
School of Dental Medicine
University of Bern
Bern, Switzerland

[역 자]

황 충 주 · 김 경 호 · 유 형 석 · 이 기 준 · 차 정 열 · 정 주 령
최 윤 정 · 최 성 환 · 최 성 호 · 정 의 원 · 이 중 석 · 차 재 국

대한나래출판사

DaehanNarae Publishing, Inc.

SK V1 Tower 1507
Younmujang 5 gagil 25, Sungdong-gu,
Seoul 04782, Korea
TEL: +82-2-922-7080
FAX: +82-2-922-0841
E-mail: nrpub@naver.com
Website: www.nrbooks.kr

Translation of The Ortho-Perio Patient: Clinical Evidence & Therapeutic Guidelines
by **Theodore Eliades, Christos Katsaros**

치주-교정 치료: 최신 임상 근거와 치료 가이드

The Ortho-Perio Patient: Clinical Evidence & Therapeutic Guidelines

발행일	2021년 4월 5일
저자	Theodore Eliades & Christos Katsaros
역자	황충주·유형석 외
발행인	최용원
편집디자인	김애선
표지디자인	김애선
교정·교열	홍혜미
발행처	**대한나래출판사** (등록 제2012-000051호/1994.6.10)
주소	서울시 성동구 연무장 5가길 25, 성수역 SK V1 Tower 1507호 (성수동 2가 315-61)
전화	(02) 922-7080
팩스	(02) 922-0841
이메일	nrpub@naver.com
홈페이지	www.nrbooks.kr

ISBN 978-89-5741-776-8

정가 80,000원

Printed in Korea

서 문

이 책은 치주-교정치료 환자에 대한 많은 유용한 증거들을 모았고, 치료에 대한 철저히 입증된 토의들을 제공한다. 전 세계의 훌륭한 학자와 임상의들이 공저자로 참여하여, 과학적인 면과 임상적인 면에서 모두 양측의 전문가적인 상호작용을 체계적으로 분석하였다. 제1부에서는 성인 환자에서의 골생물학과 구강 내 미생물들의 부착과 피막 형성 등을 포함한 교정학-치주학과 연관된 구강생리학의 기본지식에 관해 기술하였다. 제2부에서는 교정 환자에서의 치주적 고려사항으로, 교정환자의 치주 검사, 치은 퇴축과 치은 이식의 관점, 임상적 부착 레벨, 확장에 따른 교정학-치주학적 영향, 외과적 치은 연장술과 견치 이소맹출 등에 관해 기술하였다. 마지막 제3부에서는 치주질환이 있는 환자의 교정치료 시 고려사항으로, 임상적 부착 레벨, 치주조직이 약화된 환자에서의 교정치료의 원칙과 생역학에 관해 기술하였다.

이 책에서 제공한 학문적 증거들과 교정적, 치주적 치료를 담당한 전문의들이 제공한 임상증례들은 치주-교정 환자치료의 훌륭한 치료 결과를 위한 치료 프로토콜을 위한 실질적인 가이드라인뿐만 아니라, 아주 중요한 이론적, 임상적 정보들을 제공한다. 따라서 이 책은 치주-교정 주제의 참고서적 역할뿐 아니라, 더 중요하게는 임상가들이 환자 개개인의 맞춤 치료계획을 세우는 데 유용한 가이드라인과 적합한 치료 방식을 제공해줄 수 있기 때문에, 치과대학에서 교정학과 치주학 전공 연구원, 전공의, 대학원생들을 위한 전문 과정 세미나 교과서로 유용하게 사용될 수 있다.

이 책은 작고한 Dr. Vincent G. Kokich가 또 한 명의 편집자로서 7년 전에 이 책의 방향성을 정하고, 몇몇 장의 완성에 기여하였다는 고귀한 가치를 품고 있다. 2013년 갑작스럽고 비극적인 그의 죽음으로 책의 편집 계획이 수정되었고, 다른 훌륭한 임상가와 학자들에게 맡겨졌다. 그의 뛰어난 임상적 지식과 통찰력 있는 학문적 연구 성과를 물려받을 수 있었던 행운을 얻은 편집자들은, 이 분야에서의 독보적인 그의 전설과 함께할 수 있어 무한한 영광이며, 그와 약속했던 공동작업의 빚을 일부라도 갚을 수 있게 되었다.

CONTRIBUTORS

Turi Bassarelli, MD, DDS, MSc
Senior Research and Teaching Fellow
Department of Orthodontics and Pediatric Dentistry
University Center for Dental Medicine
University of Basel
Basel, Switzerland

Georgios N. Belibasakis, DDS, MSc, PhD, FHEA
Professor and Head of Division of Oral Diseases
Department of Dental Medicine
Karolinska Institute
Solna, Sweden

T. Gerard Bradley, BDS, MS, Dr med dent
Dean and Professor of Orthodontics
School of Dentistry
University of Louisville
Louisville, Kentucky, USA

Tali Chackartchi, DMD
Senior Instructor
Department of Periodontology
Faculty of Dental Medicine
Hadassah and Hebrew University
Jerusalem, Israel

Stella Chaushu, DMD, PhD
Associate Professor and Chair
Department of Orthodontics
Faculty of Dental Medicine
Hadassah and Hebrew University
Jerusalem, Israel

Chun-Hsi Chung, BDS, DMD, MS
Associate Professor and Chair
Department of Orthodontics
School of Dental Medicine
University of Pennsylvania
Philadelphia, Pennsylvania, USA

Raluca Cosgarea, DDS, Dr med dent
Assistant Professor and Research Fellow
Department of Periodontology
Faculty of Medicine
Philipps University of Marburg
Marburg, Germany

Carlos Marcelo da Silva Figueredo, DDS, MDSc, PhD
Associate Professor
Department of Dentistry and Oral Health
School of Periodontology
Griffith University
Brisbane, Australia

Andrew Dentino, DDS, PhD
Professor and Director
Department of Periodontics
Marquette University
Milwaukee, Wisconsin, USA

George Eliades, DDS, DrDent
Professor and Head
Department of Dental Biomaterials
School of Dentistry
National and Kapodistrian University of Athens
Athens, Greece

Theodore Eliades, DDS, MS, Dr Med Sci, PhD
Professor and Director
Clinic of Orthodontics and Pediatric Dentistry
Center of Dental Medicine
University of Zurich
Zurich, Switzerland

Marianna Evans, DMD
Clinical Associate
Department of Orthodontics
School of Dental Medicine
University of Pennsylvania
Philadelphia, Pennsylvania, USA
Private Practice
Newtown Square, Pennsylvania, USA

Anastasios Grigoriadis, DDS, PhD
Lecturer and Senior Dentist
Department of Dental Medicine
Division of Oral Diagnostics and Rehabilitation
Karolinska Institute
Huddinge, Sweden

Christos Katsaros, DDS, Dr med dent, Odont Dr/PhD
Professor and Chair
Department of Orthodontics and Dentofacial Orthopedics
School of Dental Medicine
University of Bern
Bern, Switzerland

Dimitrios Kloukos, DDS, Dr med dent, MAS, MSc
Head of Orthodontic Department
General Hospital of Greek Air Force
Athens, Greece
Research Associate
Department of Orthodontics and Dentofacial Orthopedics
School of Dental Medicine
University of Bern
Bern, Switzerland

Dimitrios Konstantonis, DDS, MS, PhD
Research Associate
Department of Orthodontics
School of Dentistry
National and Kapodistrian University of Athens
Athens, Greece
Research Visiting Fellow
Clinic of Orthodontics and Pediatric Dentistry
Center of Dental Medicine
University of Zurich
Zurich, Switzerland

Phoebus N. Madianos, DDS, PhD
Professor
Department of Periodontology
School of Dentistry
National and Kapodistrian University of Athens
Athens, Greece

Margarita Makou, DDS, MS, DrDent
Professor Emeritus
Department of Orthodontics
School of Dentistry
National and Kapodistrian University of Athens
Athens, Greece

Spyridon N. Papageorgiou, DDS, Dr med dent
Senior Teaching and Research Assistant
Clinic of Orthodontics and Pediatric Dentistry
Center of Dental Medicine
University of Zurich
Zurich, Switzerland

William Papaioannou, DDS, MScD, PhD
Assistant Professor
Department of Preventative and Community Dentistry
National and Kapodistrian University of Athens
Athens, Greece

Christoph A. Ramseier, DDS, Dr med dent
Senior Lecturer
Department of Periodontology
School of Dental Medicine
University of Bern
Bern, Switzerland

Giovanni E. Salvi, DDS, Dr med dent
Associate Professor, Vice Chairman, and Graduate Program Director
Department of Periodontology
School of Dental Medicine
University of Bern
Bern, Switzerland

Anton Sculean, DDS, MS, Dr med dent, Dr hc
Professor and Chair
Department of Periodontology
School of Dental Medicine
University of Bern
Bern, Switzerland

Ayala Stabholz, DMD
Senior Dentist
Department of Periodontology
Faculty of Dental Medicine
Hadassah and Hebrew University
Jerusalem, Israel

Nipul K. Tanna, DMD
Assistant Professor
Department of Orthodontics
School of Dental Medicine
University of Pennsylvania
Philadelphia, Pennsylvania, USA

Spyridon I. Vassilopoulos, DDS, MSc, DrDent
Assistant Professor
Department of Periodontology
School of Dentistry
National and Kapodistrian University of Athens
Athens, Greece

Carlalberta Verna, DDS, Dr med dent, PhD
Professor and Head
Department of Orthodontics and Pediatric Dentistry
University Center for Dental Medicine
University of Basel
Basel, Switzerland

Ioannis Vrotsos, DDS, MSD, DrDent
Professor and Director
Department of Periodontology
School of Dentistry
National and Kapodistrian University of Athens
Athens, Greece

역서를 내면서

최근 통계청의 장래인구추계에 따르면 초저출산, 고령화의 심화에 따라 인구성장률이 점진적으로 감소하여, 사망자 수가 출생아 수보다 많아지는 인구의 자연 감소가 이미 2019년부터 시작되었다고 합니다. 따라서 총 인구 수는 2028년 약 5,194만 명까지 증가한 후 점진적으로 감소하여 약 50년 후인 2067년에는 3,929만 명(1982년 수준)에 이를 것으로 보고되었습니다. 이런 인구 변화의 동향과 맞물려서 교정치료를 하고자 하는 성인 환자의 비율은 점차 증가 추세에 있으며, 따라서 전체 교정치료 중에서 각종 성인병을 동반한 구강 내 치주질환을 앓는 환자들의 교정치료도 점점 관심이 높아지고 있습니다.

본 역서는 이런 추세에 맞춰 단순히 치주–교정에 대한 여러 임상 증례만을 모아 놓은 증례 모음집과는 전혀 다른 차원의 책으로서, 다양한 치주학–교정학과 연관된 주제들에 대해 이미 입증된 학술적 증거와 임상적 치료법을 교정전문의나 치주전문의뿐만 아니라, 미생물학, 예방치과, 소아치과, 구강내과와 같은 여러 분야의 치과 전문가들이 함께 공동 저술을 했다는 점이 특징이라고 할 수 있습니다. 제1부에서는 성인 환자에서의 골생물학과 구강 내 미생물들의 부착과 피막 형성 등을 포함한 교정학–치주학과 연관된 구강생리학의 기본지식에 관해 기술하였습니다. 제2부에서는 교정 환자에서의 치주적 고려사항으로, 교정 환자의 치주 검사, 치은 퇴축과 치은 이식의 관점, 임상적 부착 레벨, 교정적 확장에 따른 교정학–치주학적 영향, 외과적 치은 연장술과 견치 이소맹출 원인 및 분류, 치료법 등에 관해 기술하였고, 마지막 제3부에서는 치주질환이 있는 환자의 교정치료 시 고려 사항으로, 임상적 부착 레벨, 치주조직이 약화된 환자에서의 교정치료의 원칙과 생역학에 관해 기술하였습니다.

이 책에서 훌륭한 학자와 분야별 전문의들이 제공한 학문적 증거들과 임상증례들은 치주–교정 환자 치료의 훌륭한 치료 결과를 위한 치료프로토콜을 위한 실질적인 임상지침서의 역할뿐만 아니라, 더 중요하게는 임상가들이 치주–교정 환자 개개인의 맞춤 치료 계획을 세우는 데 유용한 가이드라인과 증례별로 적합한 치료 방식을 제공해 줄 수 있으므로, 치과대학에서 교정학과 치주학 전공 연구원, 전공의, 대학원생들을 위한 전문 과정 세미나 교과서로도 유용하게 사용될 수 있을 것입니다.

끝으로 바쁘신 가운데에도 이 책의 번역에 기꺼이 참여해주신 치주과학교실과 교정과학교실 여러 교수님께 역자를 대표해 진심으로 감사드립니다. 아울러 어려운 시기임에도 불구하고 늘 좋은 책이 소개될 수 있도록 출판을 맡아 힘이 되어 주시는 대한나래출판사 최용원 사장님과 직원분들께도 심심한 감사의 말씀을 드립니다.

2020년 10월

역자 대표 **황 충 주·유 형 석**

역자약력

황 충 주 교수

- 연세대학교 치과대학 졸업
- 연세대학교 치의학 박사 및 치과교정과 전문의
- 미국 UCSF, UOP 치과대학 방문교수
- 대한치과교정학회 회장
- (현재) 연세대학교 치과대학 교정과학교실 교수

김 경 호 교수

- 연세대학교 치과대학 졸업
- 연세대학교 치의학 박사 및 치과교정과 전문의
- 미국 UPENN 치과대학 방문교수
- (현재) 대한치과교정학회 회장
  연세대학교 치과대학 교정과학교실 교수
  연세대학교 강남세브란스병원 치과교정과 과장

유 형 석 교수

- 연세대학교 치과대학 졸업
- 연세대학교 치의학 박사 및 치과교정과 전문의
- 미국 Ohio State Univ. 방문교수
- (현재) 연세대학교 치과대학 교정과학교실 교수
  두개안면기형연구소 소장

이 기 준 교수

- 연세대학교 치과대학 졸업
- 연세대학교 치의학 박사 및 치과교정과 전문의
- 미국 Pennsylvania Univ.
  Temple Univ. Adjunct professor
- (현재) 연세대학교 치과대학 교정과학교실 교수

차 정 열 교수

- 연세대학교 치과대학 졸업
- 연세대학교 치의학 박사 및 치과교정과 전문의
- 미국 USC visiting scholar, Stanford Univ. 방문교수
- (현재) 연세대학교 치과대학 교정과학교실 주임교수 겸
  교정과 과장

정 주 령 교수

- 연세대학교 치과대학 졸업
- 일본 도쿄의과치과대학 치의학 박사, 치과교정과 전문의
- 미국 UNC 방문교수
- (현재) 연세대학교 치과대학 교정과학교실 교수

최 윤 정 교수

- 연세대학교 치과대학 졸업
- 연세대학교 치의학 박사 및 치과교정과 전문의
- (현재) 연세대학교 치과대학 학생부학장
  연세대학교 치과대학 교정과학교실 부교수

최 성 환 교수

- 연세대학교 치과대학 졸업
- 연세대학교 치의학 박사 및 치과교정과 전문의
- (현재) 연세대학교 치과대학 교정과학교실 조교수

최 성 호 교수

- 연세대학교 치과대학 졸업
- 연세대학교 치의학 박사 및 치주과 전문의
- 미국 SUNY at Buffalo 방문교수
- 대한치주과학회 회장, 공직치과의사회 회장
- 연세대학교 치과대학 학장
- (현재) 연세대학교 치과대학 치주과학교실 교수
  치주조직재생연구소 소장

정 의 원 교수

- 연세대학교 치과대학 졸업
- 연세대학교 치의학 박사 및 치주과 전문의
- 스페인 Universidad de Complutense Madrid 방문교수
- (현재) 연세대학교 치과대학 치주과학교실 교수
  연세대학교 치과병원 부원장

이 중 석 교수

- 연세대학교 치과대학 졸업
- 연세대학교 치의학 박사 및 치주과 전문의
- 오스트리아 Medical University of Vienna 방문교수
- (현재) 연세대학교 치과대학 치주과학교실 주임교수 겸
  치주과 과장

차 재 국 교수

- 연세대학교 치과대학 졸업
- 연세대학교 치의학 박사 및 치주과 전문의
- 스페인 Universidad de Complutense Madrid 연수
- (현재) 연세대학교 치과대학 치주과학교실 조교수

목 차

제 I 부

구강생리학의 기본

Fundamentals of Oral Physiology

제 1 장

골생물학과 성인 교정환자에서 하중에 대한 반응

Bone Biology and Response to Loading in Adult Orthodontic Patients

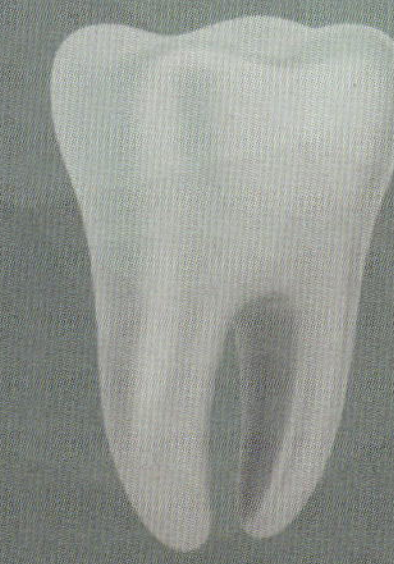

Dimitrios Konstantonis

교정적 치아 이동은 치조골의 개조 능력을 통해 가능하게 된다. 골개조는 교정치료 중 치아가 기계적 자극에 반응할 때 압박 부위에서의 골 흡수와 인장 부위에서의 골 흡수의 평형에 의해 조절된다.[1–3] 기계적 자극의 주된 매개체는 치주인대세포이다. 치주인대는 섬유아세포뿐 아니라 미분화 다능성 간엽세포들의 혼합 세포군으로 구성되어 있다. 치주인대의 섬유아세포는 다양한 외력에 반응하여 조골세포로 분화하는 능력을 갖고 있다. 치주인대 섬유아세포의 이러한 능력이 치조골의 재생과 교정적 치아이동을 촉진하는 근간이 된다.

최근의 연구들을 통해 기계적 자극에 의한 인류 치주인대 섬유아세포의 분자생물학적 반응을 도출하였다.[4–6] 특정 부착부에서의 인테그린은 세포부착인자로서뿐 아니라 세포내 신호전달수용체로서 기능한다. 기계적 자극이 가해지면 일련의 생화학적 반응이 순차적 신호전달 통로를 통해 GTPase(guanosine triphosphate 분해 효소), mitogen활성 단백인산화 효소(MAPK) 및 활성화 단백질-1(AP-1)과 같은 전사인자를 발현시키고 특정 유전자의 DNA 부착을 촉진하여 조골세포의 분화를 이끈다. 이어서 κB 리간드 핵인자 수용체 활성자(RANKL)와 오스테오프로테그린(OPG)이 활성화되면 파골세포의 활성을 조절하게 된다. 이러한 조절이 중요함에도 불구하고 인류 치주인대가 기계적 자극에 대해 반응하고 신호전달 통로를 활성화하는 방식에 대해 보고한 연구는 제한적이다.

치주인대의 구성과 전체적 구조에 대해 나이가 상당한 영향을 주는 것으로 알려져 있으며 임상적 경험과 연구들을 통해 역시 나이가 교정적 치아 이동 속도에 영향을 주는 것으로 알려져 있다.[7–12] 세포형태학적 변화와는 별개로 치조골과 치주인대세포의 증식과 분화 수준은 나이가 들면서 감소하게 된다. 분자 수준에서 나이 든 사람의 치주인대 섬유세포는 신호전달 통로에서의 변화를 보이며 이화성 형태(catabolic phenotype)를 보임으로써 조골세포 분화 능력의 감소 및 조직 발생과 구조화에 영향을 미친다.[13,14] 최근 서로 다른 연령대에서의 교정적 하중에 대한 분자적 반응의 차이는 중요한 것으로 인식하고 있으며 생물학적 변화를 유발하는 인자를 이용하여 교정적 치아 이동을 어떻게 임상적으로 촉진하거나 감소시키는 데 이용할 것인지 하는 부분이 관심을 받고 있다.

치아 이동의 생물학

치조골

치조골은 악골에서 치아 와(socket)를 함유하고 있는 다소 비후된 능(ridge) 부분으로 여기에 치아가 매식되어 있다. 치조돌기는 치주인대와 인접한 치밀골 영역이고 치조백선(lamina dura)이라고 불린다.[15] 방사선사진에서 보았을 때 균일하게 방사선 불투과성으로 보이는 영역이고 치주인대에 의해 치아 백악질에 부착되어 있다. 치조백선은 단단한 벽처럼 묘사되지만 미세한 천공구조를 통해 치주인대에서 압박을 받은 체액이 통과하도록 되어 있다. 이러한 치조백선의 투과성은 치조돌기에서의 위치와 환자의 나이에 따라 다르다. 치조백선 하방에는 해면골이 위치해 있고 방사선사진상으로는 덜 밝게 보인다. 해면골을 관통하는 미세한 침상돌기들 때문에 사진상으로는 스펀지 양상으로 보인다. 이러한 소주(trabecular) 양상에 의해 해면골은 조혈 담당 골수를 포함하는 작은 방으로 구분된다.

치조골 혹은 치조돌기는 치조골 실질(proper)과 이를 둘러싸는 치조골로 구분된다. 현미경적으로 치조골 실질과 주위의 치조골은 동일한 조성으로 되어 있다: 섬유, 세포, 세포간 물질, 신경, 혈관과 림프조직. 치조골은 석회화된 세포외 유기질로서 세포를 함유하고 있다. 콜라겐 섬유는 조골세포에 의해 생산되며 95%의 I형 콜라겐과 5%의 III형 콜라겐으로 되어 있다. 기저물질은 콜라겐 섬유, 글라이코스아미노글라이칸과 기타 단백질로 되어 있다. 석회화되지 않은 유기 기질은 골양(osteoid)이라 불린다. 치조골의 석회화는 탄화된 하이드록시 아파타이트 결정이 골양 주위 및 콜라겐 사이에 쌓이며 진행된다. 오스테오칼신과 오스테오넥틴 등 콜라겐 이외 단백질도 역시 석회화 과정에 참여한다.

치조골의 세포들은 네 가지 타입으로 구분된다.[16]

- 조골세포: 특이화된 간엽세포로서 골을 형성
- 파골세포: 다핵세포로서 골 흡수를 담당
- 내벽세포: 미분화 조골세포
- 골세포: 치밀골 내부에 위치하는 조골세포

치아치조 구조에서 치조골은 극히 중요한 부분이며 저작과 교정치료 등 기능 시 외력의 최종적 수용 부위이다. 이러한 힘에 대한 반응은 치조와의 변형이나 이에 따른 골 흡수와 침착 등으로 나타나며 외력의 작용 시기, 크기 그리고 지속시간 등에 따라 다르다. 세포 변화에 대한 생물학적 기전을 아직 잘 알지 못하나 기본적으로 신체 골격계와 유사하게 기계적인 하중에 골 형성 반응을 보이는 것과 유사하다. 치조골과 치밀골의 구조적 유사성에도 불구하고 기계적 자극에 대한 반응이 다른 것은 사이에 존재하는 치주인대에 기인하는데, 이는 미분화 세포로 가득한 조직이며 치조골 방향으로 신호를 전달하게 된다.

골생물학의 최신 정보

최근의 골생물학적 연구에서 흥미로운 부분이 보고되었다. 골형태형성단백질(BMP)은 성장인자군에 속하는 사이토카인이며, 성장인자 및 전신적 인자들의 중재를 통해 미분화 간엽세포들이 조골세포계통으로 유도되는 데 관여하며 궁극적으로 골형성, 연골형성을 유발한다는 것이다.[17] 조골세포들은 골수 내에서 조혈 부위가 아닌, 일단의 섬유모세포들을 함유하는 영역에서 유래하며 이들은 골타입의 세포들(간엽 줄기세포, 골수 유래 골격 줄기세포, 골수 기질세포 및 다기능 간엽 기질세포 등)으로 분화하는 능력을 가졌다.[18]

골조직은 지속적으로 형성되고 개조라는 과정을 통해 대체된다. 이렇게 지속되는 골조직의 교체는 형태의 변화를 거의 일으키지 않는다. 이 과정은 조골세포와 파골세포에 의해 이루어진다. 세포들은 다양한 신호 자극을 받게 되는데 이 단위를 골개조단위라고 부른다.[19] 기본 다세포단위(BMU)는 이주하는 세포집단으로 골 표면을 침식하고 새로운 골조직으로 채운다(그림 1–1).[20]

조골세포는 BMU의 기본 골해부학 구조에서 지배적인 요소이다. BMU는 골형성 세포들(조골세포, 골세포 및 골내벽세포), 골흡수 세포들(파골세포), 그리고 이들의 전구세포와 관련된 세포들(내피세포, 신경세포)로 구성된다.

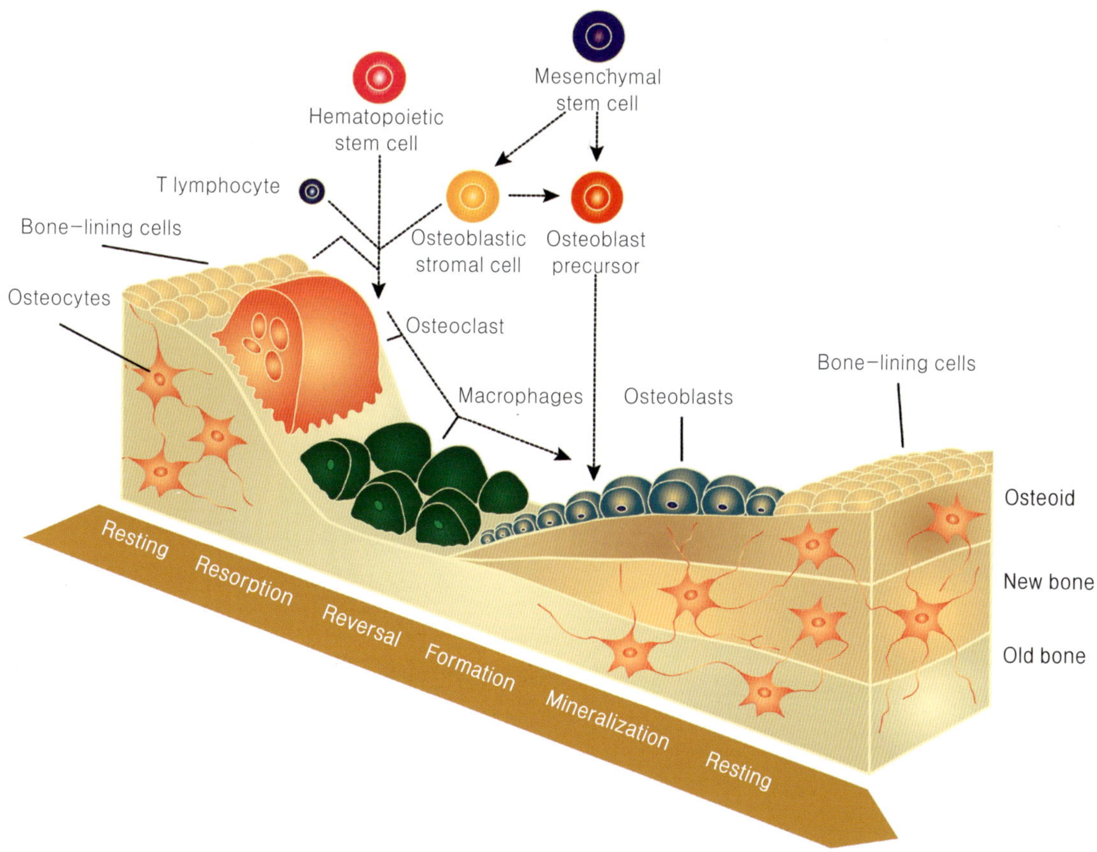

그림 1–1. 기본 다세포 단위. 세포는 다양한 신호에 의해 자극을 받고 골개조를 개시한다. 여기서 제시된 모델은 조혈 전구세포들이 조골계통의 세포들과 상호작용하고 염증세포(주로 T세포들)가 파골세포의 활성화를 개시한다. 파골세포가 형성되면 간략한 흡수기에 이어 반전기가 시작된다. 반전기에 골표면은 단핵세포들로 덮이게 되고 조골세포들은 편평한 내벽세포가 되어 골세포로서 골 내에 묻히거나 세포사멸과정을 거친다. 이러한 기전을 통해 성인에서 전체 골조직의 10% 정도가 매년 개조된다.

골조직은 골기질(콜라겐)과 비교원성 단백질(오스테오칼신과 오스테오넥틴)을 생산하는 조골세포에 의해 침착된다. 골흡수를 활성화하는 것은 전파골세포가 사이토카인과 성장인자들에 의해 활성화된 성숙 파골세포로 분화되며 개시된다. 파골세포는 오래된 골조직을 파괴하며 골흡수 과정을 종료하게 된다(그림 1-2).[21]

골개조 순환주기는 골생성 신호전달 과정을 통해 조골세포의 성장과 분화를 개시하며 시작된다. 전사인자의 순차적 발현을 통해 골조직을 생산하게 된다. 미분화 다능성(multipotent) 간엽세포가 골세포 특이 유전자를 발현하는 성숙한 활성 조골세포로 분화하고 골기질에 묻혀 골세포로 변화하거나 세포 사멸 과정을 겪게 된다.

아래 세 가지 성장인자군이 조골세포 활성화에 상당한 영향을 주는 것으로 알려져 있다.[22]

- 변형성 성장인자(TGF-βs)
- 인슐린 유사 성장인자
- 골형태형성 단백질(BMPs)

성장인자는 일차적으로 특이적 세포 간 혹은 호르몬/전사인자들과의 상호작용을 통해 작동한다. 이들은 글루코코르티코이드, 부갑상선호르몬, 프로스타글란딘, 성호르몬 등에 반응하여 작용하기도 한다. BMP들은 체내에서 간엽 조골전구세포나 조골성 세포들에서 Runx2의 발현을, 그리고 조골성 세포들에서 Osterix의 발현을 촉진하여 골생성을 유도한다. TGF-β는 Runx2의 상승조절과 동시에 세포들이 지방세포로 분화하도록 하는 전사인자를 억제함으로써 골세포분화에 필수적인 역할을 한다.

골대사에 관련된 전사인자가 결핍되거나 기능이상이 생기는 경우 심각한 임상적 기형을 유발한다(표 1-1).[23]

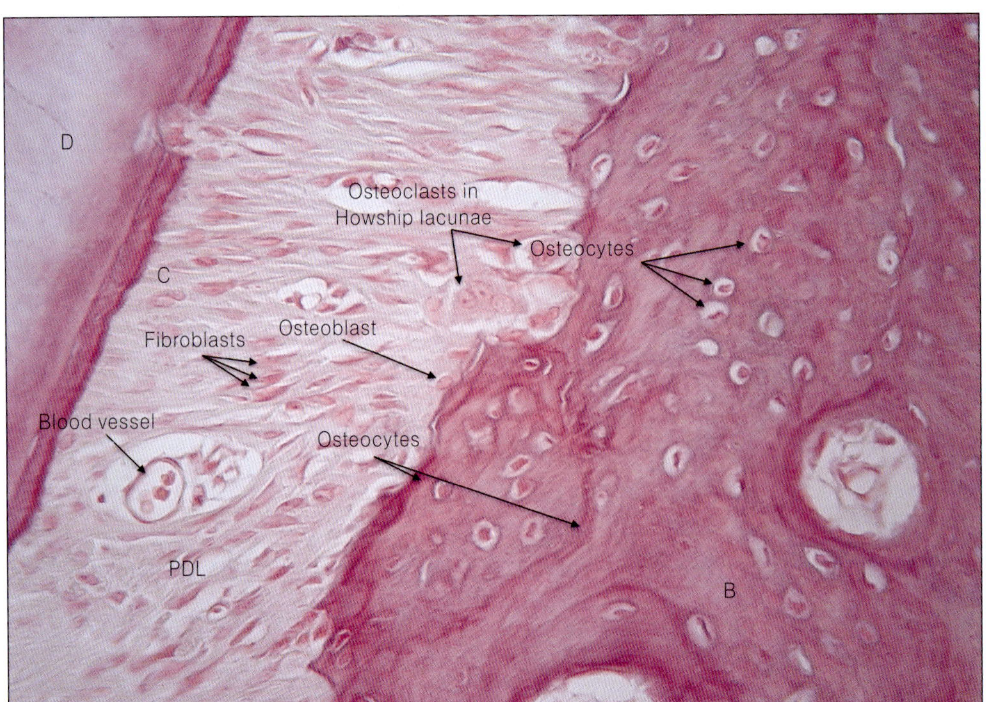

그림 1-2. 기계적 힘에 노출된 치주인대의 횡단면. D: 상아질, C: 백악질, B: 치조골. (제공: Dr K. Tosios, National and Kapodistrian University of Athens, Greece.)

Runx2 전사인자

Runx2는 core 결합인자 아단위α1(CBF-α1)으로도 알려져 있고 *RUNX2* 유전자에 의해 코딩된다.[24] Runx2는 조골세포 분화에 관련된 핵심 전사인자이다. 이 단백질은 전사인자들 중 Runx 계보에 속하며 Runt DNA결합 도메인을 가지고 있다. 이는 막내 골화 및 연골 내 골화 과정 모두에서 조골세포 분화에 필수적이며 골격 유전자 발현에 관련된 핵산 및 조절인자를 위한 발판(scaffold)으로 작용한다. 본 단백질은 한 단위체로서 혹은 이질이량 복합체 단위로 더 큰 결합성을 가지고 DNA에 결합한다. 각기 다른 단백질 이소폼을 코딩하는 유전자의 전사변이체들은 유전자의 다양한 절단뿐 아니라 각기 다른 프로모터를 이용함으로써 형성된다. Runx2의 특이적 변화들이 최근 인류와 네안데르탈인 등 초기 인류의 골격성 차이(예: 서로 다른 두개골 형태와 가슴 형태 등)를 유발하는 것으로 알려져 있다.[25]

사람에서 본 유전자의 돌연변이가 쇄골두개이형성증과 같은 골발육성 장애와 관련된 것으로 알려져 있다(그림 1-3; 표 1-1 참조).[26,27] 관련된 다른 질환은 단지증을 동반하거나 동반하지 않는 상악골 형성저하 및 중수골이형성증을 포함한다. 이와 관련된 것들로 연골 내 골화 신호전달체계와 섬유아세포 성장인자 신호전달체계가 있다.[28] *RUNX2* 결핍(−/−) 유전자 변이 마우스에서 막내 골화 및 연골 내 골화가 모두 중단되었는데 성숙된 조골세포가 결여되었음에 기인한다.[29] 이들 동물에서의 간엽세포는 여전히 지방세포나 연골세포로 분화할 능력을 갖추고 있다.

치주인대

치주인대는 0.15~0.4 mm 정도의 치밀한 섬유성 결합조직으로 치아 치근과 치조골 사이를 점유한다.[16] 가장 좁은 부위는 치근중앙부(fulcrum)이다. 치조능 부위가 가장 넓으며 치근단 부위가 다음으로 넓다. 치주인대의 폭은 일반적으로 비기능성 치아와 미맹출 치아에서 좁아지는데 생리적 범위의 교합력에 노출된 치아나 유치에서 통상적으로 넓다.

조직학적으로 비균질성이고 세포성분이 많은 구조로서 두꺼운 세포외기질과 여기에 포함된 섬유조직이 치근을 따라 분포한다(그림 1-4).[30] 치아는 치조골과 직접 접촉하지 않고 치조골에 삽입되어 있는데 치주인대에 의해 지지되는 것이다.[31] 이들 섬유조직들은 충격흡수 역할을 하므로 저작력에 저항하고 교정력에 반응하는 매개물이 된다.

다른 결합조직과 같이 치주인대는 세포와 세포외 성분으로 구성된다. 치주인대세포는 주로 섬유아세포(65%)로서 미분화 간엽세포에서 유래하고 조골전구세포와 백악아세포로 분화할 수 있다. 이들은 Ⅰ형, Ⅱ형 및 Ⅳ형 콜라겐을 생산한다. 또한 이들은 조골세포와 유사한 성향을 보이는데 알칼리 인산분해효소(ALP)와 오스테오칼신을 생산하거나 1,25 dihydroxyvitamin D3에 반응한다.

표 1-1. 전사인자의 돌연변이로 인한 임상적 기형

전사인자	기형
부갑상선호르몬 관련 단백질(PTHrP)	치사성 연골형성증
Sox5, Sox6, Sox9	캄포멜릭이형성증
섬유아세포 성장인자 수용체3(FGFR3)	연골무형성증
Runx2/3	쇄골두개이형성증

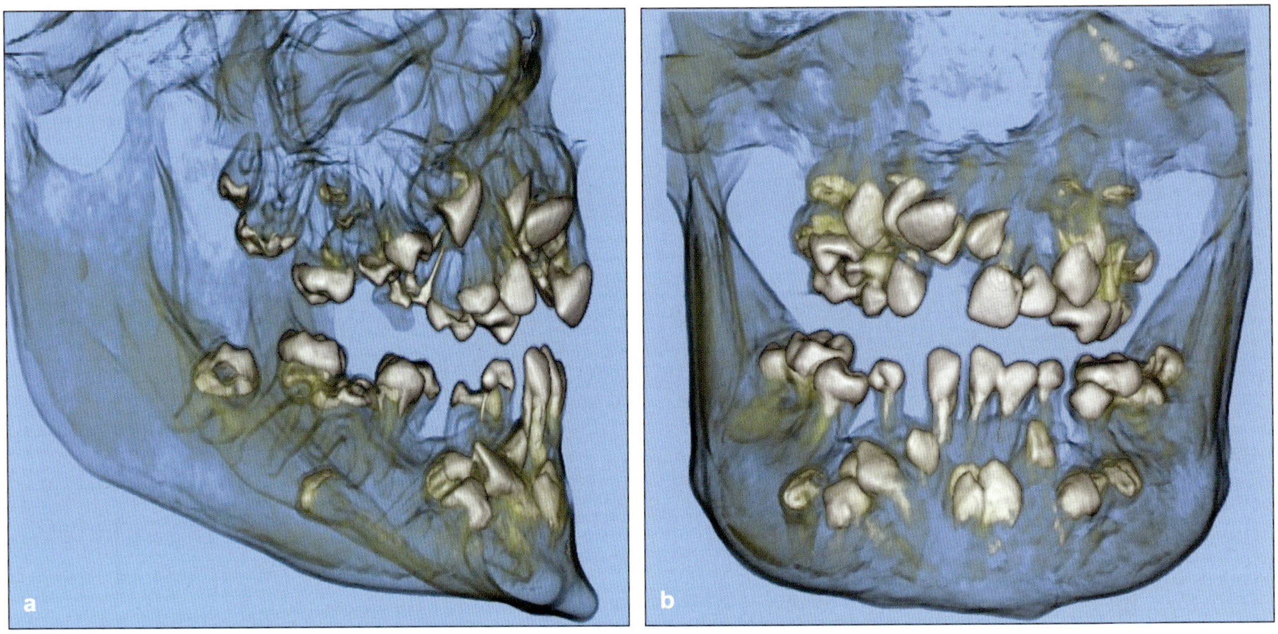

그림 1-3. 쇄골두개이형성증인 성인의 콘빔 전산화 단층 방사선사진(CBCT)의 3차원 영상.

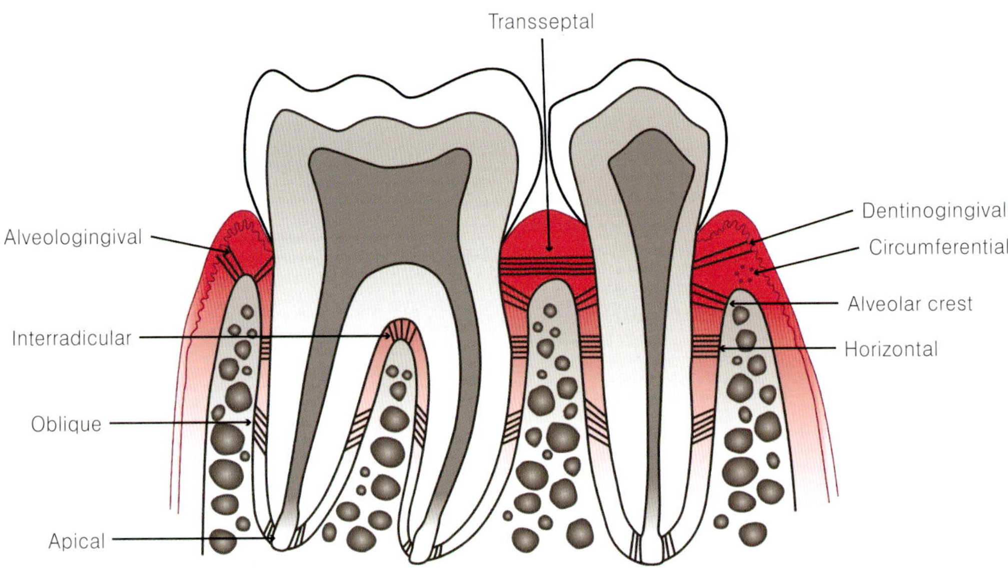

그림 1-4. 치주인대는 주로 I형 콜라겐으로 이루어져 있으며 해부학적 위치에 따라 군분류하게 된다. 주섬유군이 그림에 나와 있다.

치주인대 섬유아세포들이 교정력에 반응하여 조골 전구세포로 분화하는 가능성은 골개조에서 중요한 부분이다.[32] 최근의 연구에서 치주인대가 다능성 간엽 기질세포의 주 공급원이고 체내에서 백악질이나 치주인대 자체 등의 조직 재생에 이용됨이 보고되었다.[33-37] 이러한 세포들을 체내에서 떼어내어 체외에서 증식시키고 이식할 수 있다면 치주환자에서 치주조직 상실 부위의 치료를 위해 상당한 효과를 보일 수 있을 것이다.

치주인대의 나머지 세포는 백악아세포, 조골아세포, 조골세포, 미분화 간엽세포, 그리고 Malassez 잔여상피세

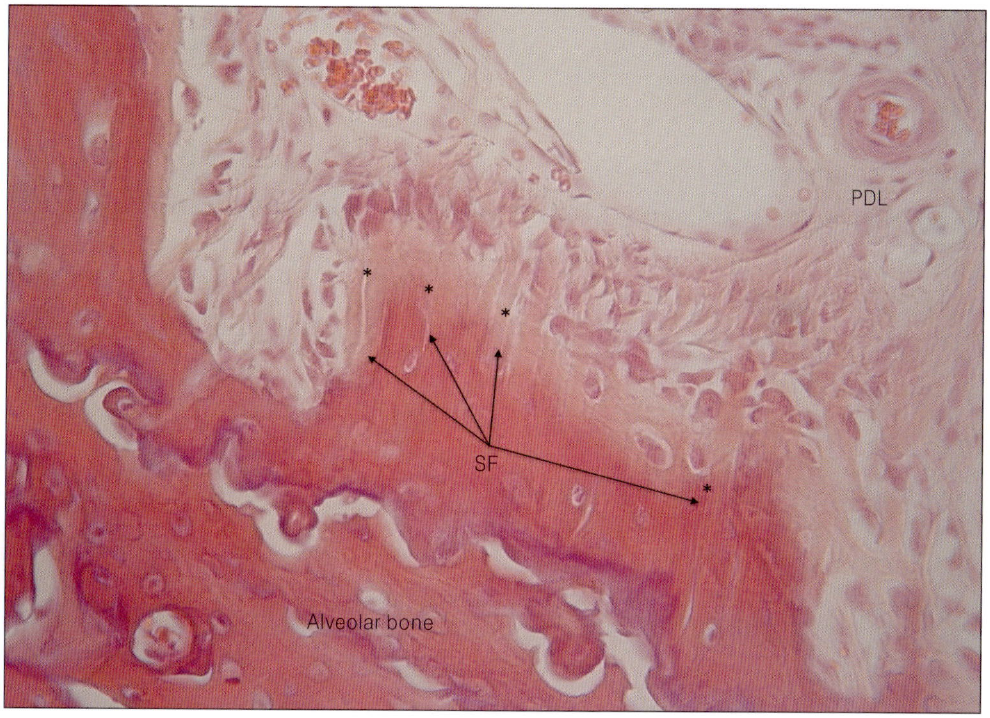

그림 1-5. 치주인대-골 계면의 고배율 사진. Sharpey 섬유는 두꺼운 섬유다발의 광화 부분으로(*) 치주인대에서 기원하고 치아가 치조골에 고정되는 데 도움이 된다. 이 조직학적 사진에서 Sharpey 섬유 부분을 포함한 광화된 골조직은 진한 분홍색으로 보이며 비광화된 섬유조직인 자주색 부분과 대조된다. (제공: Dr K. Tosios, National and Kapodistrian University of Athens, Greece.)

포 등을 포함한다. 치주인대세포는 합성, 흡수, 방어 등 다양한 기능을 수행한다. 또한 이들은 전구세포이기도 하다. 치주인대의 65%를 차지하는 기저물질은 젤과 유사한 기질인데 글리코프로테인과 프로테오글리칸으로 되어 있다. 이들은 70%의 수분 함량을 보이며 치아가 하중에 저항하는 데 중요한 역할을 한다. 교원섬유와 같은 세포성분이 이 기질에 묻혀 있다. 교원섬유는 위치에 따라 중격간, 치조능, 수평, 치근간, 사선형, 그리고 치근단 섬유로 구분된다. 치주인대는 치아를 치조골 내에서 지지하고 보호하며 동시에 감각, 영양, 그리고 형성기능을 수행한다.[31] 치아는 치조골 내에 Sharpey 섬유로 고정되는데 이들은 치주인대 중 섬유의 말단으로 백악질과 치조골 골막에 삽입된다(그림 1-5).

치조골의 일체성을 위해 치주인대가 필수적이다. 유착치의 발치와에서 치주인대는 파괴되어 있고 진행성 치조골 흡수가 관찰된다(그림 1-6). 조골세포와 파골세포 간의 불균형으로 인해 퇴행성 골활성화가 초래된다. 이는 조골세포 수의 감소와 파골세포의 증가를 의미한다. 치조골 골개조의 장기적 사이클에서 치주인대는 조골세포의 지속적인 공급원이 된다.

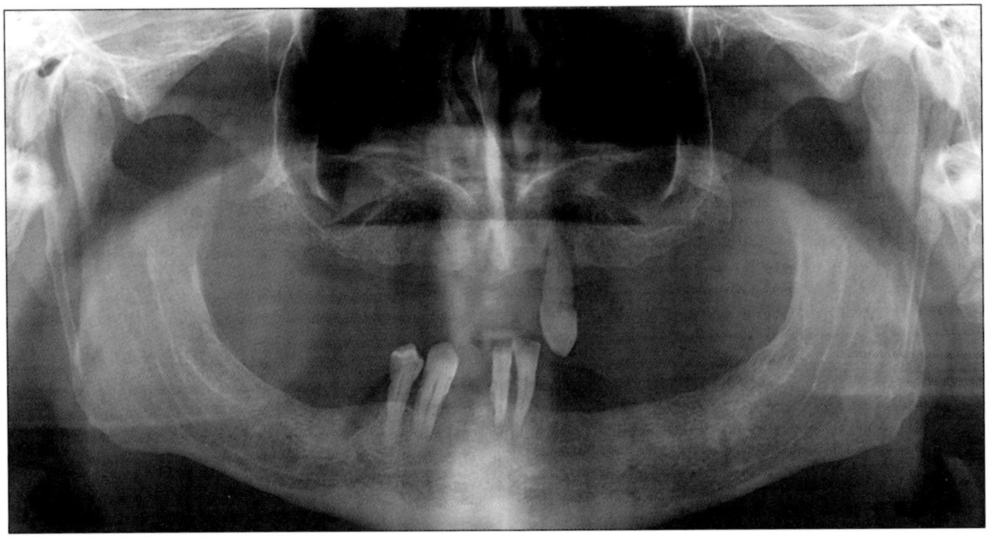

그림 1-6. 70세 남자 환자의 파노라마사진으로 과도한 골흡수와 무치악 부위를 보인다.

세포 수준에서의 교정적 치아 이동

교정적 치아 이동이 가능한 것은 치조골의 골재생 덕분이다.[1-3] 강선이 치아에 가하는 힘은 치주인대에 전달되고 세포 및 세포외 조직반응을 일으킨다. 최근 치아 이동의 이론이 조직 및 세포 수준에서 분자 수준까지 이르렀다. 골개조는 조골세포와 파골세포라는 두 세포군의 균형에 의해 조절되는데 여기에 호르몬, 사이토카인, 성장인자, 그리고 기계적 자극의 존재에 따른 세포와 세포외기질의 복잡한 네트워크가 포함된다. 골 흡수와 형성은 골격 구조를 유지하면서 골격을 갱신하는 일련의 과정이다.

교정과 악정형 이론과 실제는 여러 가지 공통점을 가지고 있다. 골개조의 생물학은 두 가지에 공통적으로 적용되는데, 기계적 자극에 따라 골 내·외에 존재하는 각기 다른 세포 종류의 반응에 대한 이해를 필요로 한다. 특히 치아 이동에 관해서는 골조직과 매우 다른 조성 및 개조 능력을 보이는 치주인대의 존재를 이해해야 한다. 신체 이동과 같은 정상 활동 시 물리적 골격은 주기적 하중을 받게 된다. 치조골은 저작 시 유사한 주기적 하중을 받게 되는데 교정치료 시에는 이러한 기계적 자극을 지속적으로 받게 되고 골변형, 골개조 및 치아 이동까지 이르게 된다. 신체골격에서의 기계적 자극과 골개조에 대해서는 아직 밝혀지지 않은 부분이 많으나 기계적 자극이 골 재생의 일차적 요소인 것으로 보인다.[38,39] 골형성 반응은 골막에 '조용히' 존재하는 내벽세포의 활성화에 기인하는데 이들은 이전의 흡수기를 필요로 하지는 않는다.[40-42] 반면 교정적 이동 시에 치조골은 상당한 골흡수와 침착을 겪게 되고 그 정도는 가해진 힘의 크기, 방향, 그리고 기간에 관련된다. 임상교정의사는 이러한 잘 조직된 골개조 체계의 혜택으로 생체적 힘을 치아 이동을 달성하는 데 이용하는 것이다.

치주인대에 가해지는 기계적 자극과 신호전달체계에 수반되는 분자생물학적 기전에 대한 연구는 매우 중요하다. 치주인대의 기계적 특성에 대한 연구는 조직의 특성과 상태(연령, 질병 유무) 및 가해진 힘의 형태(방향, 크기, 주기, 지속시간)에 따라 구분된다. 기계적 자극의 지속 시간과 주기는 연구 분야의 구분을 위해 중요한 요소인데 이는 직접적 임상적 흥미 때문이다. 상대적으로 단기간 지속되는 힘은 건전한 체계에서 일어나며 장기간의 힘은 교정적 이동처럼 부기능 활동을 의미한다.

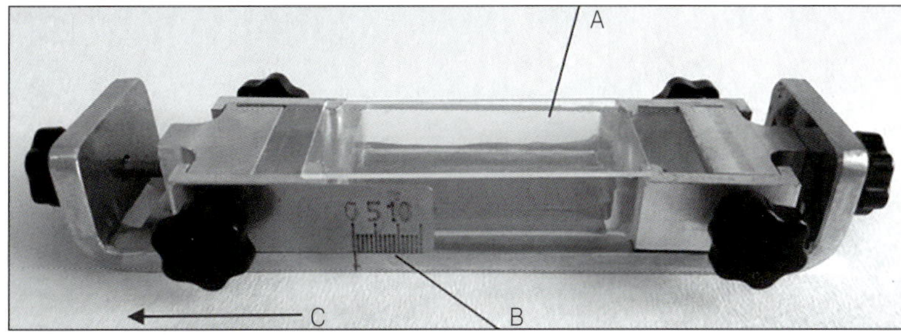

그림 1-7. 기계적 자극의 정적 모델. A: 유연한 실리콘 사각 배양접시, B: 실리콘 배양접시상 변형량이 정량화된 판, C: 가해진 힘의 방향.

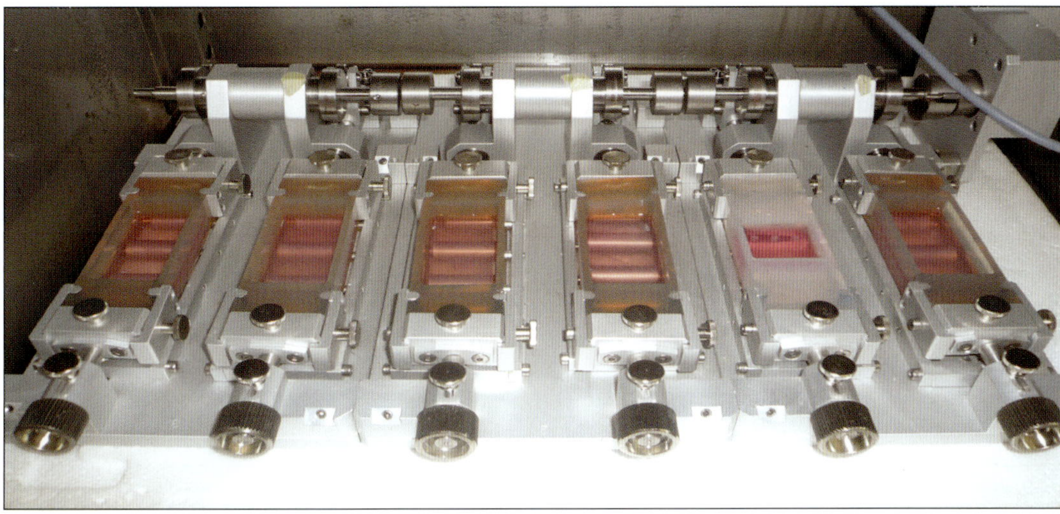

그림 1-8. 기계적 자극의 동적 모델. 본 기구의 목적은 유연한 실리콘 배양접시의 바닥에 부착된 세포에 기계적 자극을 전달하는 것이다. 이 기구는 전기모터로 구동되고 주기적 기계자극을 특별히 디자인된 실리콘 판에 생성한다. 이에 따라 기계적 자극이 부착되어 있는 인류 치주인대세포에 전달된다. 주기적 기계자극의 세포적 효과는 웨스턴 블롯, 정량화 실시간 PCR 등으로 측정한다.

여러 실험 조건에서 치주인대의 섬유아세포에 대한 기계적 자극의 효과를 연구하였다. 이러한 모델들은 교정적 치아 이동과 같은 임상적 상황이나 저작 및 근육, 혀 이동과 같은 생리적 기능을 재현하는 데 필요하다. 정적인 모델에서 섬유아세포를 하중을 받을 수 있는 콜라겐기질상에서 배양하거나 유연한 막을 가진 페트리디쉬의 볼록한 표면상에서 배양하면 기계적 자극을 줄 수 있다(그림 1-7). 두 번째 모델에서 늘리는 자극은 배양접시의 중앙과 가장자리에서 다르게 발현된다.[4-6,24,43-45] 또한 동적인 모델을 이용할 수도 있는데 주기적인 하중에 대한 섬유아세포의 반응을 연구하는 데 적절할 것이다(그림 1-8). 주기적 하중을 유발하는 전기모터로 특이한 장치를 고안할 수 있다. 유연한 실리콘 배양접시상에 피스톤을 부착하고 원하는 주기로 움직이도록 한다. 산출되는 하중은 부착된 섬유아세포로 전달되고 이에 대한 반응을 연구하게 된다.[46]

신호전달에 대한 초기 연구에 따라 하중에 대한 세포의 즉각적인 반응이 프로스타글란딘과 이차적 메신저로 cAMP 및 inositol phosphate임을 밝혀냈다.[47-49] 부가적으로 다른 연구자들은 이온 통로의 늘림자극에 따른 세포 내 칼슘(Ca^{2+})의 변화를 보고하였다.[50,51]

신호전달 경로

골형성

최근 골조직 특이성 하중관련 신호전달 통로에 대한 연구가 주목받고 있다. 배양 중 세포뿐 아니라 조직 내의 세포는 부착 초점이라 불리는 세포부착특이부위에 의해 세포외 기질들에 연결되어 있다.[52] 인테그린이라 불리는 특이 단백질에 의해 액틴관련 세포골격단백질이 세포외기질과 연결되어 있다.[53] 인테그린의 구조적으로 분명한 아단위(α와 β)로 구성되어 함께 이질성이체 수용체를 형성하고, 이는 콜라겐, 비트로넥틴, 라미닌 등과의 특이 결합 부위를 갖는다. 부착 초점에서는 인테그린이 액틴관련 단백질(탈린, 반큘린, 알파액티닌)과 부착 초점 인산화효소, 팍실린 등 신호전달 분자를 세포외기질의 구조분자들뿐 아니라 인접 세포의 외면과 연결하게 된다. 이런 연결을 방해하는 행위는 세포 이주, 증식, 그리고 분화 등 세포반응에 지장을 주게 된다.[54,55] 결국 인테그린은 세포부착분자로서 뿐 아니라 세포내 신호전달 수용체로서의 기능을 한다.

세포에 가해진 하중은 세포-세포간 혹은 세포-세포외기질 부착부 간의 동요를 야기하며 세포의 생화학적 반응을 개시하는 신호가 된다. 인테그린은 기계수용체로 작용하고 스트레스 섬유들은 적용된 힘을 전달하는 역할을 한다.[56] 과학적 분석을 통해 기계적 자극에 대한 세포 신호전달이 부착 초점에서의 하부 전달망에 속함을 알아냈다.[57-59]

세포가 기계적 동요를 인지하면 세포골격계, 기계적 자극 민감성 이온통로, 인지질, 그리고 G단백 결합수용체 등을 통해 세포내로 신호를 전달하기 시작한다. 이러한 저분자량의 작은 Ras 관련 GTP 분해효소의 작은 GTP 결합단백질뿐 아니라 Rab과 Rho, MAPK 하부형태들이 인테그린 중재 신호전달의 구성원인데 기계적으로 신장된 치주인대 섬유아세포에서 변화됨이 관찰되었다.[5,6,60,61] 연구 결과를 통해 MAPK들을 통해 신호전달이 초기 조골세포 분화에 필수적임이 알려졌다. 종말에는 낮은 수준의 지속적인 기계적 자극이 인류 치주인대 세포에서 신속하게 AP-1, c-Jun과 c-Fos 등의 전사인자의 주구성원의 발현을 유도한다는 증거가 있다.[24,61-63] 세포외 신호관련인산화효소(ERK)/c-Jun N-종말인산분해효소(JNK) 신호를 통해 AP-1 전사인자를 활성화하면 조골세포 특이성 유전자에서의 DNA 결합을 증가시킨다. 결과적으로 분화가 개시되고 조골세포 표현형을 보이게 된다.

골조직은 조골세포에 의해 형성되고 이들은 미분화 간엽세포에서 유래한다. 최근에 조골세포 분화의 주 조절자가 Runx전사군의 일종인 CBF-α1 혹은 Runx2라고 알려졌다. Runx2는 조골세포 특이성 유전자(오스테오칼신, 오스테오폰틴, 골시알로프로테인, I형 콜라겐, 알칼리성 인산분해효소, 콜라겐분해효소-3 등)의 프로모터에서 발견되는 조골세포 특이성 cis-acting element 2(OSE2)에 결합하여 이들의 발현을 조절한다. 이러한 조골세포 분화와 골격 형성에서의 주요 역할과 별도로 Runx2는 치주인대 섬유아세포에 기계적 자극을 가했을 때 기본적인 감지자 역할을 함이 알려졌다. 치주인대세포에 낮은 수준의 기계적 신장력을 가하면 Runx2의 발현이 증가하고 결합력도 강화된다.[24,63] 이러한 효과는 신장력에 의해 ERK-MAPK가 촉발됨으로 나타나는데, 이 인산화효소가 체내에서 내재성 Runx2와 상호작용하여 인산화함이 알려져 있기 때문이다. 이러한 결과를 통해 기계적 자극과 조골세포 분화와의 연결고리가 형성된다.

최근 연구들은 폴리시스틴-1(PC-1) 등 또 다른 전사인자를 제시하는데 이들은 골조직 특이성 전사인자인 Runx2를 통해 골격 형성에 중요한 역할을 한다. 게다가 PC1은 MC3T3-E1 조골세포의 일차 섬모에서 칼슘통로 PC-2와 같은 위치에서 발견된다.[64,65] 이러한 결과는 PC1이 세포간 칼슘의존 Runx2 조절경로를 통해 조골세포 기

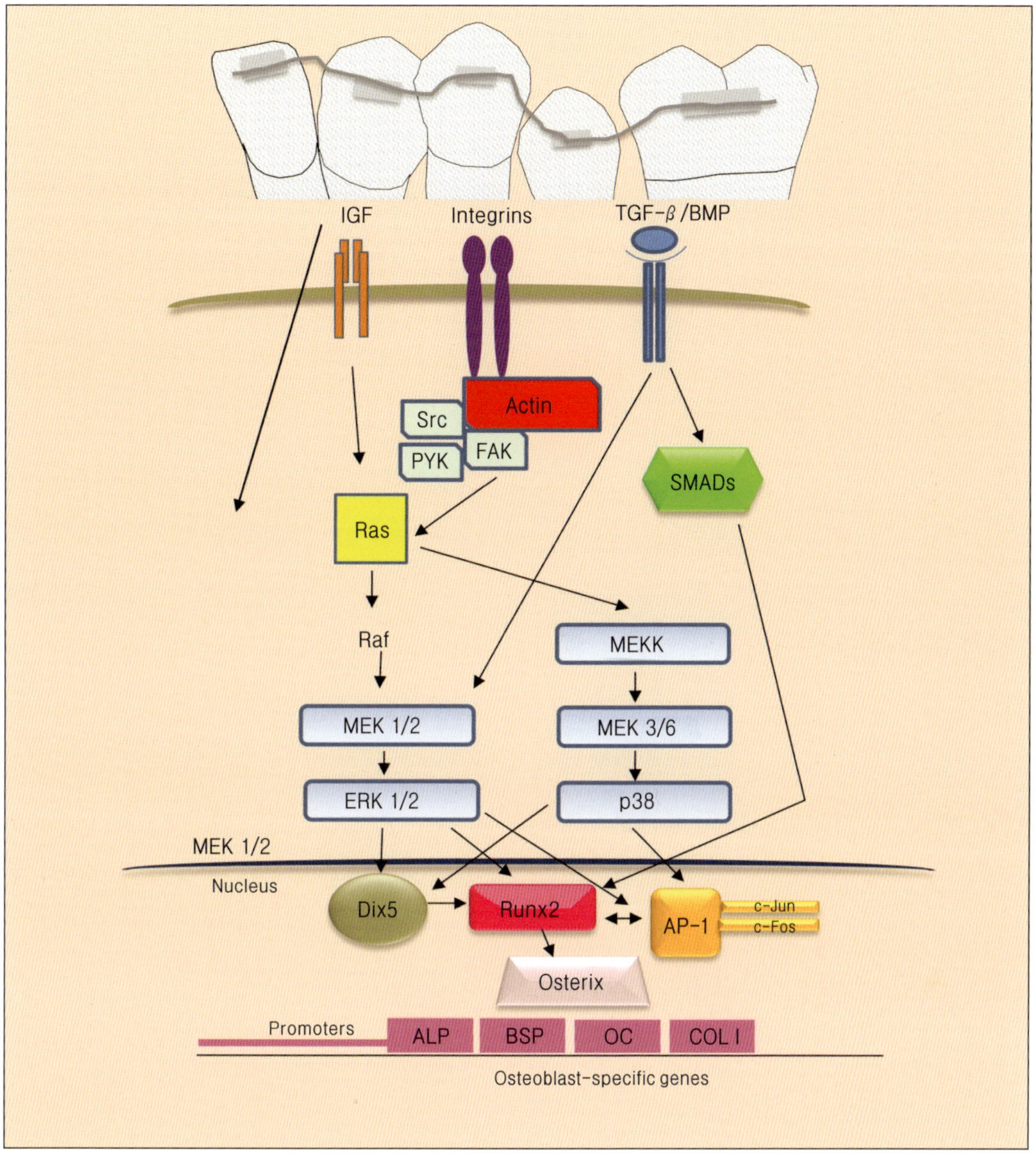

그림 1-9. 교정용 강선에 의한 기계적 자극하 신호전달 경로.

능을 조절함을 의미한다. 일차 섬모-폴리시스틴 복합체의 전반적인 기능은 환경적 변화를 감지하고 이를 조골세포 분화와 골 발육을 조절하는 신호로 전환하는 역할인 것 같다. 최근에는 PC1이 조골세포 특이성 유전자의 전사와 골조직-세포 분화를 칼시뉴린/NFAT(활성화된 T세포의 핵인자) 신호전달을 통해 주요한 하중 감지분자로 작용할 수 있다고 가정하고 있다.[66,67]

순차적 신호전달 단계는 조골세포 분화능을 가진 치주인대 미분화 간엽세포에서 기계적 자극에 의해 활성화되고 아래와 같이 요약될 수 있다(그림 1-9).[4-6,24,60-63]

① 부착 초점에서의 인테그린을 통한 세포부착 방해

② 작은 GTP 분해효소(Rho와 Rab)을 통한 세포질로의 투과

③ MAPK(ERK/JNK) 신호전달 촉발

④ 골조직 특이성 혹은 관련 요소들 활성화: Runx2, c-Jun, c-Fos

⑤ 전사인자가 주요 조골세포 유전자(*OC, OPN, ALP, BSP, COLI, MMP13*)의 프로모터 부위의 OSE2에 결합하여 발현 조절

궁극적으로 이러한 생화학적 신호전달은 세포들에서 조골세포 표현형으로의 유전자 발현 및 프로그램 재형성을 유발한다.

골흡수

교정력에 의한 골재형성은 치주인대가 있기에 가능하다. 치주인대는 다기능성 세포로서 미분화세포의 공급원인데 기계적 자극하에서 조골세포로 분화한다. 성숙한 조골세포는 사이토카인(RANKL과 OPG) 생성을 통해 파골세포의 분화 및 골흡수를 유도한다. 또한 산화질소(NO)와 프로스타글란딘, 종양괴사인자(TNF-α) 등이 파골세포 분화와 골흡수를 촉진한다.[68-70] 체외 실험에서 골세포가 분비하는 일종의 사이토카인이 치주인대 내에서 파골 전구세포를 활성화함이 밝혀졌고 쥐 실험에서 산화질소가 반대편에서 파골세포 활성을 억제하는 것으로 나타났다.[71]

실질적 골흡수는 조골세포가 골양조직의 비광화층을 퇴축시킨 후 개시된다. 이러한 퇴축은 기질 금속단백분해효소(MMP) 활성에 의해 골양조직이 제거되면 이후 분화된 파골세포가 부착할 수 있게 된다.[72,73] 흡수 부위에서의 세포 부착을 조골 및 파골세포가 분비하는 오스테오폰틴이 증가함으로써 조절한다고 알려져 있다.[74,75]

사이토카인은 섬유아세포 및 조골세포 등 결합조직의 세포에서 생산되는 단백질이다. 이들은 저분자량 단백질(<25 kDa)인데 자가분비 혹은 근거리분비 형식으로 다른 세포의 활성을 조절하거나 변형한다. 사이토카인의 합성과 활성은 전신적 호르몬과 기계적 자극에 의해 조절된다. 골조직 관련 사이토카인 중 처음으로 꼽히는 것은 인터루킨-1(IL-1)과 TNF로서 둘 모두 체내에서 골흡수를 촉진한다.[76-78] 이들의 역할에 대한 연구를 통해 골개조와 관련된 중요한 정보를 얻을 수 있을 것이며 특히 파골세포와 조골세포 간 관계를 규명하는 데 중요할 것이다.

RANKL은 세포막 부착 TNF 리간드의 일족인데 파골세포 형성과 기능에 기축 역할을 하는 중요한 사이토카인으로 알려져 있다.[79,80] 파골세포와 이들의 전구세포들은 RANKL이 결합하는 수용체(RANK)를 발현하며 파골세포의 분화를 유도한다. 부갑상선 호르몬, IL-1, IL-6, 그리고 TNF-α와 같은 골흡수에 관련된 다른 전사인자들은 조골세포의 전구세포와 조골세포에서의 RANKL의 발현을 상승시킴으로써 기능한다.

골개조와 관련하여 OPG도 기축 역할을 한다.[81] 이들도 조골세포의 전구세포 및 조골세포에서 생성되며 RANKL과 RANK의 결합에 경쟁하며 파골세포의 형성을 억제한다. 이러한 RANKL과 OPG의 평형은 조직 항상성을 위해 필요하며 교정적 힘이 치주인대의 섬유아세포에 가해졌을 때 평형이 깨진다(그림 1-10). 이들 두 경쟁적 전사인자들 중 압도적인 하나가 가끔 시계추를 파골세포나 조골세포 활성 쪽으로 밀게 된다.

치주염을 재현한 쥐 실험에서 인류 OPG-Fc 결합 단백질을 전신적으로 주입했을 때 RANKL수용체의 억제를 통해 치조골의 흡수가 억제됨을 발견하였다.[82] 이는 미래에 치주염 치료를 위한 혁신적 치료법이 될 수도 있다. 여전히 Sprague-Dawley 쥐의 제1구치 근심부에 주입한 OPG-Fc가 표적 부위에서의 파골세포 형성과 치아 이동을 억제함을 관찰하였다.[83] 최근의 연구결과는 이들 두 사이토카인의 생화학적 상호개입과 그 조절이 교정력에 의한 골개조의 신호전달 통로를 밝혀내고 약리적 치료법을 개발하는 데 도움이 될 것으로 기대하고 있다.[84,85]

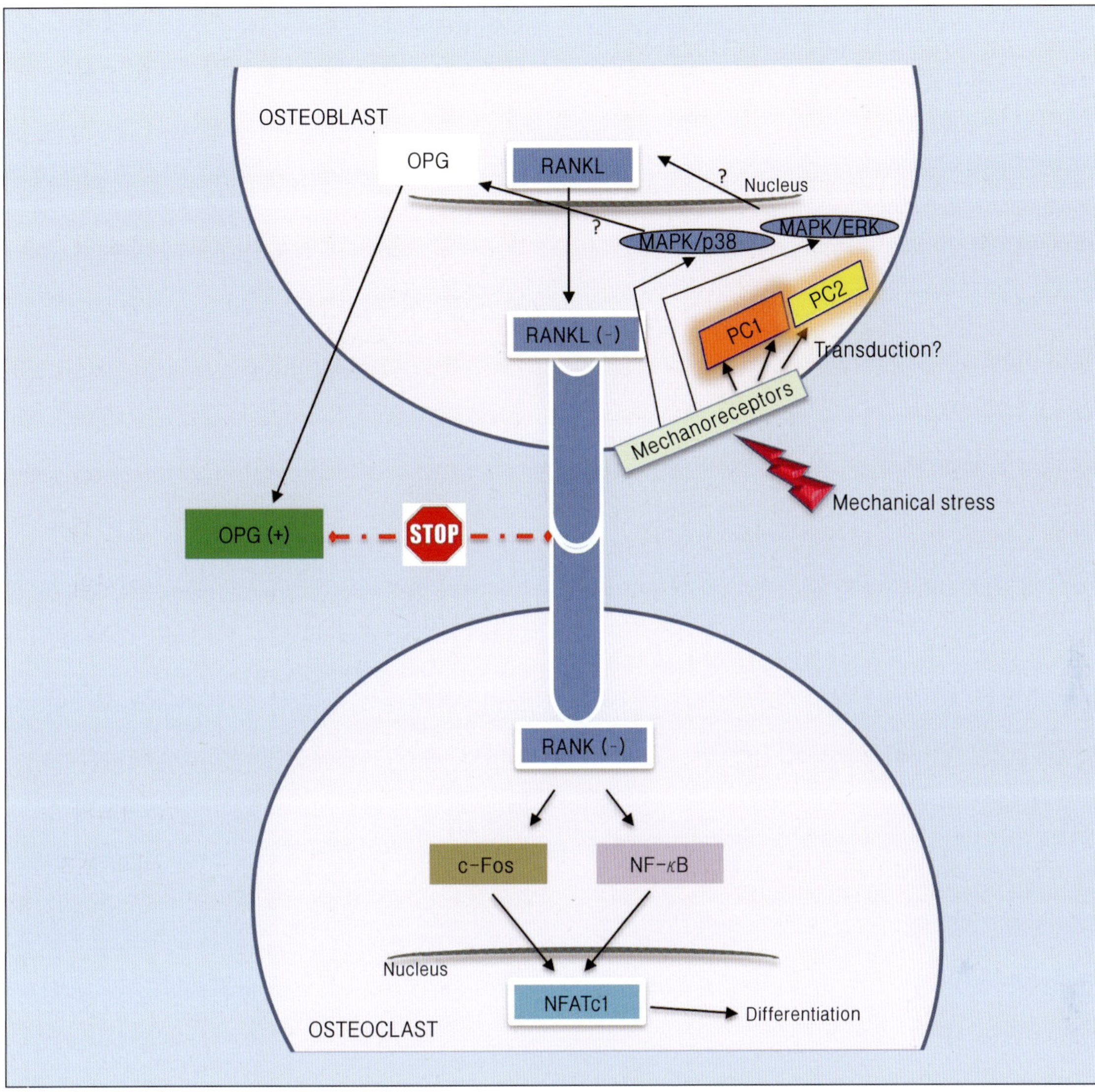

그림 1-10. RANKL과 OPG 간의 평형이 골개조에서의 기축 역할을 한다.

치아 이동에서 염증의 역할

교정적 치아 이동에서 조직 내 세포 반응의 하나인 염증에 관한 이슈는 최근에 각광을 받고 있다. 두 사이토카인(종종 문헌에서 염증의 매개자 혹은 염증전구 사이토카인이라 불림)과 함께 칼시토닌 유전자 관련 펩타이드와 신경펩타이드 등의 신경전달물질이 골개조에 관련되어 있다는 기존의 증거들이 치아 이동이 염증 반응이라는 이론에 힘을 실어주고 있다.[86,87]

기계적 자극이 염증인자 등과 유사한 방식으로 세포 내 염증반응을 유발한다는 연구 결과가 있다.[88] 특히 핵인자 κB(NF-κB)는 자극을 받은 조골세포에서 발견된다.[89] NF-κB는 세포핵에 존재하는 전사인자로서 모든 종류의 세포에 존재하며 스트레스, 사이토카인, 자유라디칼, 자외 방사선, 그리고 박테리아나 바이러스 인자들에 의한 자극에 대한 반응에 개입한다. 게다가 NF-κB는 감염에 대한 면역반응과 성장과 발육에 관여하는 유전자의 조절에도 중요한 역할을 한다. 이에 따라 NF-κB의 조절이 잘못되는 경우 발암, 염증 및 자가면역반응, 패혈성 쇼크, 바이

러스 감염, 그리고 부적절한 면역 발육에도 관련된다.[90,91]

염증이 미생물 감염이나 세포 방해에 대한 국소적인 숙주의 반응이므로 생물학적 힘이 가해졌을 때 치아 이동은 무균성 과정이라 할 수 있다. 어떤 식으로든 조직 파괴가 일어나면 이는 전적으로 가해진 힘이 과도하였기 때문이다. 그러나 교정적 이동을 염증반응으로 해석하는 것은 이것이 병적인 과정이라는 잘못된 인상을 줄 수 있다. 교정적 치아 이동에 대한 조직의 반응을 한 문장으로 표현한다면 교정적 치아 이동이 특히 골조직과 백악질이 개조되는 치주인대에 인접한 하중이 가해졌다 제거되는 영역에서 조직 재생 중심점에서의 과장된 생산 활성을 수반하는 것이라 할 수 있다.

조직반응과 개조에서 나이의 영향

노령화와 골조직

골조직을 포함하여 모든 조직은 연령이 증가하며 세포와 분자 수준에서의 변화뿐 아니라 조성과 형태의 변화를 겪는다.[92] 피질골은 점자 부서지기 쉽게 되며 골밀도와 탄성이 감소하고 기계적 힘에 대한 저항성이 감소한다.[93-96] 인류 사체에 대한 조직학적 연구에서 연령 증가가 활성화된 조골세포로 덮인 골양조직이 골흡수면에서의 파골세포와 함께 감소됨을 관찰하였다. 또한 조골세포의 퇴행성 형태변화가 촉발되며 비중병(pycnotic) 중앙부 존재 및 크기가 줄어들어 증식능력이 격감함을 관찰하였다.[97] 더 최근의 연구는 조골세포 및 파골세포의 분화가 연령증가와 감께 감소함을 입증하였다.[98,99]

골조직세포 및 분자 수준에서의 변화는 세포가 기계적 힘에 반응하는 능력 감소와도 연관이 있어 골개조의 속도를 감소시킨다.[100,101] 분자 수준에서 노령의 조골세포에서 ALP, I형 교원질 및 오스테오칼신의 발현이 감소됨을 관찰하였다.[102] 치조골 조골세포에 관한 또 다른 연구들에서 증식과 분화가 모두 연령증가와 함께 감소함을 보고하였다.[103] 여성의 골수 기질세포에서 Runx2 전사인자의 발현 감소와 RANKL의 증가를 관찰하였다.[103] 성장완료된 쥐의 골세포에 대한 실험적 연구에서 Wnt 신호전달 경로에 나타나는 유전자의 발현이 젊은 개체에 비해 감소됨을 발견하였다.[104]

골다공증

골다공증은 심각한 사회 경제적 영향 및 상당한 병적 문제와 치명률과 관련있는 연령과 관련된 대사성 골질환이다. 주로 골부피의 감소, 골미세조직의 이상, 강도의 감소 및 이에 따른 골절 가능성 증가 등이 문제이다(그림 1-11). 골손실은 파골세포 활성 증가 및 조골세포 활성 감소에 기인한다. 최근 조골세포 활성이 조골세포에 대한 기계적 자극에 의해 촉진될 수 있음이 보고되었다. 골다공증은 명확히 알려진 질환으로 유럽, 일본 및 미국 등지에서 7,500만 명 이상의 인구에서 이환되어 있으며 유럽과 미국에서 매년 230만 건의 골절을 유발한다.[105]

골다공증은 아마도 평균 이하의 골량과 평균 이상의 골소실에 기인한다. 골개조의 조절이상은 호르몬 수치, 식이, 신체 상태와 알코올의존증, 식욕부전, 갑상선 기능항진증, 난소적출술 및 신장질환 등 다양한 질환 및 치료 상태에 의해 발생한다. 또한 항간질 약제 항암화학요법 및 스테로이드 등의 약제들도 골손실에 기여한다.

골조직에 대한 하중의 감소는 조골세포 매개 골형성을 억제하고 파골세포 매개 골흡수를 촉진하며 소위 무용성 골다공증을 초래한다. 무용성 골다공증은 정상적인 물리적 활성이 결핍되거나 움직이지 못하는 상태 혹은 장기간의 침대생활 등에 의해 발생되며 점차 더 많은 사람들에게서 발생한다. 무용성 골다공증에서의 조골세포는 파골세포의 흡수 후 정상적 골형성이 어려우며 상당한 골소실을

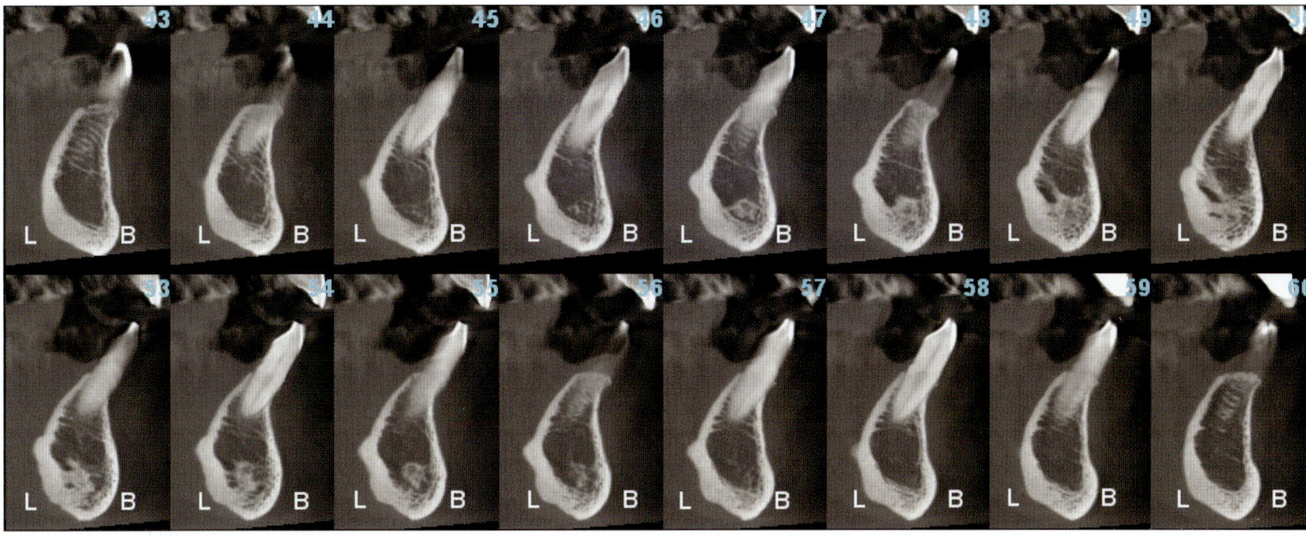

그림 1-11. 55세 여자 환자에서 하악 우측 측절치의 콘빔 전산화 단층 방사선사진(CBCT). 골다공증에 의해 골밀도 변화와 미세구조의 변화를 보인다. (제공: Dr S. Petsaros.)

유발한다.[106] 골다공증은 임상적으로 젊은 성인의 골밀도에 비해 2.5 표준편차 이하의 상태를 의미한다. 전형적으로 이중 에너지 X선 흡수법으로 측정할 수 있다.[105]

최근 골다공증을 가진 폐경기 여성에서 통계적으로 유의할 만한 치주 지표를 보임을 관찰하였다. 치은 퇴축도 역시 그렇지 않은 여성에 비해 증가하였다. 또한 골밀도와 치주 지표와의 상관관계가 분명하며 골밀도와 치아 동요도는 상관관계가 없음이 밝혀졌다.[107]

기계적 신호전달 경로가 변형되면 골개조와 골다공증 조절경로에도 이상이 생긴다.[108] 에스트로겐 수치가 낮아지면 노화 관련 골밀도 감소와 골다공증을 유발할 수 있다. 최근에 에스트로겐 수용체 관련 경로와 기계신호전달의 복합적 요소가 골밀도 감소와 관련 있음이 밝혀졌다. 더 자세히는 에스트로겐 수용체와 Wnt/베타카테닌 경로의 상호작용이 관찰되었다. 하중이 가해지면 에스트로겐 수용체 신호전달을 통해 프로스타글란딘 E2(PGE2)의 발현이 증가되며 스클레로스틴의 생산이 감소된다. 스클레로스틴은 내재성 Wnt 신호전달의 길항체인데 골형성의 억제자이기도 하므로 이러한 신호전달을 통해 골형성이 증가된다.[109] 이러한 신호전달이 억제된다면 노령에서의 골다공증과 같이 골기질이 감소하게 된다. 이러한 특성 때문에 스클레로스틴의 감소가 운동과 복합되면 노화 과정에서의 골 감소를 지연시키는 치료적 요법으로 제시된 바 있다.[110]

ERK1/2 기계신호전달 과정은 노령의 동물에서 분화 중인 간엽줄기세포에서도 차단됨이 발견되었다. 단기간 혹은 장기간의 기계적 자극이 ERK1/2 신호전달을 개시하며 장기간의 기계적 자극은 NO 경로를 자극하는데 이러한 반응이 감소됨을 발견한 것이다. 게다가 노령의 동물에서 간엽줄기세포에서의 PGE2 신호전달 수준이 상당히 증가함이 발견되었는데 이는 아마도 ERK1/2와 NO 신호의 감소에 대한 보상작용일 것이다.[111]

비스포스포네이트는 파이로포스포네이트의 상동체 합성물인데 파골세포의 활성을 억제하여 골흡수를 방지한다. 이들은 골다공증 및 골감소증의 치료와 예방을 위한 약제로 쓰이며 종양질환의 치료제로도 쓰인다. 비스포스포네이트는 다른 약제군과 같이 독특한 약제 특성을 가지고 있으며 반감기는 10년 이상이다.[112] 이들이 골대사에 간섭을 하므로 교정치료에도 상당한 영향을 준다. 이들 약제들은 골생리를 변화시키고 파골세포의 골흡수를 방해하므로 교정적 치아 이동 속도를 감소시키거나 치료를 방해할 수 있다. 교정치료는 환자의 동의를 구한 후 시작하여야 한다.[112] 중요한 부작용 중 하나는 비스포스포네이트 관련 악골 괴사이다(그림 1-12).[113-118] 골괴사의 심각성은 비스포스포네이트의 용량, 복용 기간과 복용 방법(정맥주사 혹은 경구투여)뿐 아니라 약제 유형에도 좌우된다.

최근 연구를 통해 교정치료에서 이들 약제의 용도에 대한 흥미로운 결과를 보고하였다. 비스포스포네이트가 실험동물에서 치근흡수를 감소시키는 효과를 보인 것이다.[119,120] 이는 임상교정에서 환자에 득이 될 수 있다. 부가적으로 비스포스포네이트를 국소투여하여 고정원을 보강하여 원하는 치아 이동만 일어나도록 할 수도 있을 것이다. 치열궁 확장치료 후 비스포스포네이트를 기계적 유지와 같이 적용하였을 때 유지가 더욱 강화됨을 관찰하였다.[116,119,121,122] 그러나 이러한 결과는 동물실험의 결과이며 인류 대상 적용은 아직 신중해야 한다.

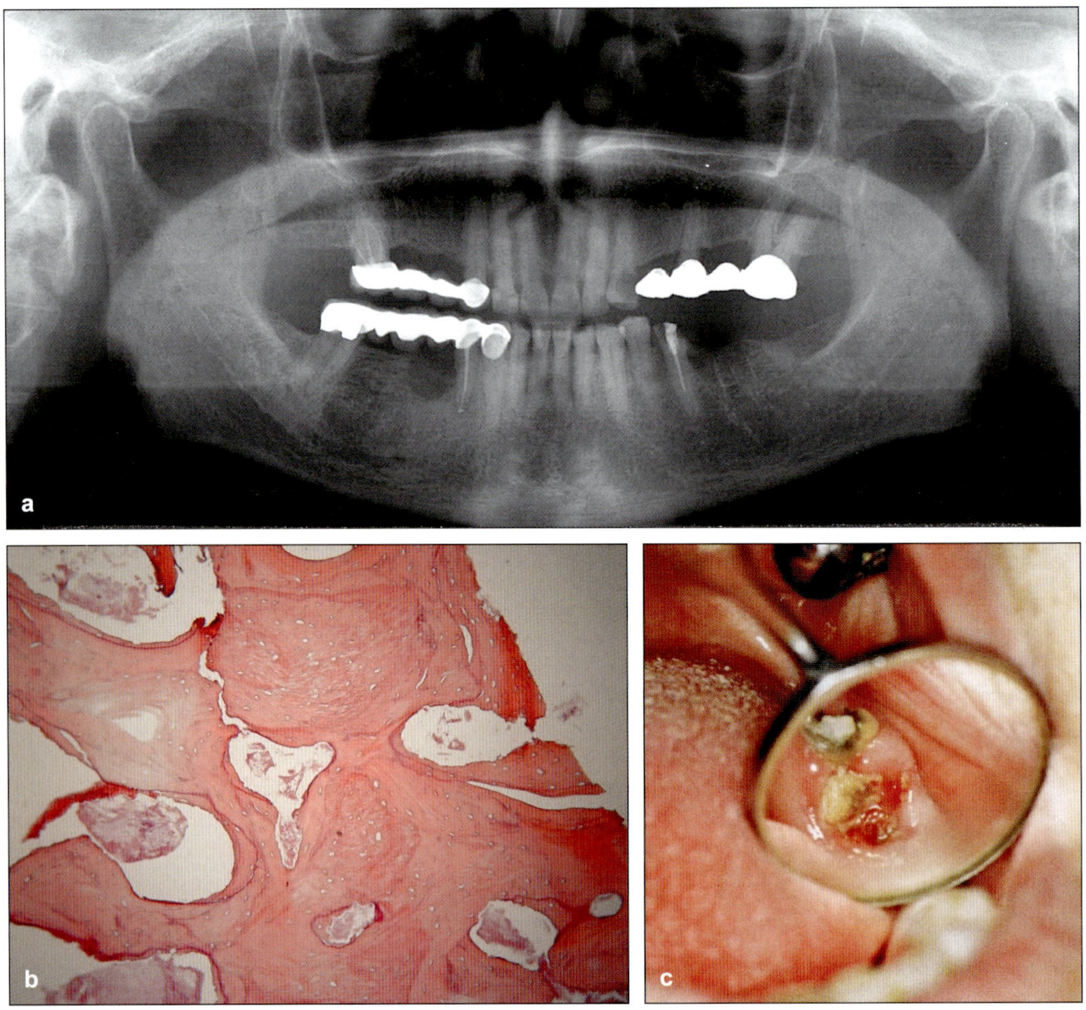

그림 1-12. a~c, 65세 여자에서 하악 좌측 제1대구치 발치 후 발생한 골괴사증의 방사선, 조직 및 임상 소견. 환자는 골다공증 치료를 위해 비스포스포네이트를 복용 중이었다. (제공: Dr K. Tosios, National and Kapodistrian University of Athens, Greece.)

기계자극

골밀도 향상을 위한 흡수방지 약제를 이용한 약물적 치료는 이미 정상적으로 이용되고 있으나 이와 별도로 기계적 자극을 이용한 치료가 주목받고 있다.[123] 약물적 치료 방법을 개발하고자 하는 추세는 가능한 부작용을 회피하고자 하는 것에 목표를 둔다. 수많은 연구를 통해 기계적 자극이 골밀도의 증가 및 골조직 치밀성 회복에 기여함을 알아냈다. 낮은 수준의 기계적 신호가 골개조 활성, 골량 증가를 가져오며 일정 기간 후 골조직의 재생능력에 기여함을 관찰하였다.[124] 또한 치주인대와 조골세포 계통에 대한 기계적 자극이 OPG를 증가시키고 RANK/RANKL 신호전달을 차단하며 파골세포 형성을 억제함이 보고되었다.[125,126] 게다가 시클로산소분해효소(COX)와 프로스타글란딘을 자극함으로써 RANKL의 생산을 억제하고 골흡수를 중단시킴을 체외실험에서 관찰하였다.[127,128] 기계적 자극이 조골세포에서 Wnt/베타카테닌 경로를 활성화함으로써 조골세포 분화를 강화하고 골형성을 촉진함을 보고하였다.[129] 3차원 모델에서의 연구를 통해 조골세포가 동적 기계적 자극을 받으면 ALP, Runx2와 오스테오칼신의 발현을 증가시킴을 보고하였다.[130,131] 골-임플란트 접합 과정에서 기계적 자극은 Runx2와 오스테오칼신을 상승시킴으로써 조골세포 분화를 촉진한다.[132] 기계적 자극은 이미 치과, 정형외과, 두개안면 발육, 그리고 골절치료 등에 이용되고 있다.

치주인대

치주인대는 연령 증가와 함께 기질의 조성, 세포 수, 그리고 대사활성 등에서 변화를 겪고 이로 인해 기계적 자극, 특히 교정치료에 대한 반응성도 변화한다. 이러한 변화는 혈관형성, 세포조성, 그리고 두께의 감소를 포함한다.

동물실험에서는 세포외기질, 교원질과 단백질 합성률이 연령증가 시 감소됨을 관찰하였다.[133-135] 노령의 인류 치주인대세포는 증식이 감소하며 탈구조화가 관찰되는데 교정치료 시에도 유사 소견이 관찰된다(그림 1-13).[136-138]

수많은 연구에서 왜 노령의 치주인대세포가 이화 활성을 보이고 재생 능력이 떨어지는지, 또한 골개조 속도가 떨어지는지 분자 수준에서 규명하고자 하였다. 성인 치주인대세포는 염증매개체 생산이 증가하여 COX-2, IL-1β, IL-6 등이 증가하는데 이는 정적인 상태나 주기적 인장력 하에서 동일하게 나타난다.[139,141] 여전히 염증 반응은 분명하여 기질 분해를 유발하고 이는 노령의 인류 치주인대 섬유아세포가 하중을 받았을 때 플라스미노겐 활성이 증가하는 것과 같이 발견된다.[142]

노령의 치주인대세포들은 IL-1, IL-6 사이토카인과 오스테오넥틴 및 c-Fos 표현형 감소 등으로 대변되는 지배적인 이화 활성과 염증의 표현형을 보이는데 이는 세포의 증식감소를 유발할 것이다. 부가적으로 OPG의 증가와 RANKL의 감소는 이러한 이화작용에 대한 보상을 의미한다.[143-145]

노령의 치주인대에서 이화 활성이 증가하는 것은 MMP-2, MMP-8의 상승을 포함하는데 이들은 세포외기질을 분해하고 I형, III형 콜라겐의 합성을 감소시키며 광화 결절의 형성을 억제한다.[146] 노령의 치주인대세포는 카텝신의 발현증가 및 골향조직의 지표인 ALP 표현의 감소를 보인다.[147,148] 연령과 관련된 변화는 인테그린 α-6 및 인테그린 β-4의 mRNA 감소를 수반하며 특정 환경하에서 치주인대세포의 신호전달 및 상호작용 변화를 의미한다.[149]

최근의 연구에서 인류 치주인대 섬유아세포를 반복적으로 복제하거나 이온화 방사선에 노출시켜 인위적으로 노화를 유발했을 때 효과를 관찰하였다. 그 결과는 I형 콜라겐의 감소, MMP-2 생산 증가 및 p53 의존성 Runx2 하강 등이었다. ALP 유전자 발현과 활성도 유의하게 감소

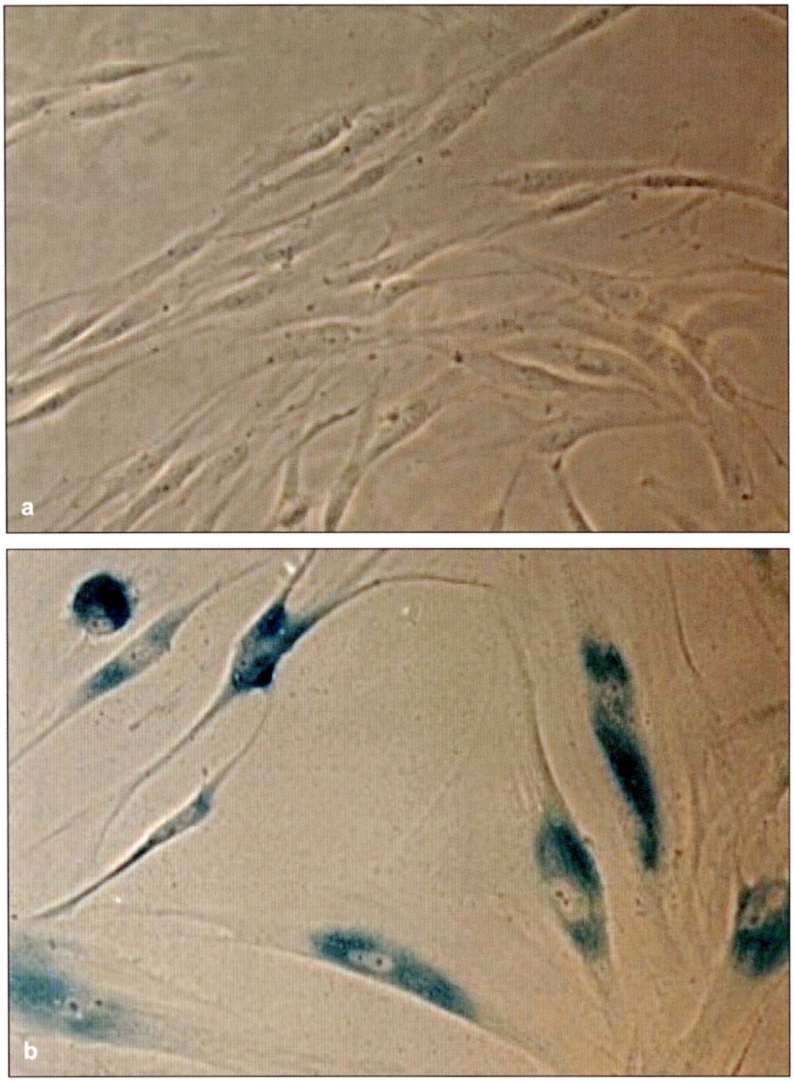

그림 1-13. 젊은(a) 그리고 노령의(b) 인류 치주인대 세포를 Sa-β-Gal 염색한 소견으로 전형적인 세포 노화를 보인다. 노령의 섬유아세포는 전형적인 납작한 형태를 보인다. 위상차현미경 사진.

하였다. 흥미롭게도 2가지 기전으로 노화시킨 세포가 공통적인 소견을 보였는데 체내에서 유사한 기능을 보임을 시사하였다. 반복적 복제 혹은 이온화 방사선 자극에 의한 세포들은 이화작용 활성과 함께 조골세포 분화감소를 보여 조직의 발육 및 일체성에 영향을 줌을 관찰하였다.[13,14]

결론

노화는 생물학적으로 중요한 요소이며 임상적 경험으로 볼 때 교정적 치아 이동 속도에 중요한 역할을 한다. 그러나 이러한 신념의 이면에 있는 생물학적 진실이 최근의 연구주제인 것이다. 교정력의 적용은 생화학적 순차 작용을 촉발하며 세포 수준 혹은 분자 수준에서의 변화를 유발한다. 교정력의 신호전달은 골조직 특이성 유전자를 활성화하며 궁극적으로 골개조를 유도한다. 서로 다른 연령군에서의 반응은 다양할 수밖에 없다. 또한 악골의 골다공증과 이를 위한 약물치료는 교정치료에 영향을 미치게 된다.

아마도 인류 유전체 해독을 통해 교정치료에 영향을 줄 수 있는 날이 올 것이다. 현재 방대한 첨단 분야의 골생물학적 연구가 진행 중이다. 교정의사들이 이러한 연구에 주축이 될 것이다.

치아 이동에 대한 연구는 한 세기도 더 되어 진행되었는데[150] 분자 수준에서의 골개조 기전이 차차 밝혀지면서 연구에 활성을 불어넣고 있다. 그럼에도 불구하고 다양한 이슈들이 아직 해결되지 않은 채 남아있다. 궁극적인 목표는 전사인자를 약물학적 조절을 통해 임상적으로 조작하도록 하는 것이다. 다양한 수준에서의 교정적 연구를 통해 쌓은 연구 결과는 환자의 생물학적 요소가 교정적 전체적인 진단 및 치료에 중요한 부분이라는 것을 의미한다. 그러므로 이에 필수적인 생역학과 특이적인 치료과정은 개별 환자의 생물학적 특성을 반영하여 계획되어야 한다.

참고문헌

1. Verna C, Dalstra M, Melsen B. The rate and the type of orthodontic tooth movement is influenced by bone turnover in a rat model. Eur J Orthod 2000;22:343–352.
2. Reitan K. The initial tissue reaction incident to orthodontic tooth movement as related to the influence of function; an experimental histologic study on animal and human material. Acta Odontol Scand Suppl 1951;6:1–240.
3. Reitan K. Tissue rearrangement during retention of orthodontically rotated teeth. Angle Orthod 1959;29:105–113.
4. Basdra EK, Kohl A, Komposch G. Mechanical stretching of periodontal ligament fibroblasts—A study on cytoskeletal involvement. J Orofac Orthop 1996;57:24–30.
5. Basdra EK, Papavassiliou AG, Huber LA. Rab and rho GTPases are involved in specific response of periodontal ligament fibroblasts to mechanical stretching. Biochim Biophys Acta 1995;1268:209–213.
6. Basdra EK, Komposch G, Huber LA, Papavassiliou AG. Mechanically-stretched human periodontal ligament fibroblasts: Identifying components of the mechanotransduction cascade. In: Davidovitch Z, Norton LA (eds). Biological Mechanisms of Tooth Movement and Craniofacial Adaptation [Proceedings of the International Conference, 19–22 Oct 1995, Danvers, MA]. Boston: Harvard Society for the Advancement of Orthodontics, 1996:41–49.
7. Shimpo S, Horiguchi Y, Nakamura Y, et al. Compensatory bone formation in young and old rats during tooth movement. Eur J Orthod 2003;25:1–7.
8. Komatsu K, Kanazashi M, Shimada A, Shibata T, Viidik A, Chiba M. Effects of age on the stress-strain and stress-relaxation properties of the rat molar periodontal ligament. Arch Oral Biol 2004;49:817–824.
9. Komatsu K, Shibata T, Shimada A, Viidik A, Chiba M. Age-related and regional differences in the stress-strain and stress-relaxation behaviours of the rat incisor periodontal ligament. J Biomech 2004;37:1097–1106.
10. Ren Y, Kuijpers-Jagtman AM, Maltha JC. Immunohistochemical evaluation of osteoclast recruitment during experimental tooth movement in young and adult rats. Arch Oral Biol 2005;50:1032–1039.
11. Ren Y, Maltha JC, van't Hof MA, Kuijpers-Jagtman AM. Optimum force magnitude for orthodontic tooth movement: A mathematic model. Am J Orthod Dentofacial Orthop 2004;125:71–77.
12. Nakamoto N, Nagasaka H, Daimaruya T, Takahashi I, Sugawara J, Mitani H. Experimental tooth movement through mature and immature bone regenerates after distraction osteogenesis in dogs. Am J Orthod Dentofacial Orthop 2002;121:385–395.
13. Konstantonis D, Papadopoulou A, Makou M, Eliades T, Basdra E, Kletsas D. The role of cellular senescence on the cyclic stretching-mediated activation of MAPK and ALP expression and activity in human periodontal ligament fibroblasts. Exp Gerontol 2014;57:175–180.
14. Konstantonis D, Papadopoulou A, Makou M, Eliades T, Basdra EK, Kletsas D. Senescent human periodontal ligament fibroblasts after replicative exhaustion or ionizing radiation have a decreased capacity towards osteoblastic differentiation. Biogerontology 2013;14:741–751.
15. Hopewell-Smith A. The Histology and Patho-Histology of the Teeth and Associated Parts. London: Dental Manufacturing, 1903.
16. Lang NP, Lindhe J (eds). Clinical Periodontology and Implant Dentistry, ed 6. Ames, IA: Wiley, 2015.
17. Li X, Yi W, Jin A, Duan Y, Min S. Effects of sequentially released BMP-2 and BMP-7 from PELA microcapsule-based scaffolds on the bone regeneration. Am J Transl Res 2015;7:1417–1428.
18. Jiang Y, Jahagirdar BN, Reinhardt RL, et al. Pluripotency of mesenchymal stem cells derived from adult marrow. Nature 2002;418:41–49.
19. Manolagas SC. Birth and death of bone cells: Basic regulatory mechanisms and implications for the pathogenesis and treatment of osteoporosis. Endocr Rev 2000;21:115–137.
20. Krishnan V, Davidovitch Z (eds). Biological Mechanisms of Tooth Movement. Oxford: Blackwell, 2009.
21. Raggatt LJ, Partridge NC. Cellular and molecular mechanisms of bone remodeling. J Biol Chem 2010;285:25103–25108.
22. Simpson AH, Mills L, Noble B. The role of growth factors and related agents in accelerating fracture healing. J Bone Joint Surg Br 2006;88:701–705.
23. Krakow D, Rimoin DL. The skeletal dysplasias. Genet Med 2010;12:327–341.
24. Ziros PG, Basdra EK, Papavassiliou AG. Runx2: Of bone and stretch. Int J Biochem Cell Biol 2008;40:1659–1663.
25. Green RE, Krause J, Briggs AW, et al. A draft sequence of the Neandertal genome. Science 2010;328:710–722.
26. Tanaka JL, Ono E, Filho EM, Castilho JC, Moraes LC, Moraes ME. Cleidocranial dysplasia: Importance of radiographic images in diagnosis of the condition. J Oral Sci 2006;48:161–166.
27. Hefti F. Pediatric Orthopedics in Practice, ed 2. Hinchliffe R (trans). Berlin: Springer, 2015.

28. Ornitz DM, Marie PJ. FGF signaling pathways in endochondral and intramembranous bone development and human genetic disease. Genes Dev 2002;16:1446–1465.
29. Otto F, Thornell AP, Crompton T, et al. Cbfa1, a candidate gene for cleidocranial dysplasia syndrome, is essential for osteoblast differentiation and bone development. Cell 1997;89:765–771.
30. Ten Cate AR. Oral Histology: Development, Structure, and Function, ed 4. St. Louis: Mosby, 1994.
31. Bath-Balogh M, Fehrenbach MJ, Thomas P. Illustrated Dental Embryology, Histology, and Anatomy, ed 2. St. Louis: Elsevier, 2006.
32. Basdra EK, Komposch G. Osteoblast-like properties of human periodontal ligament cells: An in vitro analysis. Eur J Orthod 1997;19:615–621.
33. Fujii S, Maeda H, Wada N, Tomokiyo A, Saito M, Akamine A. Investigating a clonal human periodontal ligament progenitor/stem cell line in vitro and in vivo. J Cell Physiol 2008;215:743–749.
34. Gay IC, Chen S, MacDougall M. Isolation and characterization of multipotent human periodontal ligament stem cells. Orthod Craniofac Res 2007;10:149–160.
35. Seo BM, Miura M, Gronthos S, et al. Investigation of multipotent postnatal stem cells from human periodontal ligament. Lancet 2004;364:149–155.
36. Seo BM, Miura M, Sonoyama W, Coppe C, Stanyon R, Shi S. Recovery of stem cells from cryopreserved periodontal ligament. J Dent Res 2005;84:907–912.
37. Tomokiyo A, Maeda H, Fujii S, Wada N, Shima K, Akamine A. Development of a multipotent clonal human periodontal ligament cell line. Differentiation 2008;76:337–347.
38. Hert J, Lisková M, Landa J. Reaction of bone to mechanical stimuli. 1. Continuous and intermittent loading of tibia in rabbit. Folia Morphol (Praha) 1971;19:290–300.
39. Lanyon LE, Baggott DG. Mechanical function as an influence on the structure and form of bone. J Bone Joint Surg Br 1976;58-B:436–443.
40. Pead MJ, Skerry TM, Lanyon LE. Direct transformation from quiescence to bone formation in the adult periosteum following a single brief period of bone loading. J Bone Miner Res 1988;3:647–656.
41. Chambers TJ, Evans M, Gardner TN, Turner-Smith A, Chow JW. Induction of bone formation in rat tail vertebrae by mechanical loading. Bone Miner 1993;20:167–178.
42. Chow JW, Wilson AJ, Chambers TJ, Fox SW. Mechanical loading stimulates bone formation by reactivation of bone lining cells in 13-week-old rats. J Bone Miner Res 1998;13:1760–1767.
43. Hasegawa S, Sato S, Saito S, Suzuki Y, Brunette DM. Mechanical stretching increases the number of cultured bone cells synthesizing DNA and alters their pattern of protein synthesis. Calcif Tissue Int 1985;37:431–436.
44. Ngan PW, Crock B, Varghese J, Lanese R, Shanfeld J, Davidovitch Z. Immunohistochemical assessment of the effect of chemical and mechanical stimuli on cAMP and prostaglandin E levels in human gingival fibroblasts in vitro. Arch Oral Biol 1988;33:163–174.
45. Saito M, Saito S, Ngan PW, Shanfeld J, Davidovitch Z. Interleukin 1 beta and prostaglandin E are involved in the response of periodontal cells to mechanical stress in vivo and in vitro. Am J Orthod Dentofacial Orthop 1991;99:226–240.
46. Neidlinger-Wilke C, Wilke HJ, Claes L. Cyclic stretching of human osteoblasts affects proliferation and metabolism: A new experimental method and its application. J Orthop Res 1994;12:70–78.
47. Harell A, Dekel S, Binderman I. Biochemical effect of mechanical stress on cultured bone cells. Calcif Tissue Res 1977;22(suppl):202–207.
48. Yeh CK, Rodan GA. Tensile forces enhance prostaglandin E synthesis in osteoblastic cells grown on collagen ribbons. Calcif Tissue Int 1984;36(suppl 1):S67–S71.
49. Sandy JR, Harris M. Prostaglandins and tooth movement. Eur J Orthod 1984;6:175–182.
50. Davidson RM, Tatakis DW, Auerbach AL. Multiple forms of mechanosensitive ion channels in osteoblast-like cells. Pflugers Arch 1990;416:646–651.
51. McDonald F, Somasundaram B, McCann TJ, Mason WT, Meikle MC. Calcium waves in fluid flow stimulated osteoblasts are G protein mediated. Arch Biochem Biophys 1996;326:31–38.
52. Sastry SK, Burridge K. Focal adhesions: A nexus for intracellular signaling and cytoskeletal dynamics. Exp Cell Res 2000;261:25–36.
53. Ingber D. Integrins as mechanochemical transducers. Curr Opin Cell Biol 1991;3:841–848.
54. Wang N, Butler JP, Ingber DE. Mechanotransduction across the cell surface and through the cytoskeleton. Science 1993;260:1124–1127.
55. Clark EA, Brugge JS. Integrins and signal transduction pathways: The road taken. Science 1995;268:233–239.
56. Shyy JY, Chien S. Role of integrins in cellular responses to mechanical stress and adhesion. Curr Opin Cell Biol 1997;9:707–713.
57. Meyer CJ, Alenghat FJ, Rim P, Fong JH, Fabry B, Ingber DE. Mechanical control of cyclic AMP signalling and gene transcription through integrins. Nat Cell Biol 2000;2:666–668.
58. Wilson E, Sudhir K, Ives HE. Mechanical strain of rat vascular smooth muscle cells is sensed by specific extracellular matrix/integrin interactions. J Clin Invest 1995;96:2364–2372.
59. Calvalho RS, Bumann A, Schwarzer C, Scott E, Yen EH. A molecular mechanism of integrin regulation from bone cells stimulated by orthodontic forces. Eur J Orthod 1996;18:227–235.
60. Kletsas D, Basdra EK, Papavassiliou AG. Mechanical stress induces DNA synthesis in PDL fibroblasts by a mechanism unrelated to autocrine growth factor action. FEBS Lett 1998;430:358–362.
61. Peverali FA, Basdra EK, Papavassiliou AG. Stretch- mediated activation of selective MAPK subtypes and potentiation of AP-1 binding in human osteoblastic cells. Mol Med 2001;7:68–78.

62. Kletsas D, Basdra EK, Papavassiliou AG. Effect of protein kinase inhibitors on the stretch-elicited c-Fos and c-Jun up-regulation in human PDL osteoblast-like cells. J Cell Physiol 2002;190:313–321.
63. Ziros PG, Gil AP, Georgakopoulos T, et al. The bone- specific transcriptional regulator Cbfa1 is a target of mechanical signals in osteoblastic cells. J Biol Chem 2002;277:23934–23941.
64. Xiao Z, Zhang S, Magenheimer BS, Luo J, Quarles LD. Polycystin-1 regulates skeletogenesis through stimulation of the osteoblast-specific transcription factor RUNX2-II. J Biol Chem 2008;283:12624–12634.
65. Xiao Z, Zhang S, Mahlios J, et al. Cilia-like structures and polycystin-1 in osteoblasts/osteocytes and associated abnormalities in skeletogenesis and Runx2 expression. J Biol Chem 2006;281:30884–30895.
66. Dalagiorgou G, Piperi C, Georgopoulou U, Adamopoulos C, Basdra EK, Papavassiliou AG. Mechanical stimulation of polycystin-1 induces human osteoblastic gene expression via potentiation of the calcineurin/NFAT signaling axis. Cell Mol Life Sci 2013;70:167–180.
67. Dalagiorgou G, Basdra EK, Papavassiliou AG. Polycystin-1: Function as a mechanosensor. Int J Biochem Cell Biol 2010;42:1610–1613.
68. Ajubi NE, Klein-Nulend J, Nijweide PJ, Vrijheid-Lammers T, Alblas MJ, Burger EH. Pulsating fluid flow increases prostaglandin production by cultured chicken osteocytes—A cytoskeleton-dependent process. Biochem Biophys Res Commun 1996;225:62–68.
69. Klein-Nulend J, Roelofsen J, Sterck JG, Semeins CM, Burger EH. Mechanical loading stimulates the release of transforming growth factor-β activity by cultured mouse calvariae and periosteal cells. J Cell Physiol 1995;163:115–119.
70. Kurata K, Heino TJ, Higaki H, Väänänen HK. Bone marrow cell differentiation induced by mechanically damaged osteocytes in 3D gel-embedded culture. J Bone Miner Res 2006;21:616–625.
71. Yoo SK, Warita H, Soma K. Duration of orthodontic force affecting initial response of nitric oxide synthase in rat periodontal ligaments. J Med Dent Sci 2004;51:83–88.
72. Birkedal-Hansen H. Role of matrix metalloproteinases in human periodontal diseases. J Periodontol 1993;64(5 suppl):474–484.
73. Birkedal-Hansen H, Moore WG, Bodden MK, et al. Matrix metalloproteinases: A review. Crit Rev Oral Biol Med 1993;4:197–250.
74. Gay CV, Weber JA. Regulation of differentiated osteoclasts. Crit Rev Eukaryot Gene Expr 2000;10:213–230.
75. Terai K, Takano-Yamamoto T, Ohba Y, et al. Role of osteopontin in bone remodeling caused by mechanical stress. J Bone Miner Res 1999;14:839–849.
76. Gowen M, Meikle MC, Reynolds JJ. Stimulation of bone resorption in vitro by a non-prostanoid factor released by human monocytes in culture. Biochim Biophys Acta 1983;762:471–474.
77. Heath JK, Saklatvala J, Meikle MC, Atkinson SJ, Reynolds JJ. Pig interleukin 1 (catabolin) is a potent stimulator of bone resorption in vitro. Calcif Tissue Int 1985;37:95–97.
78. Bertolini DR, Nedwin GE, Bringman TS, Smith DD, Mundy GR. Stimulation of bone resorption and inhibition of bone formation in vitro by human tumour necrosis factors. Nature 1986;319:516–518.
79. Lacey DL, Timms E, Tan HL, et al. Osteoprotegerin ligand is a cytokine that regulates osteoclast differentiation and activation. Cell 1998;93:165–176.
80. Yasuda H, Shima N, Nakagawa N, et al. Osteoclast differentiation factor is a ligand for osteoprotegerin/osteoclastogenesis-inhibitory factor and is identical to TRANCE/RANKL. Proc Natl Acad Sci U S A 1998;95:3597–3602.
81. Simonet WS, Lacey DL, Dunstan CR, et al. Osteoprotegerin: A novel secreted protein involved in the regulation of bone density. Cell 1997;89:309–319.
82. Jin Q, Cirelli JA, Park CH, et al. RANKL inhibition through osteoprotegerin blocks bone loss in experimental periodontitis. J Periodontol 2007;78:1300–1308.
83. Dunn MD, Park CH, Kostenuik PJ, Kapila S, Giannobile WV. Local delivery of osteoprotegerin inhibits mechanically mediated bone modeling in orthodontic tooth movement. Bone 2007;41:446–455.
84. Ogasawara T, Yoshimine Y, Kiyoshima T, et al. In situ expression of RANKL, RANK, osteoprotegerin and cytokines in osteoclasts of rat periodontal tissue. J Periodontal Res 2004;39:42–49.
85. Kanzaki H, Chiba M, Shimizu Y, Mitani H. Periodontal ligament cells under mechanical stress induce osteoclastogenesis by receptor activator of nuclear factor κB ligand up-regulation via prostaglandin E2 synthesis. J Bone Miner Res 2002;17:210–220.
86. Davidovitch Z, Nicolay OF, Ngan PW, Shanfeld JL. Neurotransmitters, cytokines, and the control of alveolar bone remodeling in orthodontics. Dent Clin North Am 1988;32:411–435.
87. Davidovitch Z. Cell biology associated with tooth movement. In: Berkovitz BKB, Moxham BJ, Newman HN (eds). The Periodontal Ligament in Health and Disease, ed 2. London: Mosby-Wolfe, 1995.
88. Dumont N, Lepage K, Côté CH, Frenette J. Mast cells can modulate leukocyte accumulation and skeletal muscle function following hindlimb unloading. J Appl Physiol (1985) 2007;103:97–104.
89. Kurokouchi K, Jacobs CR, Donahue HJ. Oscillating fluid flow inhibits TNF-α-induced NF-κB activation via an IκB kinase pathway in osteoblast-like UMR106 cells. J Biol Chem 2001;276:13499–13504.
90. Kobayashi Y, Wada H, Rossios C, et al. A novel macrolide solithromycin exerts superior anti-inflammatory effect via NF-κB inhibition. J Pharmacol Exp Ther 2013;345:76–84.
91. Ji G, Zhang Y, Yang Q, et al. Genistein suppresses LPS-induced inflammatory response through inhibiting NF-κB following AMP kinase activation in RAW 264.7 macrophages. PloS One 2012;7:e53101.
92. Szulc P, Seeman E. Thinking inside and outside the envelopes of bone: Dedicated to PDD. Osteoporos Int 2009;20:1281–1288.

93. Tommasini SM, Wearne SL, Hof PR, Jepsen KJ. Percolation theory relates corticocancellous architecture to mechanical function in vertebrae of inbred mouse strains. Bone 2008;42:743–750.
94. Kavukcuoglu NB, Denhardt DT, Guzelsu N, Mann AB. Osteopontin deficiency and aging on nanomechanics of mouse bone. J Biomed Mater Res A 2007;83:136–144.
95. Nyman JS, Roy A, Tyler JH, Acuna RL, Gayle HJ, Wang X. Age-related factors affecting the postyield energy dissipation of human cortical bone. J Orthop Res 2007; 25:646–655.
96. Jäger A. Histomorphometric study of age-related changes in remodelling activity of human desmodontal bone. J Anat 1996;189:257–264.
97. Tonna EA. [Cellular kinetics of bone and aging (report) (author's transl)] [in German]. Verh Dtsch Ges Pathol 1974;58:99–104.
98. Lee BD, White SC. Age and trabecular features of alveolar bone associated with osteoporosis. Oral Surg Oral Med Oral Pathol Oral Radiol Endod 2005;100:92–98.
99. Cao JJ, Singleton PA, Majumdar S, et al. Hyaluronan increases RANKL expression in bone marrow stromal cells through CD44. J Bone Miner Res 2005;20:30–40.
100. Chen H, Sun J, Hoemann CD, et al. Drilling and microfracture lead to different bone structure and necrosis during bone-marrow stimulation for cartilage repair. J Orthop Res 2009;27:1432–1438.
101. Boskey AL, Coleman R. Aging and bone. J Dent Res 2010;89:1333–1348.
102. Sutherland MS, Rao LG, Muzaffar SA, et al. Age-dependent expression of osteoblastic phenotypic markers in normal human osteoblasts cultured long-term in the presence of dexamethasone. Osteoporos Int 1995;5:335–343.
103. Jiang SY, Shu R, Xie YF, Zhang SY. Age-related changes in biological characteristics of human alveolar osteoblasts. Cell Prolif 2010;43:464–470.
104. Rauner M, Sipos W, Pietschmann P. Age-dependent Wnt gene expression in bone and during the course of osteoblast differentiation. Age (Dordr) 2008;30:273–282.
105. World Health Organization. Prevention and Management of Osteoporosis: Report of a WHO Scientific Group [WHO Technical Report Series 921]. Geneva, Switzerland: WHO Scientific Group on the Prevention and Management of Osteoporosis, 2000.
106. Bikle DD, Halloran BP. The response of bone to unloading. J Bone Miner Metab 1999;17:233–244.
107. Sachelarie L, Farcas DM, Dartu L, et al. Comparative study of diseases of the stomatognathic system and specific parameters of osteoporosis. Osteoporos Int 2016;27:845–848.
108. Ingber DE. Mechanobiology and diseases of mechanotransduction. Ann Med 2003;35:564–577.
109. Sapir-Koren R, Livshits G. Is interaction between age-dependent decline in mechanical stimulation and osteocyte-estrogen receptor levels the culprit for postmenopausal-impaired bone formation? Osteoporos Int 2013;24:1771–1789.
110. Lin C, Jiang X, Dai Z, et al. Sclerostin mediates bone response to mechanical unloading through antagonizing Wnt/β-catenin signaling. J Bone Miner Res 2009;24:1651–1661.
111. Joiner DM, Tayim RJ, Kadado A, Goldstein SA. Bone marrow stromal cells from aged male rats have delayed mineralization and reduced response to mechanical stimulation through nitric oxide and ERK1/2 signaling during osteogenic differentiation. Biogerontology 2012;13:467–478.
112. Zahrowski JJ. Bisphosphonate treatment: An orthodontic concern calling for a proactive approach. Am J Orthod Dentofacial Orthop 2007;131:311–320.
113. Bamias A, Kastritis E, Bamia C, et al. Osteonecrosis of the jaw in cancer after treatment with bisphosphonates: Incidence and risk factors. J Clin Oncol 2005;23:8580–8587.
114. Abu-Id MH, Acil Y, Gottschalk J, Kreusch T. [Bisphosphonate-associated osteonecrosis of the jaw]. Mund Kiefer Gesichtschir 2006;10:73–81.
115. American Dental Association Council on Scientific Affairs. Dental management of patients receiving oral bisphosphonate therapy: Expert panel recommendations. J Am Dent Assoc 2006;137:1144–1150.
116. Ruggiero SL, Dodson TB, Assael LA, Landesberg R, Marx RE, Mehrotra B; Task Force on Bisphosphonate-Related Osteonecrosis of the Jaws; American Association of Oral and Maxillofacial Surgeons. American Association of Oral and Maxillofacial Surgeons position paper on bisphosphonate-related osteonecrosis of the jaw - 2009 update. Aust Endod J 2009;35:119–130.
117. Ruggiero SL. Bisphosphonate-related osteonecrosis of the jaw (BRONJ): Initial discovery and subsequent development. J Oral Maxillofac Surg 2009;67(5 suppl):13–18.
118. Walter C, Al-Nawas B, Frickhofen N, et al. Prevalence of bisphosphonate associated osteonecrosis of the jaws in multiple myeloma patients. Head Face Med 2010;6:11.
119. Adachi H, Igarashi K, Mitani H, Shinoda H. Effects of topical administration of a bisphosphonate (risedronate) on orthodontic tooth movements in rats. J Dent Res 1994;73:1478–1486.
120. Liu L, Igarashi K, Haruyama N, Saeki S, Shinoda H, Mitani H. Effects of local administration of clodronate on orthodontic tooth movement and root resorption in rats. Eur J Orthod 2004;26:469–473.
121. Igarashi K, Adachi H, Mitani H, Shinoda H. Inhibitory effect of the topical administration of a bisphosphonate (risedronate) on root resorption incident to orthodontic tooth movement in rats. J Dent Res 1996;75:1644–1649.
122. Kim TW, Yoshida Y, Yokoya K, Sasaki T. An ultrastructural study of the effects of bisphosphonate administration on osteoclastic bone resorption during relapse of experimentally moved rat molars. Am J Orthod Dentofacial Orthop 1999;115:645–653.
123. Papachroni KK, Karatzas DN, Papavassiliou KA, Basdra EK, Papavassiliou AG. Mechanotransduction in osteoblast regulation and bone disease. Trends Mol Med 2009; 15:208–216.
124. Rubin C, Turner AS, Bain S, Mallinckrodt C, McLeod K. Anabolism. Low mechanical signals strengthen long bones. Nature 2001;412:603–604.

125. Kusumi A, Sakaki H, Kusumi T, et al. Regulation of synthesis of osteoprotegerin and soluble receptor activator of nuclear factor-κB ligand in normal human osteoblasts via the p38 mitogen-activated protein kinase pathway by the application of cyclic tensile strain. J Bone Miner Metab 2005;23:373–381.
126. Tang LL, Xian CY, Wang YL. The MGF expression of osteoblasts in response to mechanical overload. Arch Oral Biol 2006;51:1080–1085.
127. Tang L, Lin Z, Li YM. Effects of different magnitudes of mechanical strain on Osteoblasts in vitro. Biochem Biophys Res Commun 2006;344:122–128.
128. Rubin J, Murphy TC, Fan X, Goldschmidt M, Taylor WR. Activation of extracellular signal-regulated kinase is involved in mechanical strain inhibition of RANKL expression in bone stromal cells. J Bone Miner Res 2002;17:1452–1460.
129. Armstrong VJ, Muzylak M, Sunters A, et al. Wnt/β-catenin signaling is a component of osteoblastic bone cell early responses to load-bearing and requires estrogen receptor α. J Biol Chem 2007;282:20715–20727.
130. Leclerc E, David B, Griscom L, et al. Study of osteoblastic cells in a microfluidic environment. Biomaterials 2006;27:586–595.
131. Cartmell SH, Porter BD, García AJ, Guldberg RE. Effects of medium perfusion rate on cell-seeded three-dimensional bone constructs in vitro. Tissue Eng 2003;9:1197–1203.
132. Kokkinos PA, Zarkadis IK, Kletsas D, Deligianni DD. Effects of physiological mechanical strains on the release of growth factors and the expression of differentiation marker genes in human osteoblasts growing on Ti-6Al-4V. J Biomed Mater Res A 2009;90:387–395.
133. Stahl SS, Tonna EA. H3-proline study of aging periodontal ligament matrix formation: Comparison between matrices adjacent to either cemental or bone surfaces. J Periodontal Res 1977;12:318–322.
134. Oehmke MJ, Schramm CR, Knolle E, Frickey N, Bernhart T, Oehmke HJ. Age-dependent changes of the periodontal ligament in rats. Microsc Res Tech 2004;63:198–202.
135. Moxham BJ, Evans IL. The effects of aging upon the connective tissues of the periodontal ligament. Connect Tissue Res 1995;33:31–35.
136. Grant D, Bernick S. Formation of the periodontal ligament. J Periodontol 1972;43:17–25.
137. Severson JA, Moffett BC, Kokich V, Selipsky H. A histologic study of age changes in the adult human periodontal joint (ligament). J Periodontol 1978;49:189–200.
138. Kyomen S, Tanne K. Influences of aging changes in proliferative rate of PDL cells during experimental tooth movement in rats. Angle Orthod 1997;67:67–72.
139. Abiko Y, Shimizu N, Yamaguchi M, Suzuki H, Takiguchi H. Effect of aging on functional changes of periodontal tissue cells. Ann Periodontol 1998;3:350–369.
140. Mayahara K, Kobayashi Y, Takimoto K, Suzuki N, Mitsui N, Shimizu N. Aging stimulates cyclooxygenase-2 expression and prostaglandin E2 production in human periodontal ligament cells after the application of compressive force. J Periodontal Res 2007;42:8–14.
141. Ohzeki K, Yamaguchi M, Shimizu N, Abiko Y. Effect of cellular aging on the induction of cyclooxygenase-2 by mechanical stress in human periodontal ligament cells. Mech Ageing Dev 1999;108:151–163.
142. Miura S, Yamaguchi M, Shimizu N, Abiko Y. Mechanical stress enhances expression and production of plasminogen activator in aging human periodontal ligament cells. Mech Ageing Dev 2000;112:217–231.
143. Benatti BB, Silverio KG, Casati MZ, Sallum EA, Nociti FH Jr. Inflammatory and bone-related genes are modulated by aging in human periodontal ligament cells. Cytokine 2009;46:176–181.
144. Nishimura F, Terranova VP, Braithwaite M, et al. Comparison of in vitro proliferative capacity of human periodontal ligament cells in juvenile and aged donors. Oral Dis 1997;3:162–166.
145. Shiba H, Nakanishi K, Sakata M, Fujita T, Uchida Y, Kurihara H. Effects of ageing on proliferative ability, and the expressions of secreted protein, acidic and rich in cysteine (SPARC) and osteoprotegerin (osteoclastogenesis inhibitory factor) in cultures of human periodontal ligament cells. Mech Ageing Dev 2000;117:69–77.
146. Benatti BB, Silvério KG, Casati MZ, Sallum EA, Nociti FH Jr. Influence of aging on biological properties of periodontal ligament cells. Connect Tissue Res 2008;49: 401–408.
147. Goseki T, Shimizu N, Iwasawa T, Takiguchi H, Abiko Y. Effects of in vitro cellular aging on alkaline phosphatase, cathepsin activities and collagen secretion of human periodontal ligament derived cells. Mech Ageing Dev 1996;91:171–183.
148. Sawa Y, Yamaoka Y, Kuroshima S, Yoshida S. Reduction of alkaline phosphatase activity in aged human osteogenic periodontal ligament fibroblasts exhibiting short telomeres. Cell Tissue Res 2004;315:331–337.
149. Lossdorfer S, Kraus D, Jager A. Aging affects the phenotypic characteristics of human periodontal ligament cells and the cellular response to hormonal stimulation in vitro. J Periodontal Res 2010;45:764–771.
150. Stanstedt C. Einige Beiträge zur Theorie der Zahnregulierung. Nordisk Tandläkaretidskrift 1904;236–256.

제2장

치아의 미생물 군집과 교정장치

Microbial Colonization of Teeth and Orthodontic Appliances

Georgios N. Belibasakis
Anastasios Grigoriadis
Carlos Marcelo da Silva Figueredo

미생물 군집화 및 바이오필름 형성의 원리

일반적으로 미생물은 표면에 부착하여 자라는 경향이 있다. 구강 미생물 역시 단단한 치아 표면에 부착하고 바이오필름으로 알려진 복잡한 다중 미생물 군집의 형태로 성장하는 일반적인 경향이 있기 때문에 예외는 아니다. 그러나 구강 미생물이 부착하고 성장할 수있는 표면은 치아만이 아니다. 미생물은 치과 수복재료,[1] 골성융합된 치과 임플란트[2] 및 교정장치를[3] 포함한 인공 표면에서도 성장할 수 있다. 자연치 또는 보철 수복물과 치아 충전재에 바이오필름이 형성되는 임상 예가 그림 2-1에 나와 있다.

구강 미생물이 생체조직이나 인공물질, 구강 표면에 부착되는 것은 획득 법랑질 피막이라고 하는 얇은 타액 당단백질 층에 의해 매개된다.[4] 법랑질 무기질의 칼슘과 인산염은 타액 당단백질의 질산염, 인산염, 탄산염, 황산염 그룹과 정전기 결합을 형성하여 법랑질 표면에 흡착된다. 미생물 접착이 이후 이루어지며, 미생물 접착은 먼저 가역적 흡착 단계와 비가역적 부착 단계로 이어진다.[5] 흡착 단계는 타액 피막의 당단백질과 미생물 표면 사이의 약하고 긴 범위의 비특이적 정전기력으로 이루어진다. 더 결정적인 부착 단계는 관련 미생물과 피막의 당단백질 사이의 더 강하고 짧은 범위의 특정 상호작용으로 이루어진다. 여기에는 adhesins(미생물의 표면 구조에 접착 특성

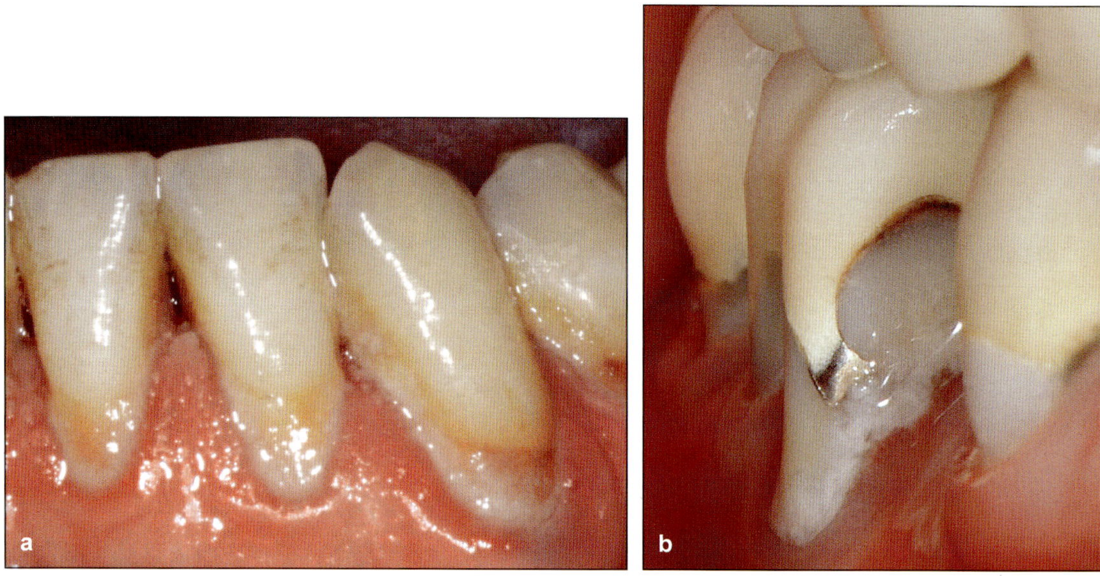

그림 2-1. a, 하악 전치의 인접면 및 경부 표면에 형성된 바이오필름. b, 구치부의 충전재 및 금속-세라믹 수복물 표면에 형성된 바이오필름.

을 가진 단백질)과 피막 코팅 표면에 흡착된 수용체 역할을 하는 타액 당단백질 간의 분자 결합이 포함된다. 미생물 표면에 발현되는 전형적인 adhesins은 탄수화물을 인식하고 결합할 수 있는 단백질 계열인 lectin이다. 치아 표면에서 초기 군집화는 몇 초 또는 몇 분 이내에 이루어지며, 초기 군집화 미생물 종은 주로 연쇄상구균과 방선균을 포함한다. 초기 군집체는 몇 시간 내에 번식하고 성장하며, 이후 더 많은 자유 부유종이 초기 군집체와 함께 응집하여 바이오필름을 군집화하고 매개 기질을 형성할 수 있다.[6] 미생물 세포 사이의 공간은 미생물 생성물과 갇힌 타액 성분으로 구성된 세포외 고분자 매트릭스로 채워진다.

점차적으로 발달함에 따라 바이오필름의 순차적 기질 사이에 미생물이 다양해진다. 초기 바이오필름은 조밀하게 밀집된 비운동성 그람 양성 구균과 간상균으로 구성된다. 중간 군집체가 바이오필름에 통합됨에 따라 초기 군집체의 성장 속도는 느려진다. 바이오필름의 매개 기질은 밀도가 낮아지고 구성 미생물 종은 계속해서 증식한다. 구균과 작은 간상균의 비율이 감소하고 바이오필름의 미생물 개체군이 더욱 다양해져 길쭉한 그람 음성 방추상균 및 사상균을 포함한다. 성숙한 바이오필름의 외부 기질은 더 느슨하게 부착되어 쉽게 분리될 수 있다. 종의 다양성은 더욱 증가하고 때때로 나선균과 같은 운동성 미생물이 발생할 수 있다.

성숙하는 바이오필름 내의 미세 환경 조건은 점차적으로 변한다. 이러한 조건은 특정 개별 종의 생존을 유도하며 특히 온도, 산화 환원 전위, 부분 산소 압력 및 영양소 가용성을 포함한다. 구성 종들 사이에 형성된 대사 상호작용은 미생물이 더 강하고 더 지속적인 바이오필름 공동체를 형성할 수 있게 한다. 새로 형성된 바이오필름의 조건에서 생존할 수 없는 미생물은 빠르게 성장하는 미생물에 의해 대체되고 결국 분리되어 바이오필름의 느슨한 외부 층으로 제거된다.

바이오필름과 구강질환의 연관성

건강한 상태에서 바이오필름의 미생물은 인간 숙주와 조화롭게 살고 실제로 상호작용은 서로에게 유익하다. 그러나 특정 기회 감염성 병원체가 나머지 구강 미생물을 지배할 수 있도록 구강 내의 미세 환경 조건이 변하면, 질환의 발병에 유리하게 된다.[7] 이것은 숙주와 상주 미생물 사이의 불리한 상호작용 상태이며 질병을 유발할 수 있는 불균형(dysbiosis)으로 알려져 있다.[8] 치아우식증, 근관 감염, 치주질환 및 임플란트 주변 질환을 포함한 일반적인 구강질환들은 해당 바이오필름과 숙주조직 간의 불균형적인 상호작용의 결과이다.[9,10] 구강질환들은 다중 바이오필름과 관련된 질병이기 때문에 단일 미생물 종이 주된 원인으로 간주될 수 없지만, 질병은 숙주 면역이 불균형적 미생물 군집을 효율적으로 대처할 수 없을 때 발생한다.

교정장치의 미생물 접착 및 바이오필름 형성

교정장치의 바이오필름 형성은 충치와 곰팡이 기회성 감염의 위험요소로서 법랑질 탈회 및 흰색 반점 병변과 관련이 있다.[11,12] 따라서 최근 연구는 *Candida albicans*, *Streptococcus mutans*, 그리고 lactobacilli가 어떻게 교정장치와 상호작용할 수 있는지에 대해 주목하고 있다. *C. albicans*는 인간 미생물총의 가장 우세한 곰팡이 종이며, 건강한 개인에서 어떠한 임상 증상도 일으키지 않고 군집화할 수 있다. 그러나 이는 면역 억제된 숙주에게서 기회주의적 병원체로 작용할 수도 있다.

*C. albicans*의 의학적 영향력은 다양한 생물 및 무생물 표면에 바이오필름을 형성하는 능력에 의존한다.[13] 교정장치를 이용하여 치료받는 환자에서 *C. albicans*의 영향력은 검토되고 있으며,[12] 칸디다 종의 밀도 증가는 가철식 장치의 존재와 낮은 타액 pH 수준과 직접적인 관련이 있다고 보고된다. 건강한 환자의 교정장치에서는 칸디다 감염의 증가가 나타나지 않았다. 그러나 교정장치의 삽입 후 비 칸디다에서 칸디다로 매개체를 전환하려는 경향이 있다.[12] 이는 기회 감염 위험성을 증가시키때문에 면역 저하된 어린이에게서 교정치료 시 주의가 필요함을 의미한다.

*C. albicans*에 의한 구강 내 접착 및 군집화와 관련하여, Gonçalves 등[14]은 타액 내 칸디다 종의 존재에 대해, 그들의 구강 상피세포에의 부착에 대해, 그리고 교정장치를 사용하는 혹은 사용하지 않는 어린이에서 anti-*C. albicans* 면역글로불린 A의 수치를 비교하였다. 흥미롭게도 교정장치를 사용하는 아이들은 구강 상피세포에 더 많은 효모 세포의 부착이 나타났으며, 대조군과 비교 시 더 높은 비율의 non-*C. albicans* 종이 관찰되었다. 따라서 타액 내 그들의 수치에는 영향을 주지 않았지만, 교정장치는 칸디다의 상피세포에 대한 부착을 더 선호하게 만들었을지도 모른다. 또한 교정장치의 다른 화학 성분 물질은 바이오필름 형성과 곰팡이 독성에 영향을 미쳤을 것이다. Ronsani 등[15]은 금속 이온이 곰팡이 독성에 영향을 미칠 수 있는지에 대해 평가했다. 그렇게 하기 위해서 니켈(Ni^{2+}), 철(Fe^{3+}), 크롬(Cr^{3+}), 코발트(Co^{2+}) 또는 교정 환자의 타액 내에서 방출된 것과 유사한 농도의 금속 이온 혼합물을 포함한 배지를 사용했다. Co^{2+}를 제외한 모든 이온에서 바이오필름 바이오매스가 증가했다. Ni^{2+}도 아스파르틸 프로테아제(aspartyl protease) 활성의 증가를 나타냈으며, 그리고 Fe^{3+}의 용혈 활성은 감소했다. 이를 바탕으로, 교정장치의 성능 저하가 *C. albicans* 바이오필름의 독성 인자를 조절하는 동안 금속 이온이 방출되는 것이 제안되었다.

또한 칸디다 종은 특히 치아우식에서 우식 과정을 지속시키는 이차적인 에이전트로도 개입될 수 있다.[16] 따라서, 교정장치 주변의 바이오필름 내 *C. albicans*, *S. mutans* 및 lactobacilli의 공존은 관심의 대상이 되어 왔다. 교정장치를 사용하는 동안 세균의 조합이 어떻게 치아 건강에 타협점이 될 수 있는지 조사하기 위해서, 몇 가지 실험이 수행되었다. Beerens 등[17]은 교정 환자의 우식 위험 평가를 위해서 현대적이고 전통적인 미생물학을 공부했다. 미생물학적 분석은 총 콜로니 형성 단위(CFUs) 및 *S. mutans*, *Lactobacillus* 종 및 *C. albicans*와 같은 내산성총의 백분율에 대한 평가를 포함한다. 저자는 CFU 수가 교정 환자에서 흰색 반점 병변 형성을 예측하지 못한다고 보고했다. Shukla 등[18]은 고정식 교정장치 치료를 받는 환자에서 *S. mutans* 및 칸디다종의 유병률과 수를 결정하고자 했고, 치태를 최소화하기 위한 수동 및 전동칫솔의 효율성을 비교하고자 했다. 교정장치는 치료기간 동안 구강 내 *S. mutans*와 *C. albicans*의 군집화를 증가시키는 것으로 밝혀졌다. 실제로, 다중 브라켓 장치치료 중 흰색 반점 병변의 형성은 많은 칸디다 및 유산균 종의 수와 관련있음이 관찰되었다. 반면, *S. mutans*는 구강 위생 수준에 관계없이 모든 환자에서 검출되었다.[19]

교정장치의 세균 부착과 같은 부정적인 영향을 줄이기 위한 항균막 물질의 사용이 집중적으로 연구되고 있다. Taha 등[20]은 (1) 시험관 내 심미성 능력 평가로, 구강 바이오필름을 유지하는 코팅된 각형 아치 와이어와 (2) 임상에서 사용한 4주 및 8주 후의 와이어에 생체 내 바이오필름 형성을 평가했다. 구강 내 사용 후 모든 시간 간격마다 표면 거칠기 및 미생물 부착이 증가했다. Sugii 등[21]은 교정기 합착에 사용되는 광중합 접착 수지인 요오드화 4차 암모늄 메타크릴 옥시 규산염(iodide quaternary ammonium methacryloxy silicate; IQAMS)의 항균막 효과를 평가했다. *S. mutans*에 대한 분석은 통합된 IQAMS 대비 수지가 코팅된 IQAMS의 향상된 항균막 효과를 입증했다. 이러한 차이는 IQAMS가 통합되었을 때 수지의 표면에서 4차 암모늄 그룹에 대한 이용 가능성이 낮아지기에, 항균막 효과를 방해한다.

글라스 아이오노머, 접착제 및 교정장치의 변형도 바이오필름 형성을 제어하기 위해 조사되었다. Andrucioli 등[22]은 타액과 수지 변형 글라스 아이오노머 접착제로 유지되는 교정 브라켓에 인접한 바이오필름에서 *S. mutans*의 수치를 조사했다. 연구 기간 동안 이 결합 물질은 바이오필름 내 *S. mutans*의 성장을 방해했다. 마찬가지로, 다양한 유형의 교정용 접착제 간에 바이오필름 내 *S. mutans* 수치 차이가 관찰되었다.[23,24] 3% 디메틸아미노헥사데실 메타크릴레이트(dimethylaminohexadecyl methacrylate; DMAHDM)를 포함하는 교정용 접착제는 대사 활동, 젖산 생산 및 바이오필름의 미생물 부하를 감소시켰다. 따라서 DMAHDM의 통합은 법랑질 결합 강도의 저하 없이 변형된 교정용 접착제에 강력한 항균성을 제공했다.

또한 브라켓 유형, 형태, 및 코팅은 미생물 부착과 바이오필름 형성에 영향을 미치는 것으로 나타났다. 플라스마 중합 필름 증착은 금속 교정 브라켓의 표면 특성을 개조하기 위해 만들어졌고, 이는 박테리아 부착을 억제하기 위함이다. Tupinambá 등[25]은 이것이 기존 브라켓의 표면 거칠기와 박테리아 부착 감소에만 효과적이라고 보고했다. Uzuner 등[26]은 다양한 브라켓 유형이 타액 및 바이오필름, 그리고 건강한 치주 상태에서 *S. mutans* 및 *Latobacillus* 종의 수치에 미치는 효과를 평가했다. 결과적으로, 치주 상태나 *S. mutans* 및 lactobacilli의 군집화 관점에서 자가 결찰 브라켓은 기존 브라켓 이상의 이점이 없었다. 따라서 Fatani 등[27]은 이산화 티타늄이 코팅된 브라켓은 코팅되지 않은 것에 비해 우수한 항균 활성 및 바이오필름 형성에 대한 내성을 나타낸다고 보고했다.

S. mutans 및 *C. albicans* 외에 *Staphylococcus aureus*, 기회감염과 관련된 그람 양성 종이 교정장치에 군집화할 수 있는 능력에 대해 조사하였다. Merghni 등[28]은 교정장치를 사용하는 건강한 환자에게서 분리되어 생물 및 무생물 표면(폴리스틸렌 및 치과용 합금)에 부착할

수 있는 *S. aureus* 능력에 대해 조사했으며, 실제로 해당 세균이 이러한 표면에서 군집화할 수 있다고 주장했다. 또한 스테인리스 스틸, 폴리에틸렌 및 폴리비닐염화물과 같이 치과진료에서 일상적으로 사용되는 재료에 형성되는 *S. aureus* 바이오필름의 능력을 평가했다. 이 종은 테스트된 다른 재료와 비교 시 스테인리스 스틸에 보다 높은 친화력을 나타낸다고 주장했고, 증가된 미생물 바이오필름 형성 능력은 표면 자유 에너지와 관련있다고 주장했다.[29]

참고문헌

1. Busscher HJ, Rinastiti M, Siswomihardjo W, van der Mei HC. Biofilm formation on dental restorative and implant materials. J Dent Res 2010;89:657–665.
2. Belibasakis GN, Charalampakis G, Bostanci N, Stadlinger B. Peri-implant infections of oral biofilm etiology. Adv Exp Med Biol 2015;830:69–84.
3. Ren Y, Jongsma MA, Mei L, van der Mei HC, Busscher HJ. Orthodontic treatment with fixed appliances and biofilm formation—A potential public health threat? Clin Oral Investig 2014;18:1711–1718.
4. Marsh PD, Martin MV. The mouth as a microbial habitat. In: Oral Microbiology, ed 5. Edinburgh: Elsevier, 2009:8–23.
5. Marsh PD, Martin MV. Dental plaque. In: Oral Microbiology, ed 5. Edinburgh: Elsevier, 2009:74–102.
6. Kolenbrander PE, Palmer RJ Jr, Periasamy S, Jakubovics NS. Oral multispecies biofilm development and the key role of cell-cell distance. Nat Rev Microbiol 2010;8:471–480.
7. Marsh PD. Are dental diseases examples of ecological catastrophes? Microbiology 2003;149:279–294.
8. Hajishengallis G, Lamont RJ. Beyond the red complex and into more complexity: The polymicrobial synergy and dysbiosis (PSD) model of periodontal disease etiology. Mol Oral Microbiol 2012;27:409–419.
9. Belibasakis GN, Bostanci N. Oral biofilms and their implication in oral diseases. In: Seneviratnte CJ (ed). Oral Microbial Biofilms: Omics Biology, Antimicrobials and Clinical Implications. Boca Raton, FL: CRC, 2017:69–80.
10. Marsh PD, Zaura E. Dental biofilm: Ecological interactions in health and disease. J Clin Periodontol 2017;44(suppl 18):S12–S22.
11. Hess E, Campbell PM, Honeyman AL, Buschang PH. Determinants of enamel decalcification during simulated orthodontic treatment. Angle Orthod 2011;81:836–842.
12. Hibino K, Wong RW, Hägg U, Samaranayake LP. The effects of orthodontic appliances on *Candida* in the human mouth. Int J Paediatr Dent 2009;19:301–308.
13. Lohse MB, Gulati M, Johnson AD, Nobile CJ. Development and regulation of single- and multi-species *Candida albicans* biofilms. Nat Rev Microbiol 2018;16:19–31.
14. Gonçalves e Silva CR, Oliveira LD, Leão MV, Jorge AO. *Candida* spp. adherence to oral epithelial cells and levels of IgA in children with orthodontic appliances. Braz Oral Res 2014;28:28–32.
15. Ronsani MM, Mores Rymovicz AU, Meira TM, et al. Virulence modulation of *Candida albicans* biofilms by metal ions commonly released from orthodontic devices. Microb Pathog 2011;51:421–425.
16. Pereira D, Seneviratne CJ, Koga-Ito CY, Samaranayake LP. Is the oral fungal pathogen *Candida albicans* a cariogen? Oral Dis 2018;24:518–526.
17. Beerens MW, Ten Cate JM, van der Veen MH. Microbial profile of dental plaque associated to white spot lesions in orthodontic patients immediately after the bracket removal. Arch Oral Biol 2017;78:88–93.
18. Shukla C, Maurya R, Singh V, Tijare M. Evaluation of role of fixed orthodontics in changing oral ecological flora of opportunistic microbes in children and adolescent. J Indian Soc Pedod Prev Dent 2017;35:34–40.
19. Klaus K, Eichenauer J, Sprenger R, Ruf S. Oral microbiota carriage in patients with multibracket appliance in relation to the quality of oral hygiene. Head Face Med 2016;12:28.
20. Taha M, El-Fallal A, Degla H. In vitro and in vivo biofilm adhesion to esthetic coated arch wires and its correlation with surface roughness. Angle Orthod 2016;86:285–291.
21. Sugii MM, Ferreira FAS, Müller KC, et al. Physical, chemical and antimicrobial evaluation of a composite material containing quaternary ammonium salt for braces cementation. Mater Sci Eng C Mater Biol Appl 2017;73:340–346.
22. Andrucioli MC, Faria G, Nelson-Filho P, Romano FL, Matsumoto MA. Influence of resin-modified glass ionomer and topical fluoride on levels of *Streptococcus mutans* in saliva and biofilm adjacent to metallic brackets. J Appl Oral Sci 2017;25:196–202.
23. Ho CS, Ming Y, Foong KW, Rosa V, Thuyen T, Seneviratne CJ. *Streptococcus mutans* forms xylitol-resistant biofilm on excess adhesive flash in novel ex-vivo orthodontic bracket model. Am J Orthod Dentofacial Orthop 2017;151:669–677.
24. Feng X, Zhang N, Xu HHK, et al. Novel orthodontic cement containing dimethylaminohexadecyl methacrylate with strong antibacterial capability. Dent Mater J 2017;36:669–676.
25. Tupinambá RA, Claro CAA, Pereira CA, Nobrega CJP, Claro APRA. Bacterial adhesion on conventional and self-ligating metallic brackets after surface treatment with plasma-polymerized hexamethyldisiloxane. Dental Press J Orthod 2017;22:77–85.
26. Uzuner FD, Kaygisiz E, Cankaya ZT. Effect of the bracket types on microbial colonization and periodontal status. Angle Orthod 2014;84:1062–1067.
27. Fatani EJ, Almutairi HH, Alharbi AO, et al. In vitro assessment of stainless steel orthodontic brackets coated with titanium oxide mixed Ag for anti-adherent and antibacterial properties against *Streptococcus mutans* and *Porphyromonas gingivalis*. Microb Pathog 2017;112:190–194.
28. Merghni A, Ben Nejma M, Dallel I, et al. High potential of adhesion to biotic and abiotic surfaces by opportunistic *Staphylococcus aureus* strains isolated from orthodontic appliances. Microb Pathog 2016;91:61–67.
29. Merghni A, Bekir K, Kadmi Y, et al. Adhesiveness of opportunistic *Staphylococcus aureus* to materials used in dental office: In vitro study. Microb Pathog 2017;103:129–134.

제3장

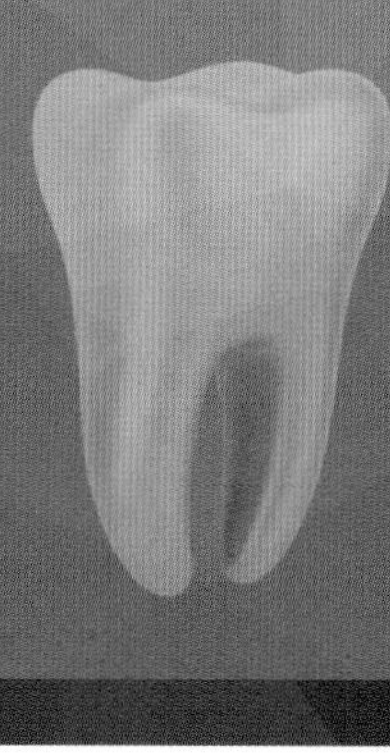

교정치료 동안에 일어나는 구강 미생물총의 변화

Changes in the Oral Microbiota During Orthodontic Treatment

William Papaioannou
Margarita Makou

교정치료의 1차적인 목표는 기능적, 심미적 문제를 일으킬 수 있는 부정교합과 잘못된 치아 위치를 바로잡는 것이다. 잘못 배열된 치아는 구강 건강을 양호하게 관리하기 힘들게 하여 치아 및 치은 건강을 유지하는 데 영향을 줄 수 있지만, 교정장치(브라켓, 밴드 등)가 장·단기적으로 치주 건강 상태에 어떤 영향을 미칠지에 대한 의문 역시 존재한다. 치주조직에 근접한 교정장치는 생물학적 및 미생물학적인 면에서 영향을 미친다. 치태가 유지되기 쉬운 환경은 구강 위생을 방해하는 동시에 미생물총의 양뿐만 아니라 질까지 변화시킬 수 있으며, 이러한 변화가 미칠 수 있는 장기적인 영향은 매우 중요하다. 교정치료 동안에 종종 발견되는 뚜렷한 치주조직의 변화가 영구적인 손상까지 이어질 것인가? 이것이 미생물총의 변화와 연관이 있을까? 이러한 변화가 장기적 혹은 영구적인 영향을 미칠까? 이는 교정치료를 받고 있는 사람의 수가 노소를 막론하고 증가하는 추세임을 고려하면 교정치료의 치주적 영향을 평가할 때 반드시 다루어져야 하는(해결해야 하는) 질문이다.

치태와 교정치료

우리 주변에서 발견되는 미생물은 공기 또는 액체(플랑크톤)에 자유롭게 존재하거나 바이오필름(biofilms)이라고 하는 조직화된 박테리아 군집의 형태로 존재한다. 자연에 존재하는 대부분의 미생물은 표면에 부착된 형태로 바이오필름을 형성하고 있다. 이렇게 형성된 바이오필름은 기질(matrix)에 둘러싸여 있으면서 서로서로 혹은 표면이나 계면에 부착된 세균 집단이라고 정의된다.[1] 이 상태에서 세균의 행태는 숙주나 환경에 반응하는 방식에서 볼 수 있듯이 변할 수 있다. 이런 이유로, 바이오필름에 대한 정의가 개정되어 성장률 및 유전자 전사와 관련하여 변경된 표현형을 포함하게 되었다.[2]

구강 내의 단단한 표면 위에 형성되는 미생물 치태는 인간 구강 생태계의 중심이라 할 수 있다. 그것은 숙주 산물과 함께 세균 대사에 의해 생성되는 세포외 중합체 기질 내에 결합된 잘 분화된 미생물 군집으로 구성되어 있다. 이것은 개인의 일생 동안, 그리고 구강 내 특정 생태 변동 또는 동요에 따라 구성이 변하는 치태 바이오필름[1,3]을 형성한다. 이러한 변화는 치아가 없는 신생아에서 유치열기의 유아/아동으로, 영구치열기의 청소년 및 성인으로, 그리고 노년기에 불행하게도 무치악으로 돌아가는, 치열의 자연스러운 전환에 의해 발생한다. 또한 병적인 상황, 약물의 영향, 또는 부적절한 구강 위생 관리에 의해서도 발생한다.[4,5] 그러므로 일정 수준의 치태는 항상 존재하며 구강 내는 대체로 항상성 또는 균형 상태에 있게 된다. 그러나 치태의 성장과 축적을 관리하지 않으면, 특히 단단한 치아 표면에서 이러한 균형 상태가 위태롭게 되고, 치태와 숙주 사이에 불균형 관계가 생성되어 질병으로 이어질 수 있다.[6]

바이오필름을 구성하는 다양한 종류의 세균은 무작위로 존재하는 미세 군집이 아니라 공간적으로나 기능적으로 높은 수준의 조직을 나타낸다.[3] 세균의 신진대사는 세균의 성장과 발달에 중요한 영향을 미치는 변수(영양소, pH, 산소 등)에 영향을 받는다. 이러한 생태학적 이질성은 일반적으로 공존할 수 없는 여러 종류의 세균을 공통된 환경에서 함께 살 수 있게 한다. 치태에 혐기성과 호기성 세균이 공존하는 것이 대표적인 예이다.

가장 흔한 구강질환 중 2가지인 치아우식증과 치주염은 실제로 치태 바이오필름의 존재로 인해 발생하며 특히 특정 세균 종의 존재와 관련이 있다. 치태 바이오필름을 구성하는 세균 군집은 정상적으로는 공생하지만, 특정 생태 조건하에서는 불균형이 발생되고 병인성 균주가 성장하여 질병을 일으킬 기회를 찾게 된다.[3,6] 질병이 진행되는 것은 구강 내에 병인성 균주가 생기고 수년 뒤일 수도 있다. 특히 치주조직에서 병리적 상태는 복잡한 미생물로 구성된 만성 질환으로 간주되며, 원인이 특정 미생물에 기인할 수 있는 급성 질환과 대조적이다. 구강질환의 세균성 병인에 대해서는 오랜 시간에 걸쳐 다양한 가설이 제기되었다. 수년간 '불특정 치태 가설'과 '특정 치태 가설'이 가장 많이 다루어졌고, 그 이후 '특정 치태 가설'이 20세기 말까지 지배적이었다. 그러나 1990년대에 P. D. Marsh[7]가 이전의 두 가설을 본질적으로 결합한 '생태적 치태 가설'을 제안하였다. 이 가설에서는 불특정 치태 축적이 질병의 개시에 중요한 역할을 하여, 특정 생태 조건하에서 특정 병인성 세균의 성장과 우세에 도움이 되는 환경을 만든다고 하였다. 실제로 최근에는 특정 종의 세균이 세균성 치태의 병인성 요소로서 주요 역할을 한다는 핵심 병원체에 대한 주장이 제기되었으며, 관심을 끌고 있는 이 이론은 질병에 대한 '다중 미생물 시너지 및 불균형' 모델로 알려져 있다.[8]

치태 바이오필름의 성장과 성숙에 영향을 미치는 중요한 요소 중 하나는 접착력 및 제거되려는 힘으로부터의 보호이다. 구강 내 딱딱한 표면은 세균이 부착할 수 있는 넓은 영역을 제공하는데, 이 표면에서부터 초기에 부착된 세포가 천천히 퍼지고 자라면서 치아에 균체 형성이 가능하게 된다. 치아의 다양한 부위는 표면 형태와 특성이 다르며 이는 치태 바이오필름의 부착과 유지를 향상시킬 수 있다. 자연적인 제거력(타액 흐름, 혀의 움직임 등)이 치태 성장에 영향을 미칠 수 있지만, 박리가 잘 되지 않는 치아 표면은 신체에서 중요하고 독특한 구조로 간주되어 세균을 위한 독특한 생태학적 틈새를 만든다.[9]

치은연상 치아 표면 틈새 외에도, 치은연하 치아 표면 틈새도 있다. 연조직과 혀도 세균이 군집할 수 있는 별도의 확실한 틈새가 된다.[4,9] 그러나 이러한 상피 표면은 세균 성장에 적합하지 않은데, 최상층의 세포층을 지속적으로 박리하면서 부착된 세균 세포를 제거해 버리기 때문이다. 습한 구강 환경 내에서 타액도 세균이 서식할 수 있는 환경을 제공하고 구강 내 세균이 확산 또는 전이될 수 있게 해준다.

고정식 또는 가철식 교정장치뿐만 아니라 다른 재료도 사용해야 하는 교정치료의 특성은 미생물 치태 바이오필름에 상당한 영향을 주게 되고, 이는 구강 내 환경 전체에 상당한 변화를 초래할 수 있다. 세균의 초기 부착과 군집화 및 확산 능력에 중요한 요소는 주로 기계적 구강 위생장치(예: 칫솔, 치간 칫솔 등)에 의해 제거되지 않아야 한다는 것이다. 교정용 브라켓, 밴드, 결찰, 와이어 및 교정장치는 일반적으로 다양한 구강 세균이 부착할 수 있는 가능성을 제공하고, 치태가 성장할 수 있는 안전한 공간을 제공한다. 다양한 표면에 대한 세균의 부착과 궁극적으로 세균이 군집화되고 성장하는 것은 여러 요인에 따라 달라진다. 이는 재료의 특성 및 표면 특성, 디자인, 위치와도 관련이 있지만, 환자 특성 및 구강 위생 관리에도 크게 좌우된다. 많은 환자에게서 발견되는 치은 부종과 과증식은 효과적인 치태 제거를 더욱 방해하게 될 것이다.

일반적으로 교정치료는 치태의 양[10,11]과 복잡성[12,13]을 크게 증가시키는 것으로 알려져 있다. 결과적으로, 적절한 일일 위생 관리가 수반되지 않는다면 치아 표면의 탈회와 치아우식 및 치은 염증이 발생할 수 있다.

교정치료와 구강 질병

교정용 장치와 보조장치로 인해 아주 짧은 기간 동안 치태 세균의 질적 및 양적 변화가 생길 수 있다.[10,12,13] 이미 언급한 바와 같이, 교정치료를 받고 있는 동안에는 치태 축적이 증가하는 경향이 있다(그림 3-1). 적절한 교육과 지속적인 동기부여 없이는 환자가 교정장치 주변을 닦기 어렵고[14] 이로 인해 치아 주변과 구강 내 세균의 증가를 조절하지 못하게 된다. 이런 방식으로 교정치료는 치태와 연관된 구강질환의 위험성을 증가시키는 것으로 보인다.[15] 실제로 브라켓을 부착한 어린이는 부착하지 않은 어린이와 비교하여 치태가 증가하고 치은 지수가 유의하게 높은 것으로 나타났다.[16]

그러므로 치은 상방의 치관에 브라켓을 부착하면 특정 세균의 양과 균형에 영향을 미치게 된다. 치태 바이오필름을 형성하고 그것에 부착하는 세균의 구성은 좀더 우식원성(cariogenic) 세균으로 변하게 된다. 이러한 방식으로, 교정치료를 받는 환자에서는 *Streptococcus mutans* 및 lactobacilli와 같은 우식원성 세균의 증가가 관찰된다.[13,17] 이러한 세균은 브라켓 주위의 법랑질 탈회를 증가시키고 백색 반점의 형태로 초기 우식병소를 만들 수 있다(그림

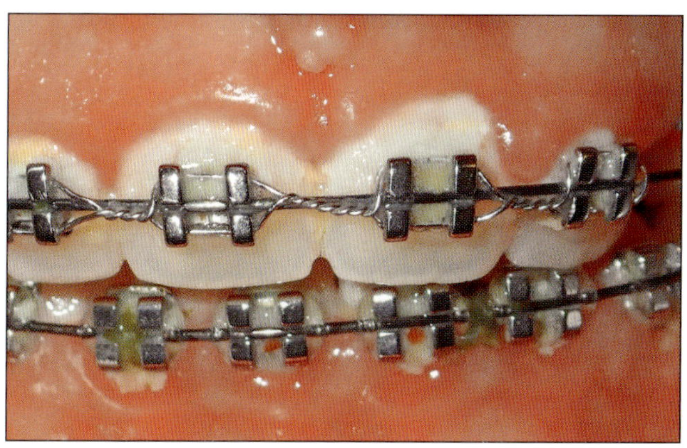

그림 3-1. 교정치료는 치태 축적 경향을 촉진하고 증가시키는 상태를 만든다. 본 임상 증례에서 치태 축적과 치은 염증이 증가한 것에 주목하라.

3-2). 그러나 브라켓이 치은연에 가깝게 위치한다면 치은의 건강 상태에도 변화가 일어날 수 있다(그림 3-3). 이는 치은과 근접하거나 치은열구까지 연장되는 교정용 밴드의 특성상, 특히 치간 부위에 밴드가 위치되었을 때 심하다. 염증은 일반적으로 남아있으려는 치태의 성질과 부적절한 구강 위생 및 이로 인한 국소적인 자극이 결합되었을 때 발생한다. Corbacho de Melo 등[18]은 제2대구치에 밴드를 한 성인에서 밴드를 하지 않은 대조군보다 치은 염증이 유의하게 높은 것을 보고하였다. 밴드는 치태가 더 잘 축적되도록 하여 치태 구성이 보다 복잡해지게 된다. 시간이 지나면 더 많은 그람 음성, 혐기성 및 치주병인성 세균이 복잡한 바이오필름에서 확인되고, 과도하게 성장할 경우 치은조직의 추가적인 염증 반응을 유발할 수 있다.[19,20] 이는 제거력이 잘 미치지 않는 치간 부위에서 더욱 문제가 될 수 있다. 청소년기의 교정 환자군에서 Kim 등[21]은 밴드와 치은연의 위치 관계와 관련하여(치은연 높이에 위치하는지 혹은 치은 연하인지), 밴드가 있을 때 치은열구가 깊어지는 경향(치은연하에 위치할 경우 2.9 mm, 치은연 높이에 위치할 경우 2.5 mm, 브라켓 부착 시 2.3 mm)을 보고하였다. 그러나 치은연하의 세균 조성에서 중요한 차이는 확인되지 않았다.

치주 병인성 치은연하 미생물총으로의 변화는 구강 내 장치가 사용되는 교정치료의 시기와 명백하게 연관되어 있다.[22-24] Naranjo 등[22]은 적극적인 교정치료가 시작된 후(밴드 사용 없이 브라켓 접착 3개월 뒤) 매우 빠르게 *Fusobacterium nucleatum* 및 *Prevotella intermedia*와 같은 치주 병원체로 추정되는 세균뿐만 아니라 *Porphyromonas gingivalis*와 *Tannerella forsythia*와 같은 전형적인 치주 병인성 세균이 치료 전에 비해 증가하고, 이에 따라 치은 염증도 증가(탐침 시 출혈로 기록)되는 것을 미생물 배양 기술을 통해 보고하였다. 또한 *Enterobacter*, *Klebsiella*, *Serrata*와 같은 초감염성 종들도 검출되었다.[22] 치주 병원체를 검출하기 위해 중합효소연쇄반응을 사용한 다른 그룹의 연구에서는 교정치료를 받지 않은 대조군에 비해 교정 환자에서 *T. forsythia*, *Treponema denticola*, *Prevotella nigrescens*가 유의하게 더 많이 발견되었다. 그러나 이 환자들이 심각한 치주질환으로 이환된 것은 아니었다.[25]

Thornberg 등[23]은 8개의 치주병원균을 검출하기 위해 190명의 대규모 환자 그룹에서 DNA 탐침 분석을 시행한 결과, 6개 병원균(*P. intermedia*, *T. forsythia*, *Eikenella corrodens*, *F. nucleatum*, *T. denticola*,

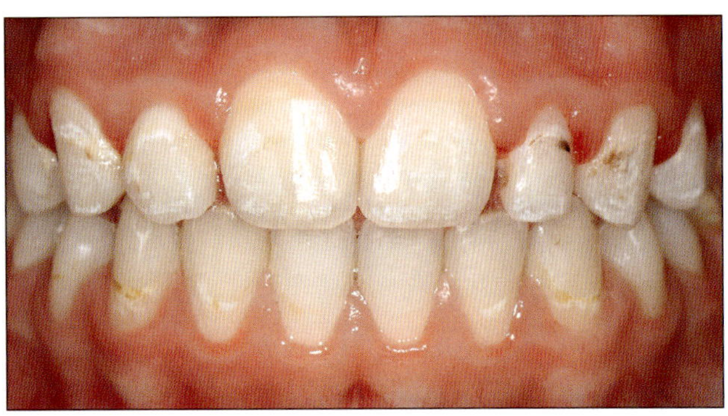

그림 3-2. 치료가 끝난 교정 환자의 임상 사진. 교정치료 동안 브라켓이 붙어 있던 주변으로 백색 반점 병소와 법랑질 탈회가 일어난 것에 주목하라.

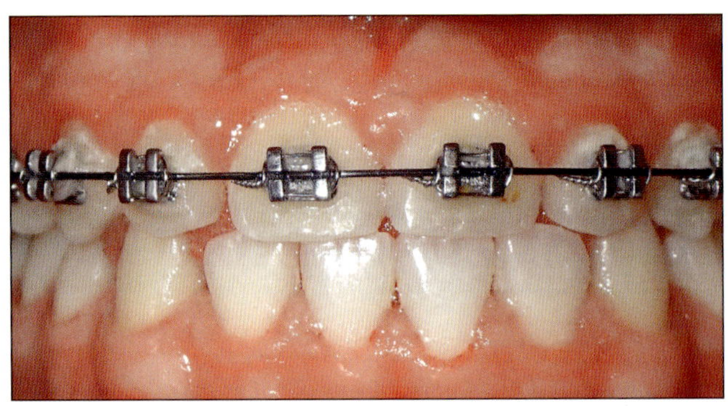

그림 3-3. 치은연에 매우 근접한 브라켓은 치은의 건강에 변화를 초래하는 치태가 축적되기 용이한 환경을 만든다. 상악 측절치와 견치에 치태 축적과 치은 염증이 생긴 것에 주목하라. 치은 부종도 관찰되는데, 특히 상악 중절치 사이에서 심하다.

Campylobacter rectus)을 많이 가진 환자의 비율이 고정식 교정치료 6개월 후 유의하게 증가하였지만 12개월이 되자 치료 전 수준으로 돌아온 것을 확인하였다. 구강 내에서 다른 세균 종에 대해 새로운 평형이 확립되었고, 이러한 이유로 12개월 후 유의하게 높은 병원체가 발견되지 않은 것으로 보았다. 게다가 교정치료로 치아 배열이 좋아지면서 구강 위생이 개선되기 때문에 병원균의 절반(*E. corrodens*, *F. nucleatum*, *T. denticola*, *C. rectus*)으로부터 치주조직을 보호할 수 있었다는 결론을 내렸다. Sallum 등[26]은 교정장치 제거 및 전문적인 예방치료 후 치은 상태 및 특정 병원균의 수치가 모두 개선되었음을 보고하였다.

교정치료가 완료되고 고정식 장치를 제거함에 따라 치은연상 및 치은연하의 미생물 수치가 개선되고 치주 지표가 좋아지면서 건강한 상태로 미생물 구성이 돌아온다는 점이 여러 연구에서 확인된 바 있다.[23,26–28] 확실한 것은, 교정치료 중의 상태가 병원성 미생물의 성장이 쉽게 일어나도록 하는 것처럼 보이지만 영구적인 것은 아니며, 이후에 발생하는 치주적인 문제는 개인 간 차이에 의한 것이라는 점이다. 이러한 차이(유전적, 환경적 등)는 구강질환의 다원적 특성과 질병 발생을 증가시키기 위해서는 여러 요인이 필요하다는 점을 시사한다.

다음으로 살펴볼 재미있는 점은 고정식 장치로 교정치료를 받고 있는 성인 중에서 이전에 만성 치주염 치료를 받았던 사람의 치은연하 미생물총에 어떤 일이 발생하는 지이다. Speer 등[29]은 항생제 없이 치주염 치료를 받았던 7명의 성인 환자를 교정치료 시작 전, 치료 6주째, 고정식 장치 제거 후 6주의 세 시점에서 조사하였다. 그 결과 임상 상황이 변하지 않았음에도 불구하고 교정치료 중 검사한 치주낭 내 세균의 총 수가 현저하게 감소된 것을 관찰하였다. 교정장치를 제거한 후 특정 치주병원균의 수가 약간 증가하였지만, 이는 브라켓과 아치 와이어의 부식으로 유리된 니켈 이온의 항균 효과에 기인한 것으로 보인다.

치태의 양과 구성에 영향을 미칠 수 있는 요인

고정식 교정장치에 축적된 치태 바이오필름의 양과 구성은 교정장치의 종류와 디자인, 재료, 치아 표면에 부착하기 위해 사용한 접착제 등 여러 가지 요인에 의해 영향을 받을 수 있다.

브라켓의 종류

브라켓 종류가 세균의 부착과 축적에 미치는 영향은 흥미로운 연구 주제 중 하나이다. 브라켓은 치아의 법랑질 표면뿐만 아니라 치주조직과도 밀접하게 접촉하는 고정식 교정장치의 가장 기본적인 요소이다. 치태 축적을 유발하는 주요 요인은 치태가 만들어지는 부위의 재료와 관련이 있다. 브라켓은 고전적인 스테인리스 스틸 외에도 세라믹 또는 플라스틱 재료로 제작된다(그림 3–4). 구강 내 환경에서 세균은 처음에는 정전기 및 소수성 상호작용을 통해 브라켓에 반응하는데, 이때 브라켓 표면의 다양한 특성이 변수가 될 수 있다. 이전 연구에서는 브라켓 표면이 깨끗하다면 스테인리스 스틸 또는 세라믹 브라켓과 비교하여 플라스틱 브라켓에 우식성 세균의 부착 및 바이오필름이 더 잘 형성된다고 보고하였다.[30,31] 우식성 세균 및 치주 병인성 세균에 관한 최근의 *in vitro* 연구에서 Papaioannou 등[32,33]은 브라켓 재료는 세균 부착에 큰 영향을 미치지 않는다고 결론내렸다. 그렇지만 중요한 점은 구강 내 모든 표면은 타액과 후천성 피막으로 코팅되어 있는데, 이것들이 세균의 부착에 상당한 영향을 미친다는 것이다. 이 현상은 매우 빠르게 일어나며, 그 결과로 흡착된 필름은 표면 성질의 차이를 완화하는 동시에 브라켓 표면에서도 세균의

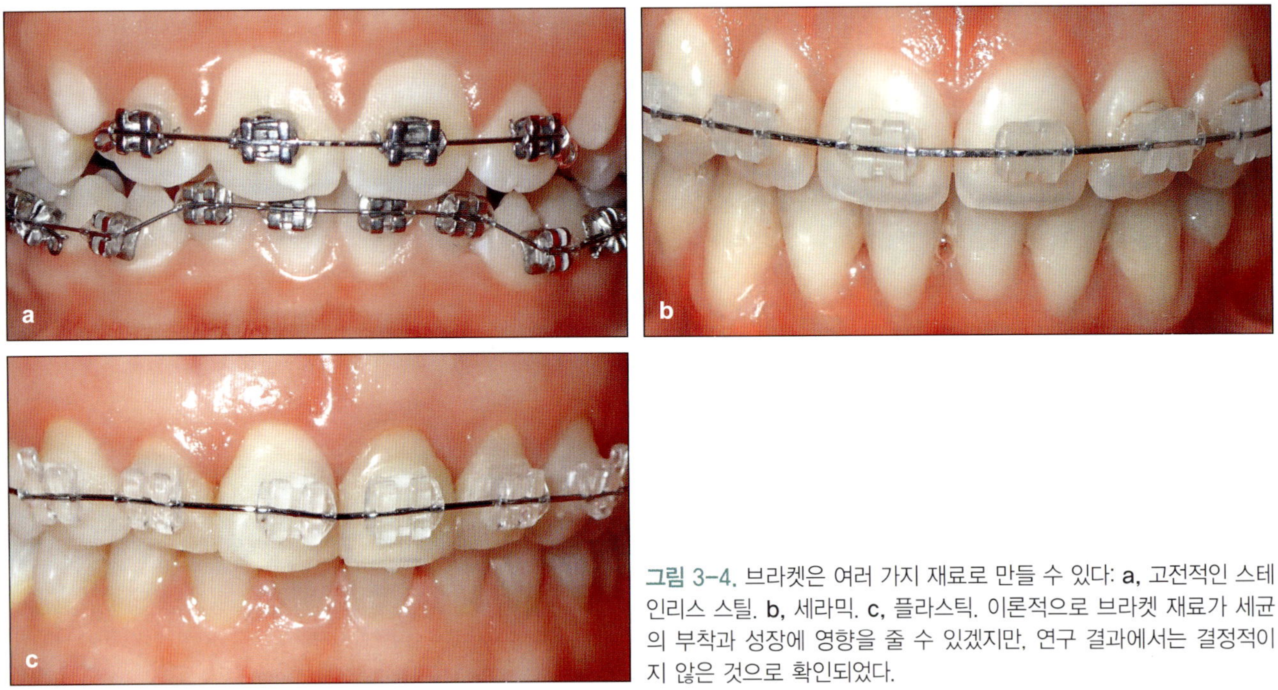

그림 3-4. 브라켓은 여러 가지 재료로 만들 수 있다: **a,** 고전적인 스테인리스 스틸. **b,** 세라믹. **c,** 플라스틱. 이론적으로 브라켓 재료가 세균의 부착과 성장에 영향을 줄 수 있겠지만, 연구 결과에서는 결정적이지 않은 것으로 확인되었다.

부착을 촉진하고 *P. gingivalis* 바이오필름의 형성을 촉진하는 것 같다.[33] 치주 병인성 세균이 브라켓 표면에 바이오필름을 형성한다는 점은 이것이 병원성 유기물의 저장소 역할도 할 수 있음을 시사한다.

결찰의 종류

고정식 교정장치에 사용되는 결찰 유형(즉, 탄성 또는 스테인리스 스틸 결찰)은 치태 축적과 관련이 있기 때문에 실험실 및 임상 연구에서 중요한 주제였다. 브라켓 주위에 축적되는 세균의 수를 최소화하기 위해서 연구자와 임상의는 자가결찰 브라켓의 사용을 제안하였다. 이 브라켓은 1980년대에 처음 소개되었고 고전적인 브라켓 디자인에 비해 2가지 중요한 장점이 있는 것으로 보인다. (1) 탄성 또는 와이어 결찰을 사용할 필요가 없으며 (2) 치태 축적이 용이하지 않은 디자인 때문에 구강 위생을 개선하는 데 도움이 된다.

탄성 결찰을 한 브라켓(그림 3-5)은 와이어 결찰을 한 경우보다 더 많은 수의 세균을 배양시키는 것으로 알려져 있다.[17] 두 종류의 결찰 방식 차이를 연구한 다른 연구에서도 탄성 결찰 시 치태 축적이 증가하는 경향이 있기 때문에 치은 염증의 징후인 치은 출혈이 나타나기 쉽다고 보고하였다.[34] 따라서 탄성 결찰을 피하는 것이 이런 문제를 예방하는 최선이며 특히 구강 위생 관리에 어려움을 겪는 환자의 경우 그럴 것이다. 하지만 결찰 방식이 치태 축적에 미치는 역할은 여전히 결론이 나지 않았기 때문에, 많은 연구자들은 가능하면 사용을 피할 것을 제안한다.

구강 위생 수준과 구강 내 미생물 양에 대해서 자가결찰 브라켓이 고전적인 브라켓보다 우수하다는 연구 결과가 있지만, 전체적인 면에서는 두 종류의 브라켓 간에 유의미한 차이는 없는 것으로 보인다. Pandis 등[35]은 자가결찰 브라켓을 사용한 그룹과 탄성 결찰을 사용한 기존 브라켓 그룹의 교정 환자의 타액에서 *S. mutans*의 수에 차이가 없음을 발견했다. 비슷하게, Baka 등[36]은 두 종류의 브라켓 사이에 충치를 형성할 정도의 치태 형성 면에서 차이가 없음을 보고하였다. 게다가, 브라켓 디자인이 치주 상태와 치주 병원체의 존재에 미치는 영향에 대해서 상반된 결과가 보고되고 있다. 이전의 연구에서는 자가결찰 브라켓 주위에서 상황이 악화되는 것을 보여주었고[37] 최근의 연구에서는 기존 브라켓에 비해 자가결찰 브라켓의 결과가 더 양호한 것으로 나타났다.[38] 최근에 보고된 systematic review에서는 교정치료를 받는 성장기 환자의 치주 상태를 고려하였을 때 기존 브라켓과 자가결찰 브라켓 간에 유의미한 차이를 찾을 수 없었다는 결론이 보고되었다.[39]

접착재료의 종류

교정장치를 치아 표면에 고정시키기 위해 사용하는 접착재료도 치태 바이오필름의 부착과 성숙에 영향을 미칠 수 있다. 이것은 장치를 유지시켜 주는 치아 표면과 재료 사이에 형성되는 접합부뿐만 아니라 주로 표면 거칠기와 같은 재료 자체의 특성 때문일 것이다.[40] 이러한 접착제는 병원성 유기물이 발생되는 데 필요한 바이오필름의 성숙을 가능하게 한다. 따라서 최근에는 세균의 부착과 성장을 허용하지 않으면서 장치를 유지하는 데 필요한 접착력을 얻을 수 있는 접착제를 연구하고 보완하는 분야가 각광 받고 있다.

글래스 아이오노머 시멘트는 우식성 세균에 대한 항균 효과가 있다는 점에서 특히 복합레진보다 우수하다.[41] *In vitro* 연구도 다른 종류의 접착 시멘트에서 나타나는 것보다 글래스 아이오노머 시멘트가 더 강력한 효과를 보이는 것으로 나타났다.[42] 그러나 시중에서 판매되는 대부분의 시멘트가 어느 정도의 항균 효과를 보이고 있으며,[42,43] 항균 특성을 더 높이기 위해 생물체에 작용하는 활성제나 항균제를 시멘트에 첨가하여 세균의 성장 및 부착을 방해하기도 한다. 연구에 따르면 은 나노 입자를 첨가했을 때 *in vitro* 모델에서 브라켓 주변의 바이오필름 형성과 치태 축적이 감소하는 것으로 나타났다.[44] 4차 암모늄 모노머

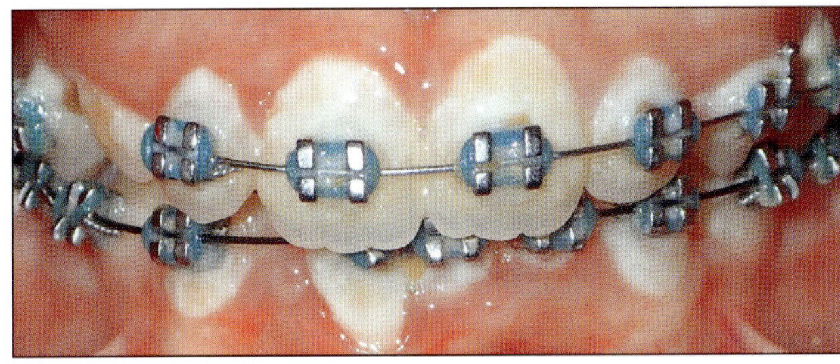

그림 3-5. 탄성 결찰과 부적절한 구강 위생을 보이는 임상 증례. 상당량의 치태 축적이 보이며, 이와 함께 치은 염증과 법랑질 탈회도 증가된 것이 관찰된다.

dimethylaminododecyl methacrylate[45]뿐만 아니라 보다 흔한 항균제인 cetylpyridinium chloride (CPC)[46]를 이용했을 때에도 비슷한 결과가 관찰되었다. CPC는 4차 암모늄 화합물로 보조 항균제로 널리 사용되는데, 주로 구강 세정제, 특히 치주 염증 예방에 사용된다.[47]

교정 영역에서 이러한 '향상된' 시멘트에 관한 연구는 우식성 치태 세균에 대한 효과를 주로 다루고 있는데, 브라켓 주변에 치태가 축적되어 발생하는 법랑질의 탈회가 주요 부작용이기 때문이다. 일단 바이오필름의 형성에 대한 효과가 확인되면, 시멘트가 치주조직과 밀접하게 접촉하는 경우 항균 효과가 도움이 된다는 점을 고려해야 한다. 그러나 현 시점에서 사용할 수 있는 임상 연구 결과는 거의 보고된 적이 없다. 교정 환자에 대한 임상 연구에서, Amasyali 등[48]은 6개월 동안 임상 치주 지수나 치은연하 치태 침착을 평가했을 때 기존의 접착제에 비해 항균 모노머를 사용한 경우 추가적인 효과를 발견하지 못하였다.

위험성 평가와 구강 위생

교정 환자에 대한 철저한 임상 및 방사선학적 검사와 더불어 구강질환에 대한 위험성 평가가 이루어져야 한다. 이것은 치과 및 치주질환에 이환될 확률이 높은 환자를 확인하기 위해 필요하다. 개개인의 특성을 바탕으로 개별화된 예방 프로그램이 구성되고 시행되어야 하며, 이것은 다

음 두 가지 항목을 기반으로 해야 한다: (1) 적절하고 철저한 구강 위생 관리, (2) (주로 당 섭취 빈도 감소를 목표로 하는) 적절하고 균형 잡힌 식습관.

구강 위생 교육과 적절한 이행에 대한 모니터링이 교정 환자에게 가장 중요하며 치료 시작 전에 개시되어야 한다. 교정치료를 받는 환자들은 치과 질환에 대한 위험이 높은 그룹에 속하기 때문에 구강 위생 관리를 수행하는 데 추가적인 시간과 노력을 투자해야 한다. 그러므로 초기 상담에서 구강 건강과 질병에 대한 다양한 양상과 구강 위생 관리법을 설명하는 데 충분한 시간을 들여야 한다. 물론 이것은 이후의 모든 진료 과정에서 추적되고 강조되어야 한다. 다양한 치료 단계에 걸쳐 구강 위생 수준을 평가하고 환자에게 적절한 추가 정보를 제공해야 한다.

결론

대부분의 환자에서 공통적으로 관찰되는 것은 교정치료가 실제로 (치은연상 및 치은연하 모두에서) 치태 축적 및 구성에 영향을 미친다는 것이다. 이것은 치은 염증뿐만 아니라 우식 병변(백색 반점 병소)을 유발할 수 있으며, 이는 치은연상과 치은 연하 모두에서 치주 병원체의 존재와 관련이 있다.

이러한 사실은 대부분 다음의 2가지 주요 요인 때문일 수 있다: (1) 교정장치는 치태 세균이 부착하고 성숙할 수 있는, 자연적인 제거력으로부터 보호받는 안전한 표면을 제공한다. (2) 이러한 복잡한 표면이 효과적인 구강 위생 관리를 더 어렵게 만든다. 이러한 이유로, 교정치료 전과 치료 중에 적절한 구강 위생 관리 지침을 교육해야 한다. 또한 전동 칫솔이 수동 칫솔질의 효과적인 대안이 될 수 있다.[49]

구강 위생 수준 외에도 적극적인 치료 중에는 치주 상태를 지속적으로 모니터링해야 한다. 치은 염증은 중증도와 부종이 증가하는 경우, 특히 교정치료를 계속하기 전에 치료해야 한다. 일반적으로 치료를 마치고 장치를 제거하면 치주 및 미생물 상태는 건강한 수준으로 돌아가며, 교정치료는 본질적으로 심각한 치주염의 위험도를 증가시키지 않는다.

참고문헌

1. Costerton JW, Lewandowski Z, Caldwell DE, Korber DR, Lappin-Scott HM. Microbial biofilms. Annu Rev Microbiol 1995;49:711–745.
2. Donlan RM, Costerton JW. Biofilms: Survival mechanisms of clinically relevant microorganisms. Clin Microbiol Rev 2002;15:167–193.
3. Marsh PD. Dental plaque as a biofilm and a microbial community—Implications for health and disease. BMC Oral Health 2006;6(suppl 1):S14.
4. Costello EK, Stagaman K, Dethlefsen L, Bohannan BJ, Relman DA. The application of ecological theory toward an understanding of the human microbiome. Science 2012;336:1255–1262.
5. Zaura E, ten Cate JM. Towards understanding oral health. Caries Res 2015;49(suppl 1):55–61.
6. Samaranayake L, Matsubara VH. Normal oral flora and the oral ecosystem. Dent Clin North Am 2017;61:199–215.
7. Marsh PD. Microbial ecology of dental plaque and its significance in health and disease. Adv Dent Res 1994;8:263–271.
8. Hajishengalis G, Lamont RJ. Beyond the red complex and into more complexity: The polymicrobial synergy and dysbiosis (PSD) model of periodontal disease etiology. Mol Oral Microbiol 2012;27:409–419.
9. Xu X, He J, Xue J, et al. Oral cavity contains distinct niches with dynamic microbial communities. Environ Microbiol 2015;17:699–710.
10. Balenseifen JW, Madonia JV. Study of dental plaque in orthodontic patients. J Dent Res 1970;49:320–324.
11. Klukowska M, Bader A, Erbe C, et al. Plaque levels of patients with fixed orthodontic appliances measured by digital plaque image analysis. Am J Orthod Dentofacial Orthop 2011;139:e463–e470.
12. Huser MC, Baehni PC, Lang R. Effects of orthodontic bands on microbiologic and clinical parameters. Am J Orthod Dentofacial Orthop 1990;97:213–218.
13. Rosenbloom RG, Tinanoff N. Salivary *Streptococcus mutans* levels in patients before, during and after orthodontic treatment. Am J Orthod Dentofacial Orthop 1991;100:35–37.
14. Boyd RL. Longitudinal evaluation of a system for self-monitoring plaque control effectiveness in orthodontic patients. J Clin Periodontol 1983;10:380–383.

15. Sanders NL. Evidence-based care in orthodontics and periodontics: A review of the literature. J Am Dent Assoc 1999;130:521–527.
16. Cardoso-Silva C, Barbería E, Ramos Atance JA, Maroto M, Hernández A, García-Godoy F. Microbiological analysis of gingivitis in pediatric patients under orthodontic treatment. Eur J Paediatr Dent 2011;12:210–214.
17. Forsberg CM, Brattström V, Malmberg E, Nord CE. Ligature wires and elastomeric rings: Two methods of ligation, and their association with microbial colonization of *Streptococcus mutans* and lactobacilli. Eur J Orthod 1991;13:416–420.
18. Corbacho de Melo MM, Cardoso MG, Faber J, Sobral A. Risk factors for periodontal changes in adult patients with banded second molars during orthodontic treatment. Angle Orthod 2012;82:224–228.
19. Diedrich P. Periodontal relevance of anterior crowding. J Orofac Orthop 2000;61:69–79.
20. Ristic M, Vlahovic Svabic M, Sasic M, Zelic O. Effects of fixed orthodontic appliances on subgingival microflora. Int J Dent Hyg 2008;6:129–136.
21. Kim K, Heimisdottir K, Gebauer U, Persson GR. Clinical and microbiological findings at sites treated with orthodontic fixed appliances in adolescents. Am J Orthod Dentofacial Orthop 2010;137:223–228.
22. Naranjo AA, Triviño ML, Jaramillo A, Betancourth M, Botero JE. Changes in the subgingival microbiota and periodontal parameters before and 3 months after bracket placement. Am J Orthod Dentofacial Orthop 2006;130:275.e17–22.
23. Thornberg MJ, Riolo CS, Bayirli B, Riolo ML, Van Tubergen EA, Kulbersh R. Periodontal pathogen levels in adolescents before, during, and after fixed orthodontic appliance therapy. Am J Orthod Dentofacial Orthop 2009;135:95–98.
24. Kim SH, Choi DS, Jang I, Cha BK, Jost-Brinkmann PG, Song JS. Microbiologic changes in subgingival plaque before and during the early period of orthodontic treatment. Angle Orthod 2012;82:254–260.
25. Lee SM, Yoo SY, Kim HS, et al. Prevalence of putative periodontopathogens in subgingival dental plaques from gingivitis lesions in Korean orthodontic patients. J Microbiol 2005;43:260–265.
26. Sallum EJ, Nouer DF, Klein MI, et al. Clinical and microbiologic changes after removal of orthodontic appliances. Am J Orthod Dentofacial Orthop 2004;126:363–366.
27. Choi DS, Cha BK, Jost-Brinkmann PG, et al. Microbiologic changes in subgingival plaque after removal of fixed orthodontic appliances. Angle Orthod 2009;79:1149–1155.
28. van Gastel J, Quirynen M, Teughels W, Coucke W, Carels C. Longitudinal changes in microbiology and clinical periodontal parameters after removal of fixed orthodontic appliances. Eur J Orthod 2011;33:15–21.
29. Speer C, Pelz K, Hopfenmüller W, Holtgrave EA. Investigations on the influencing of the subgingival microflora in chronic periodontitis. A study in adult patients during fixed appliance therapy. J Orofac Orthop 2004;65:34–47.
30. Fournier A, Payant L, Bouclin R. Adherence of *Streptococcus mutans* to orthodontic brackets. Am J Orthod Dentofacial Orthop 1998;114:414–417.
31. Ahn SJ, Lim BS, Yang HC, Chang YI. Quantitative analysis of the adhesion of cariogenic streptococci to orthodontic metal brackets. Angle Orthod 2005;75:666–671.
32. Papaioannou W, Gizani S, Nassika M, Kontou E, Nakou M. Adhesion of *Streptococcus mutans* to different types of brackets. Angle Orthod 2007;77:1090–1095.
33. Papaioannou W, Panagopoulos A, Koletsi-Kounari H, Kontou E, Makou M. Adhesion of *Porphyromonas gingivalis* and biofilm formation on different types of orthodontic brackets. Int J Dent 2012;2012:471380.
34. Türkkahraman H, Sayin MO, Bozkurt FY, Yetkin Z, Kaya S, Onal S. Archwire ligation techniques, microbial colonization, and periodontal status in orthodontically treated patients. Angle Orthod 2005;75:231–236.
35. Pandis N, Papaioannou W, Kontou E, Nakou M, Makou M, Eliades T. Salivary *Streptococcus mutans* levels in patients with conventional and self-ligating brackets. Eur J Orthod 2010;32:94–99.
36. Baka ZM, Basciftci FA, Arslan U. Effects of 2 bracket and ligation types on plaque retention: A quantitative microbiologic analysis with real-time polymerase chain reaction. Am J Orthod Dentofacial Orthop 2013;144:260–267.
37. van Gastel J, Quirynen M, Teughels W, Coucke W, Carels C. Influence of bracket design on microbial and periodontal parameters in vivo. J Clin Periodontol 2007;34:423–431.
38. Nalçacı R, Özat Y, Çokakoğlu S, Türkkahraman H, Önal S, Kaya S. Effect of bracket type on halitosis, periodontal status, and microbial colonization. Angle Orthod 2014;84:479–485.
39. Arnold S, Koletsi D, Patcas R, Eliades T. The effect of bracket ligation on the periodontal status of adolescents undergoing orthodontic treatment. A systematic review and meta-analysis. J Dent 2016;54:13–24.
40. Quirynen M, Bollen CM. The influence of surface roughness and surface-free energy on supra- and sub-gingival plaque formation in man. A review of the literature. J Clin Periodontol 1995;22:1–14.
41. Hallgren A, Oliveby A, Twetman S. Caries associated microflora in plaque from orthodontic appliances retained with glass ionomer cement. Scand J Dent Res 1992;100:140–143.
42. Matalon S, Slutzky H, Weiss EI. Antibacterial properties of orthodontic cements. Am J Orthod Dentofacial Orthop 2005;127:56–63.
43. Vokus RP, Cisneros GJ, Levi M. Antibacterial properties of current orthodontic cements. Pediatr Dent 1998;20:43–48.
44. Wang X, Wang B, Wang Y. Antibacterial orthodontic cement to combat biofilm and white spot lesions. Am J Orthod Dentofacial Orthop 2015;148:974–981.
45. Melo MA, Wu J, Weir MD, Xu HH. Novel antibacterial orthodontic cement containing quaternary ammonium monomer dimethylaminododecyl methacrylate. J Dent 2014;42:1193–1201.
46. Al-Musallam TA, Evans CA, Drummond JL, Matasa C, Wu CD. Antimicrobial properties of an orthodontic adhesive combined with cetylpyridinium chloride. Am J Orthod Dentofacial Orthop 2006;129:245–251.
47. Teng F, He T, Huang S, et al. Cetylpyridinium chloride mouth rinses alleviate experimental gingivitis by inhibiting dental plaque maturation. Int J Oral Sci 2016;8:182–190.

48. Amasyali M, Enhos S, Uysal T, Saygun I, Kilic A, Bedir O. Effect of a self-etching adhesive containing an antibacterial monomer on clinical periodontal parameters and subgingival microbiologic composition in orthodontic patients. Am J Orthod Dentofacial Orthop 2011;140:e147–e153.

49. Silvestrini Biavati A, Gastaldo L, Dessì M, Silvestrini Biavati F, Migliorati M. Manual orthodontic vs. oscillating-rotating electric toothbrush in orthodontic patients: A randomised clinical trial. Eur J Paediatr Dent 2010;11:200–202.

제 4 장

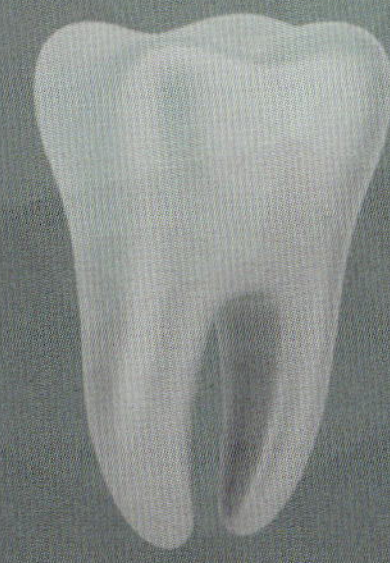

생체재료에서의 피막의 구성 및 치태의 축적

Pellicle Organization and Plaque Accumulation on Biomaterials

George Eliades
Theodore Eliades

이 텍스트의 일부는 이전에 Dental Materials in Vivo: Aging and Related Phenomena (Quintessence, 2005)에 게재되었으며 허가를 받아 재인쇄되었다.

생체재료가 생물학적 시스템에 노출되면 당단백질과 프로테오글리칸으로 구성된 세포 외 거대 분자의 자발적인 흡착에 의해 무세포성 획득 바이오필름(noncellular acquired biofilm)이 생체재료 표면에 빠르게 형성된다.[1] 이 필름은 생체재료 표면의 특성과 이후에 부착되는 세포의 반응 및 생체재료-숙주 간 상호작용을 모두 변화시키는 컨디셔닝 효과(conditioning effect)를 유발한다.[2,3] 이 컨디셔닝 효과는 타액이나 혈액과 같은 생물학적 유체에서 단백질을 분별하는 인공 표면들 간의 서로 다른 능력과 함께 흡착된 단백질의 형태 및 조직 변화를 이끄는 능력에 기반한다.[4,5]

바이오필름의 흡착 정도는 접촉 부위의 생물학적 유체 유속, 관련된 계면의 상호작용 유형 및 기질과의 부착 강도에 따라 달라진다. 정적 조건 또는 느린 유속에서는 생체재료의 표면 화학이 획득피막(acquired pellicle)의 구성에 영향을 미치는 기본 요소인 반면, 빠른 유속 환경에서는 기질 표면의 분자 운동 및 거칠기 또한 중요한 요소가 될 수 있다. 또한 노출 기간이 길면 다공성, 흡착, 부식 및 생분해와 같은 물질 특성이 생체재료-숙주 간 상호작용을 추가로 변화시킬 수 있다.[6] 마지막으로 생체재료에 형성된 바이오필름의 부착 강도는 표면 접촉의 지속력을 조절할 수 있는 것으로 밝혀졌다. 인공 표면에서 생체 분자의 지속적인 흡착/탈착이 있는 경우 탈착된 생체 분자의 구조적 변화는 표면과 물리적으로 접촉하지 않는 구조에도 생화학적 반응을 야기시킬 수 있다.[7]

생물학적 환경에서 바이오필름의 접착 지속력은 주로 외부 단층의 구성 및 표면 반응성에 의존한다. 강한 생체 접착이 요구될 때 생체재료 표면은 높은 비율의 극성 상호작용 부위와 함께 30~40 dyn/cm 범위의 임계 표면 장력을 보여야 한다. 대조적으로, 최소한의 생체 접착이 요구되는 경우 임계 표면 장력은 20~30 dyn/cm이고 극성 부위가 감소된 재료를 선택해야 한다.[8] 첫 번째 상황에서, 바이오필름 형성 후 임계 표면 장력은 여전히 생물 접착 범위 내에 있을 수 있으며, 조밀하고 일관된 바이오필름이 형성된다. 구조적으로 변경된 거대 분자는 세포 부착을 촉진한다. 반면에, 임계 표면 장력이 낮은 표면에서 부착된 바이오필름은 더 느슨하고, 유동 조건에서 더 쉽게 분리된다. 형성된 거대 분자는 더 많은 고유 형태를 가지며 더 적은 미생물을 보인다.[9,10]

바이오필름의 성숙 과정은 필름의 질 및 자기 조직화 상태의 차이를 야기시킬 수 있다. 그러나 억제제가 없는 경우, 바이오필름의 성숙은 혈액을 전도하는 표면의 접촉 활성화 및 혈전증에 의한 흡착된 종의 석회화를 초래할 수 있다.[11] 또한 기하 이성질체를 갖는 거대 분자 하전 그룹에서 인산칼슘의 핵 형성을 통한 비특이적 이소성 석회화에 의해 발생할 수 있다.[12,13]

일단 관련된 표면 사이에 흡착 평형이 이뤄지면, 생체재료-숙주 계면상에서 바이오필름의 장기적인 성능은 세포 부착 및 증식에 영향을 끼칠 뿐만 아니라 많은 경우 부착된 세포의 표현형 발현을 조절하여 결과적으로 계면 조직을 리모델링한다.

이 장의 목적은 생물학적 환경과 관련하여 생체재료 표면에 형성된 바이오필름의 발달 및 성숙의 일반적인 측면을 검토하는 것이다. 이 접근법은 다음 장에서 논의될 생체 내 노화 현상과 관련된 복잡한 메커니즘의 이해를 용이하게 하기 위함이며, 이 메커니즘은 임상적으로 생체재료의 기능적 또는 비기능적 특성의 제어 및 교정재료에 대한 조직 반응의 조절과 관련되어 있다.

생체재료 표면 특성

표면이라는 용어의 일반적인 정의는 인접한 상에서 벌크 고체를 분리하는 외부 원자층에 의해 정의된 경계이다. 그러나 보다 현실적인 접근 방식은 표면을 다양한 깊이의 영역으로 간주하고, 재료의 특성에 따라 어느 정도의 유연성을 갖는 것이다.[14]

재료 표면은 고유한 화학, 조직, 역학 및 전기적 특성을 가진 특수 물질 상태로 간주되어야 한다. 표면 구조와 벌크 구조 간의 주요 차이점은 인접한 상과의 반응을 위한 표면 분자의 직접적인 접근 가능성과 화학 구조의 재배열, 추가적 이동 및 주위 환경으로부터 저에너지층의 자연 흡착에 의해 매개되는 표면 에너지의 최소화가 평형 상태에 도달되는 경향에서 유래한다.[15] 단백질 작용기와의 상호작용에 관여하는 생물학적으로 중요한 생체재료의 유효 영역 깊이는 일반적으로 재료의 가장 바깥에서 안쪽으로 10 nm 확장되는 층으로 간주된다. 그럼에도 불구하고 0.1~10 μm의 표면 근처 영역은 부식, 생분해, 제어 방출 및 세포 접촉 유도 현상에 관여하기 때문에 중요한 역할을 한다. 계면 상호작용을 선택적으로 촉진하여 생물학적 반응에 영향을 미치는 생체재료의 특성은 그림 4-1에 나와 있으며 다음 섹션에서 설명한다.

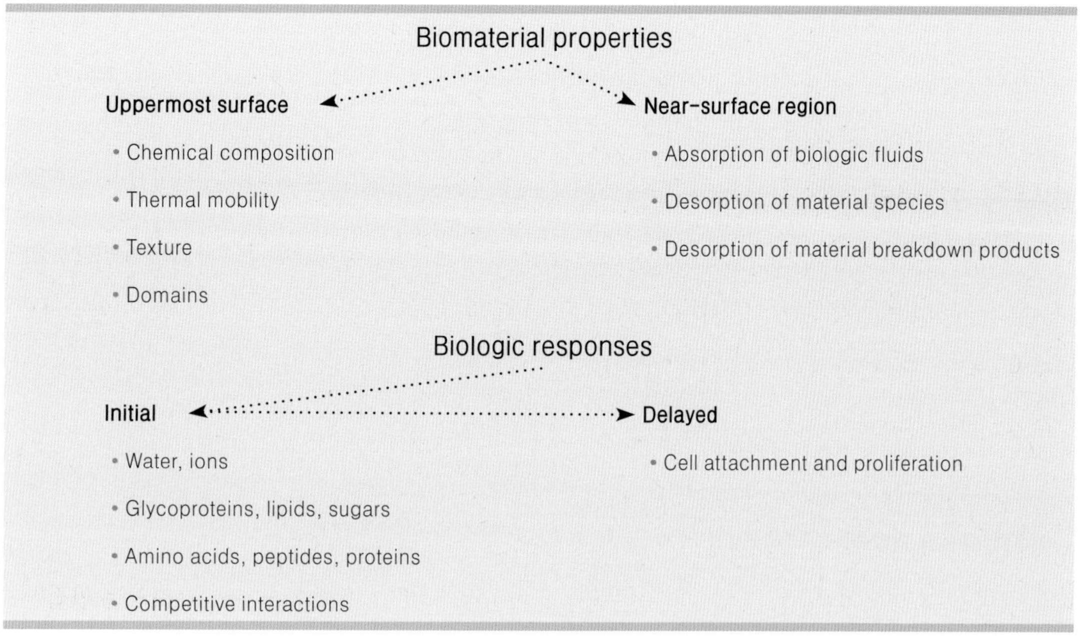

그림 4-1. 중요한 생체재료 표면 특성 및 생물학적 반응.

기질(Substrate) 정의

생체재료 표면의 분자 및 원소 구성은 생물학적 환경의 초기 반응을 결정하는 요인으로 간주된다. 극성 또는 비극성 특성, 수소 결합 능력, 전자 공여체 또는 수용체 전위는 표면의 친수성 또는 소수성 특성과 에너지 상태를 제어하는 것으로 판단된다. 또한 제타 및 스트리밍 전위, 표면 전하와 같은 표면 전기적 특성은 생물학적 유체 및 살아있는 세포와의 계면 상호작용에도 관여한다.[16]

표면 열 이동성은 콜로이드 상태의 중합체 또는 경질 중합체의 연쇄 세그먼트와 같이 탄성계수가 매우 낮은 재료에서 발견되며, 여기서 대부분의 재료 또는 특정 영역은 활성 브라운 운동(Brownian motion: 유체에서의 무작위 입자 운동)을 나타낼 수 있다. 이러한 분자 영역은 입체 또는 변동력에 의해 생물학적 유체의 형태를 변형시키는 작은 분자가 침투할 수 있으며 더 적은 흡착 에너지를 보인다. 표면 이동성은 결정화도와 관련이 있다. 단단한 고체 결정상은 높은 유속에 노출된 재료에서 발견되는 일부 예외를 제외하고는 비정질상에 비해 더 높은 흡착 에너지를 보여준다.[17]

표면 질감은 초미세구조 및 거시적 특징을 모두 통합하며, 초미세구조 범위에서 다공성, 기타 구조적 결함, 가스 포집 및 흡착된 층은 표면 구성을 변화시킨다. 육안으로 볼 때 표면 거칠기와 다공성은 국소적으로 강화되거나 감소된 전단의 2차 유체 운동을 일으켜 생물학적 유체 유속을 방해하며, 이는 높은 유속에서 부착 입자의 모양, 분포 및 응집에 영향을 끼칠 수 있다. 낮은 유속 또는 정적 조건에서 거친 표면의 흠집은 정체 지점으로 작용하여 바이오필름의 성숙을 촉진할 수 있다.[18]

대부분의 표면은 미세 수준에서 이질적이기 때문에 전술한 특성의 국소적 표면 분포는 다양한 특성을 가진 도메인을 생성하여 다양한 생물학적 반응을 유도할 수 있다.

기질 변화

생체재료 표면에 대한 생물학적 반응(그림 4-1 참조)은

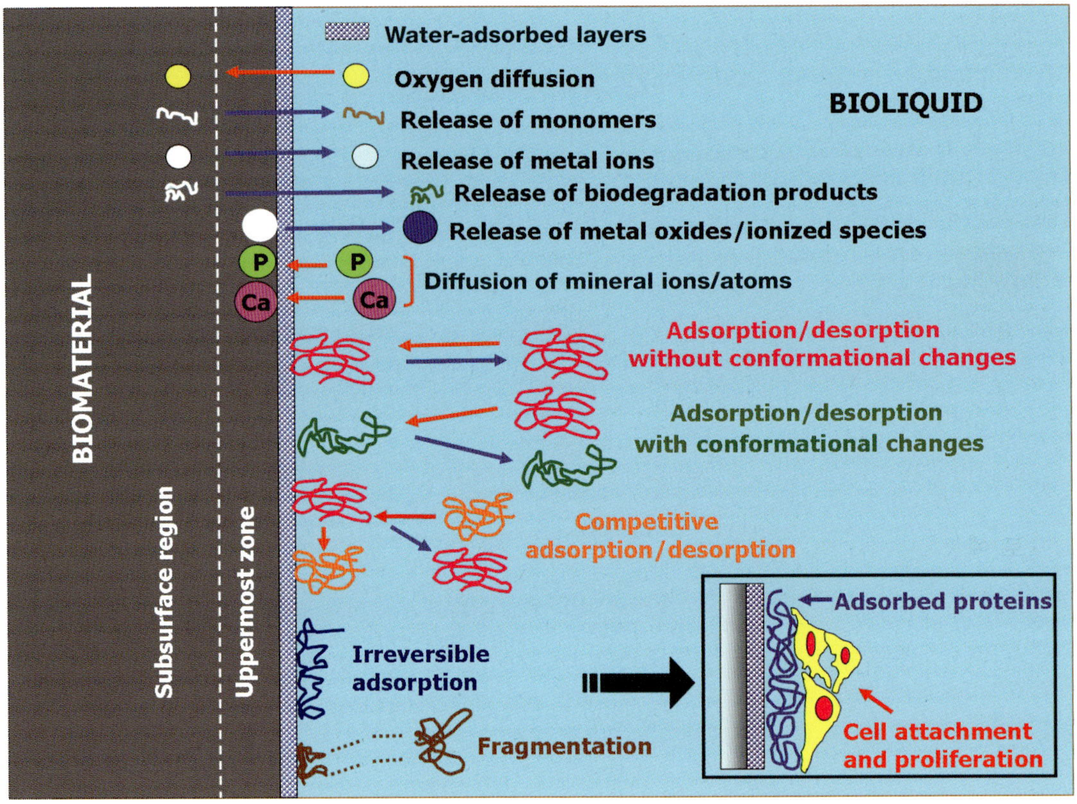

그림 4-2. 생물학적 환경에 노출된 생체재료 표면에서 발생 가능한 상호작용의 개략도.

매우 다양한 화학종을 포함한다. 생물학적 환경에 놓인 생체재료 표면에서 발생하는 현상의 시간 순서는 실험 데이터와 논리적 가설을 기반으로 설명되었다(그림 4-2).[19]

처음에는 나노초 단위로 수화 단층이 산소 또는 수소 결합에 의해 생체재료 표면에 결합한다. 일부 물 분자는 표면 수산기를 형성할 수 있는 수산기로 해리될 수 있다. 그런 다음 두 번째 수화층이 첫 번째 단일 층에 결합한다. 물의 고유한 특성이 수성 시스템에서 광범위한 용매화력을 제공하기 때문에 첫 번째 흡착된 단층에서 물 분자의 방향과 밀도는 표면의 전체 수화 상태를 조절할 수 있다. 예를 들어, 물 분자가 강하게 결합하는 친수성 표면에서는 표면을 탈수하는 데 필요한 에너지로 인해 두 표면이 접촉할 때 반발 수화(장거리) 및 입체(단거리)력이 생성된다. 이러한 힘은 양이온 또는 pH의 존재에 의해 제어된다. 반면에 소수성 표면에서는 표면을 향한 물 분자의 방향이 엔트로피적으로 불리하다. 따라서 이러한 두 표면이 서로 접근하는 경우 물이 벌크 용매로 분출되어 시스템의 총 자유 에너지를 감소시키고, 두 표면 사이에 매력적인 원거리 소수성 힘을 확립한다.[20] 이러한 현상은 생물학적 시스템 및 단백질 흡착 제어에 가장 중요하며, 이는 물 및 이온 변형 생체재료 표면과의 비특이적 물리 화학적 상호작용에 의해 이뤄진다.

단백질 흡착은 생물학적 유체와 접촉한 후 몇 밀리-초 이내에 시작된다. 흡착된 단백질층은 복잡하며 표면의 특성에 따라 달라질 수 있다. 수성 환경에서는 친수성 반발력으로 인해 물 분자가 강하게 부착된 친수성 표면과 수화된 단백질 코어 간의 상호작용이 약하다. 따라서 수화된 표면에서 소수성 및 정전기적 상호작용이 단백질 흡착

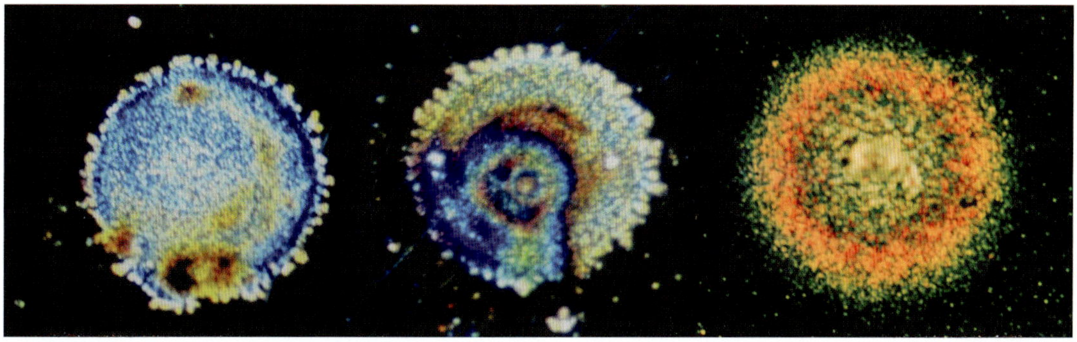

그림 4-3. 구강 내에 위치된 게르마늄 미니 결정에서 각각 10분, 30분, 60분 동안의 단백질 흡착(왼쪽에서 오른쪽으로). 60분 표본의 중심에서 결정 성장이 확인된다(암시야 반사광 현미경, 원래 배율 ×400).

을 좌우할 것으로 예상된다. 무거운 전하를 띤 거대 분자는 아마도 처음으로 흡착되는 종일 것이다. 그러나 흡착된 첫 번째 단백질은 후기 단계의 부착 가능성과 전반적인 반응을 결정하지 않는다. 대부분의 상황에서 경쟁적 흡착이 발생하며 표면 점유율이 증가함에 따라 단백질 친화성이 빠르게 감소한다. 그 결과 순차적인 흡착/탈착 과정과 함께 표면에서 단백질 교환이 이루어지며, 이는 Vroman 효과로 알려진 현상이다.[21] 단백질의 흡착/탈착 순서는 모든 단백질이 서로 다른 속도로 동시에 흡착되고 결합 친화도에 따라 변위가 발생하기 때문에 구분되지 않는다. 후자는 용액에서 단백질을 변성시키는 데 필요한 확산 용량 및 에너지와 관련이 있다.[22]

탄수화물 함량이 높고 분자 주변의 원자 분포가 비교적 균일한 단백질은 탄수화물 차폐 효과로 인해 용해도와 구조적 안정성이 증가되고, 소수성 및 음전하 표면에 대한 최소 흡착을 보인다. 그러나 탄수화물 그룹이 국소화되면 보호 효과가 감소된다. 지단백질은 소수성 표면, 특히 열 이동성을 가진 표면에서 우선적으로 흡착되는 또 다른 중요한 그룹이다. 체온에서의 지질 상전이와 변성반응이 흡착 과정을 제어하는 것 같다.

단백질 흡착 평형에서 생체재료의 표면은 고분자량 단백질이 지배한다. 이들 단백질은 변성 또는 형태적으로 불안정한 상태에서 많은 통계적 접촉점을 보여주며, 계면 미세환경과 쉽게 상호작용할 수 있다.[22]

흡착된 단백질은 결정핵 형성을 위한 입체화학 및 표면 전하 요구사항을 충족시키는 화학 작용기 구성에 영향을 주어 결정 형성을 유도할 수 있다. 이러한 조건이 충분한 범위 내에서 결정핵 안정화와 정의된 공간좌표상에 적용된다면 결정 성장이 일어난다. 세포외 비콜라겐성 단백질은 결정 성장을 조절하는 주요 성분으로 여겨진다. 구강 환경에서 단백질에 의한 광물화는 염화칼륨(KCl) 결정의 초기 형성에 의해 일어나며,[23] 인산칼슘 침전은 후기 단계에서 일어난다(그림 4-3). 이 세포외 광물화는 치아, 치과재료, 고관절 치환술의 구성 요소 및 생체인공판막을 포함하여 조직 및 재료 표면 이소성 석회화 침착물의 형성에 관여한다.

세포 부착 및 조직

생체 물질 표면 위 세포 부착은 세포 분화, 모양, 움직임 및 생합성 활동을 조정하고 통합하기 때문에 살아있는 유기체의 수많은 항상성 기능의 기초가 되는 기본적인 생물학적 과정이다.[24] 바이오필름으로 인해 변형된 생체재료 표면 위 세포 접근 과정은 단백질 흡착보다 훨씬 더 많은 시간이 소요되며, 관련된 두 요소 사이의 거리에 따라 세 그룹으로 분류될 수 있다. 첫 번째 그룹은 원거리 효과(>100 nm), 두 번째 그룹은 중간 거리 효과(20~100 nm), 세 번째 그룹은 단거리 효과(<20 nm)에 의해 제어된다.[25]

100 nm를 초과하는 원거리에서는 획득 단백질 피막과 세포가 대부분 음전하를 띠기 때문에 정전기 기원의 반발력과 경쟁하는 유체 역학 및 화학 주성에 의해 세포 이동이 제어된다. 20~100 nm의 중간 거리에서는 유체 역학력의 영향이 감소하고, 세포 부착의 발생 또는 부재로 이어지는 전체 반응은 반데르발스 인력, 전기적 반발력 및 물 용해력의 경쟁적 작용에 의해 결정된다. 마지막으로 20 nm 미만의 단거리에서 세포 부착은 비특이적 및 특정 결합 메커니즘에 의해 이뤄진다.[24] 후자는 세포 표면 결합 단백질에 대한 신호 전달 또는 인테그린과 같은 특정 막 횡단 수용체의 활성화를 포함한다. 특히 중요한 것은 헤파란 설페이트 프로테오글리칸의 역할이며, 이는 초점 접촉 및 세포외기질의 변형과 같은 많은 세포 이벤트에 관여하고, 성장인자 및 사이토카인 저장소 역할을 수행한다. 수용체 이동성, 세포 변형성, 생체 유체 이온 강도 및 물의 삼투성 경향도 중요한 역할을 한다. 초기 세포-기질과 세포-세포 접촉은 작다. 평형 상태에서 결합수를 최대화하고 접촉 표면적을 최소화하여 열역학과 내부 응집 인자 사이에 균형이 이뤄진다.[25] 분명히, 생체재료의 수명 기간 동안 표면에 흡착된 단백질 구성의 변화는 다른 세포 접착 수용체의 활용으로 이어질 수 있으며, 따라서 세포 행동을 변화시킬 수 있다. 이는 조직 염증 반응, 상처 치유 메커니즘 활성화 및 조직 리모델링과 관련된 일련의 반응이 발생하는 이식형 장치에 특히 중요하다. 계면에 염증세포가 존재하면 단백질, 효소 및 산화제의 분비와 산소 라디칼 생성에 의해 생체재료 표면과 주변 세포 집단에서 2차 반응이 시작된다.[26] 이들 재제는 원래 표면에 흡착된 단백질의 유형을 변화시키나 표면의 구조에 영향을 줌으로써 생체재료 표면 반응성을 변화시킬 수 있다. 생물학적 유체에 의한 생체재료의 구조적 변화의 가장 일반적인 메커니즘은 표면에 가까운 영역을 포함한다(그림 4-1 참조). 일반적으로 이러한 메커니즘은 세 그룹으로 나눌 수 있다: (1) 생물학적 종의 흡수, (2) 이온, 단량체, 첨가제 및 불순물의 탈착, (3) 부식, 마모 또는 효소 공격으로 인한 붕괴된 잔해의 방출.

조직-이식체 계면에서 마모 잔해가 생성되면 이물질 육아종 반응이 활성화되고, 병리학적 과정 및 조직 재형성과 관련된 염증 전 물질이 분비된다. 방출되는 생체재료 입자의 구성, 크기 및 모양은 세포 및 조직반응을 조절한다. 더욱이, 세포와 전하 운반체 종에서 금속을 흡수하면 세포 분화와 유전자 발현 조절에 영향을 끼칠 수 있다.[24] 시간이 지남에 따라 중간 생체액 영역이 감소하고 생체재료가 조직과 더 가깝게 접촉한다. 이 시점에서 세포 분화 및 조절은 골격 조직의 복구에서와 같이 조직 혈관성 및 이식체 안정성에 의존하며, 여기서 조직-이동 이식체 계면에서 생성된 변형 및 정수압 세포 균주는 원하는 골조직 형성이 아닌 섬유조직 성장을 초래할 수 있다.[27] 동일한 메커니즘이 인공관절 주위에 발달된 활막과 같은 구조에서 일어날 수 있다.

표면 거칠기 또한 기질과의 세포 및 조직 부착 강도에 기여할 수 있다. 특정 유형의 세포의 경우 기질 거칠기의 변화가 접촉 유도 현상에 의해 세포 이동에 영향을 끼칠 수 있다. 이러한 반응은 세포 초점 부위에서 세포 미세 섬유다발의 형성에 부과된 기계적 제한과 관련되어 있다. 접촉 유도는 세포의 분비 및 증식 활동을 변화시킬 수 있다.[28] 또한 생체재료의 표면 거칠기는 조직 및 이식체의 생체 역학적 반응에 중요한 영향을 끼칠 수 있다. 위에서 검토한 생체재료-숙주 상호작용의 기본 원칙은 생물학적 유체의 동적 활동과 조직 반응의 특성에 따라 달라지는 국소적 변화에 민감하다. 이어질 내용은 치과용 생체재료와 타액, 연조직 및 골의 상호작용에 초점을 맞추고 있다.

타액이 흡착된 생체재료

치아와 수복재료에 자연적으로 형성된 구강 내 바이오필름은 외인성 미생물에 의한 집락을 차단하고, 유기 매트릭스에 결합된 다양한 박테리아 군집으로 이뤄진 치태이다.[29] 치태의 성숙은 순차적으로 컨디셔닝 필름(획득피막)의 형성, 초기 미생물 군집화, 성숙 및 후기 군집화를 포함하여 동적 평형을 이룬다. 평형에 큰 변화가 있는 경우 치성 경조직 및 연조직 질병이 발생한다.[29,30]

구강 내 바이오필름 형성에 관한 표면 특성의 중요성은 수십 년 전 Glantz[31]에 의해 밝혀졌으며, Glantz는 치아 및 수복재료의 표면 반응성을 연구하기 위해서 전통적인 표면 화학에 사용되는 분석 방법을 처음으로 도입했다. 그 이후로, 관련된 계면 현상을 이해하고 복잡한 타액-기질 상호작용의 조절을 달성하기 위해 경조직, 수복재와 타액의 상호작용 경로를 관찰하기 위한 체계적인 노력이 시작되었다.

이러한 대부분의 연구에서 사용된 실험적 접근 방식은 피막 구성, 미생물 군집화 및 치태 성숙에 관한 기질 표면 특성의 영향을 관찰하는 것이다.

피막 형성 시 생체재료 표면 특징의 영향

구강 내 노출된 자연적 또는 인공적인 표면은 몇 초 내에 획득피막이라고 알려진 산성 단백질과 지질이 풍부한 무세포성 타액 바이오필름에 의해 덮일 것이다.[32,33] 피막은 구강 내 생리적 기능에 중요한 역할을 한다.

- 표면과 구강 내 환경 사이의 이온 또는 거대 분자 수송과 관련한 투과성 장벽이다.[34]
- 기계적 마찰을 줄이는 윤활제 역할을 수행할 수 있다.[35]
- 기질과의 접착 계면 자유 에너지를 최소화함으로써 세균 군집을 감소시킨다.[36]
- 특정 박테리아 균주의 부착을 촉진할 수 있다.[37]

피막 형성은 선택적 단백질 흡착, 비특이적 정전기 및 소수성 상호작용과 단백질 형태 변화를 포함하며, 타액 유속과 pH의 영향을 받는다.[38] 피막 성숙은 3단계를 거쳐 진행한다고 제안되었다.[39] 처음에는 저분자량 인단백질이 빠른 속도로 흡착되어 단단히 결합된 층을 생성한다. 이후 주로 인단백질과 저분자량 당단백질 사이에서 경쟁적인 상호작용이 일어나서 덜 단단하게 결합된 두 번째 층을 만든다. 마지막으로 고분자량 당단백질이 흡착되어 느슨하게 결합된 세 번째 층을 형성한다. 법랑질에서 빠른 피막 흡착 기간은 30분 이내에 끝나고 흡착 평형에 필요한 시간은 90분으로 추정된다.[40,41]

피막은 칼슘 이온에 의해 안정화된 직경 20~300 nm의 음으로 하전된 구형 집단으로 구성된 미셀 구조를 보여준다. 구형 구조가 성숙하면 단백질 분해 활성의 결과로 균질한 층으로 대체된다. 피막의 구성은 표면의 특성에 따라 다르다. 법랑질 피막은 시멘트질 피막에 비해 상당히 많은 양의 산성 프롤린 단백질 시스테인과 리소자임을 포함한다.[42] 조성, 거칠기 및 임계 표면 장력을 포함하여 잘 정의된 특성을 가진 표면 피막 형성에 관해 수행된 광범위한 생체 내 연구에서 아미노산 조성[43] 및 패킹 분포, 피막 구성이 크게 다를 수 있음이 밝혀졌다.[44-46] 이들 연구에서 같은 양의 단백질이 피막 형성 동안 고에너지 및 저에너지 표면에 흡착되었음에도 불구하고 저에너지 표면의 필름 두께가 더 두껍고 더 느슨하게 결합되는 것으로 나타났다. 피막 구성 및 조직의 이러한 차이는 내재된 생물학적 반응을 반영할 수 있고, 모든 구강 내 노출된 고체 표면은 동일한 상태의 생물학적 접착으로 변형된다.[47]

참고재료의 피막 형성과 관련한 광범위한 연구에도 불구하고 수복재료와 관련하여서는 피막 구성, 상호작용 및 조직에 관한 정보가 부족하다. 생체 내에서 다양한 치과재료에 형성된 피막을 화학적 특성화 기술을 이용한 실험을

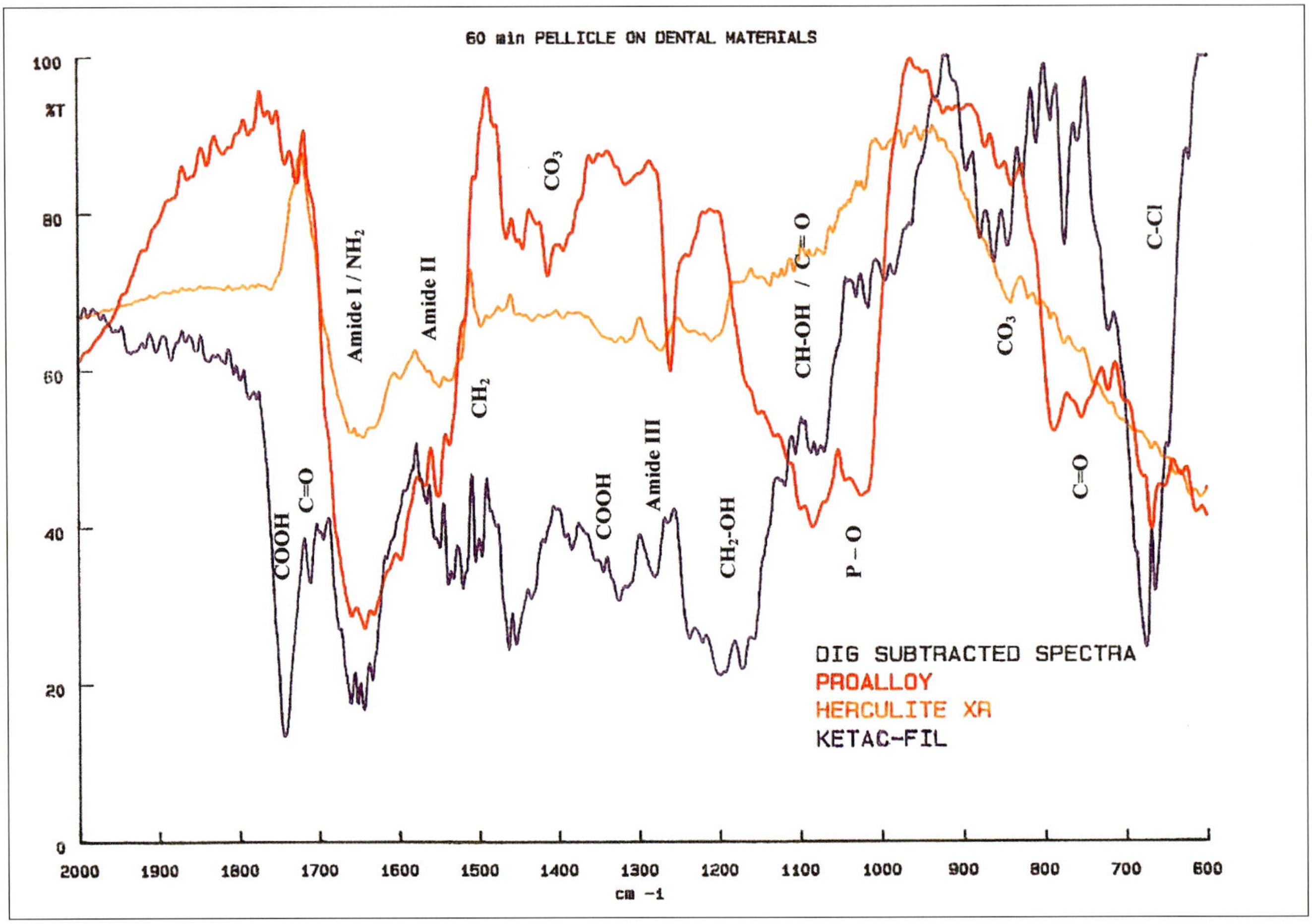

그림 4-4. 아말감(Proalloy, DMP Dental), 복합레진(Herculite XR, Kerr) 및 글래스 아이오노머(Ketac Fil, 3M ESPE) 표면에 60분 후 형성된 피막의 다양한 조성을 보여주는 마이크로 다중 내부 반사 FTIR 스펙트럼. 동일한 구강 내 조건에서 수복재료에 동시에 노출시켰다. 스펙트럼을 재료 표면에서 획득한 다음 디지털 감산 해석을 거쳐 원래 재료와 물 간섭을 제거했다. 소수성 복합레진 표면과 비교하여 아말감과 글래스 아이오노머의 친수성 표면에 흡착된 종의 복잡한 프로필이 확인된다.

통해 관찰하였을 때 구성에서 상당한 차이를 보였다(그림 4-4).[48-52] 생체 내 다양한 수복재료에 형성된 피막을 투과 전자현미경으로 관찰 시 초미세적으로 구조적 차이는 없었으며, 이는 초기에 흡수된 단백질층이 기질 표면 특성을 효과적으로 차폐했음을 의미한다.[53] 그럼에도 불구하고, 피막 형성에 관한 실험실 연구에 따르면 글래스 아이오노머 및 복합레진 수복물의 편평하고 연마되지 않은 표면은 더 많은 박테리아 결합 단백질(아글루티닌, 프롤린이 풍부한 단백질 및 뮤신)이 덮여 있었다.[54] 이러한 발견은 피막이 표면–단백질 상호작용에 의해 매개되는 기질 표면 특성의 '기억' 효과를 가짐을 입증한다.

치태 형성 시 생체재료의 특성 효과

획득피막의 초기 미생물 군집화(그림 4-5)는 특정 결합을 이루기 위해 미생물을 기질에 가깝게 이동시키는 비특이적 힘을 포함한다.[55] 이 단계에서는 분리 전단력(타액 흐름, 구강 및 설측 혀의 움직임, 딱딱한 음식에 의해 발생)과 피막에 의해 변화된 기질의 표면 에너지 상태가 미생물의 유지를 제어하는 주요 요인이다.[56] 생물학적 액체 내 서로 다른 미생물 종 및 균주의 상호작용(coaggregation) 또는 표면에 부착된 미생물(coadhesion)에서 생체 계면 활성제 방출, 세포외 매트릭스 폴리머의 생성 및 다양한 경쟁 반응은 치태의 형성 및 빠른 성장에 중요한 요소로 간

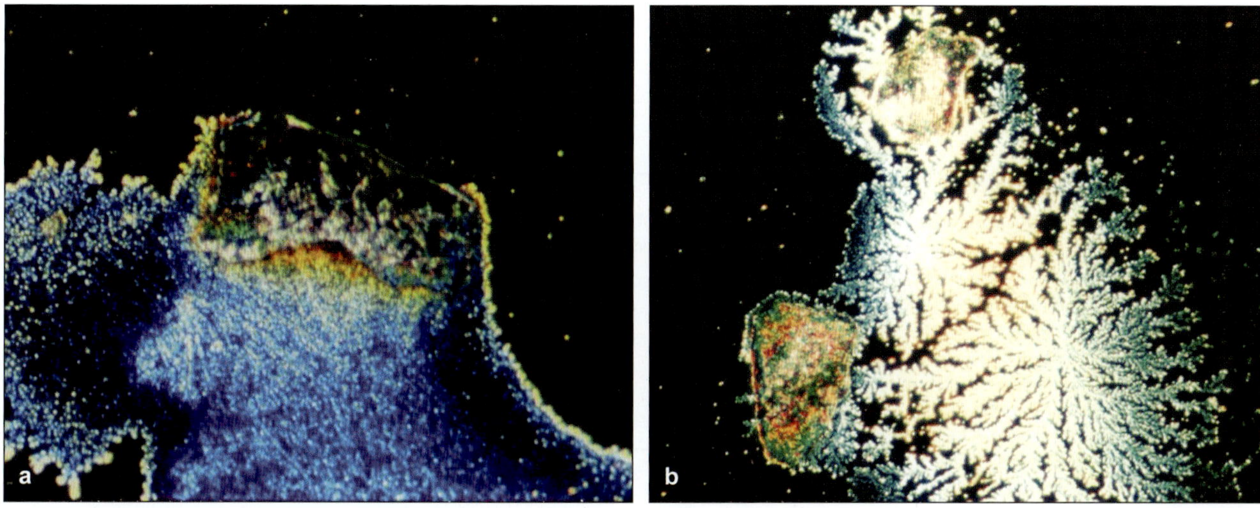

그림 4-5. 설탕 섭취 전(a) 및 후(b) 구강 내 노출 90분 후 게르마늄 미세 결정에 형성된 피막. 설탕 섭취 후 과도한 박테리아의 식민지화, 수지상 응집 및 표면 전하 부위에서 뚜렷한 결정 성장이 확인된다(암시야 반사광 현미경, 원래 배율 ×300).

주된다.[55] 생체 내에서 18~48시간 후, 치태는 수로에 의해서 산재된 고밀도 다당류 기반 매트릭스에 의해 포획된 마이크로 콜로니와 함께 평형에 도달한다.[57,58]

수복재료의 치태 유지 능력은 오랫동안 구강 건강 상태에 영향을 끼치는 주요 요인으로 인식되어 왔고, 치태 발달 잠재력을 최소화한 재료를 설계하기 위해서 노력을 기울여 왔다. 생체 내 치태 형성 시 기질 표면의 거칠기 및 표면 자유 에너지의 중요한 역할은 잘 정의된 표면 특성과 관련한 일련의 연구들에서 입증되었다. 이들 연구는 치은연상 영역에서 거칠기의 기여도가 표면 에너지 상태의 기여도보다 더 큰 반면, 치은연하 영역에서는 표면 거칠기가 결정 요인이라는 것을 보여주었다.[59] 치태 형성 시 거칠기의 영향과 관련한 메커니즘은 거친 기질에서 개별 박테리아의 바이오필름 반응은 다를 수 있으나 세포 부착을 촉진하는 표면 불규칙성(즉, 구멍, 홈, 균열 및 스크래치)이 흐름 정체 지점을 생성하는 것에서 유래한다(그림 4-6).[60] 또한 저에너지(소수성) 표면에서 치태 축적의 표면적은 고에너지(친수성) 표면의 표면적보다 작다는 것이 밝혀졌다(그림 4-7).[10] 이 결과에 대해 네 가지 가능한 설명은 다음과 같다.

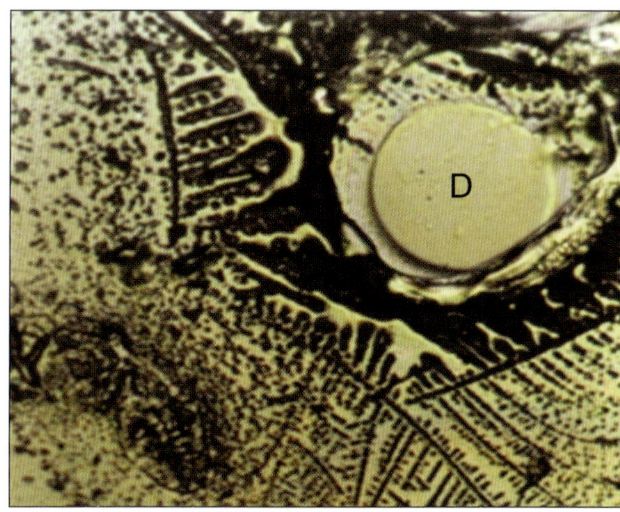

그림 4-6. 구강 내 노출 90분 후 복합레진 표면의 결함(D) 주변에 발생한 치태의 반사광 현미경 이미지. 결함의 튀어나온 가장자리 주변의 두꺼운 수지상 미생물 응집에 유의하라(원래 배율 ×250).

1. 미생물 결합 강도는 저에너지 표면에서 더 낮다.
2. 표면 에너지가 높은 미생물은 고에너지 표면과 결합하며 그 반대의 경우도 마찬가지이다. 인간의 치석에서 발견되는 대부분의 박테리아는 표면 에너지가 높기 때문에 표면 에너지가 낮은 지역에서의 군집화는 제한적이다.
3. 표면 에너지는 분리 전단력에 대한 피막 필름의 응집력을 조절한다. 따라서 저에너지 표면에서는 응집력이 낮

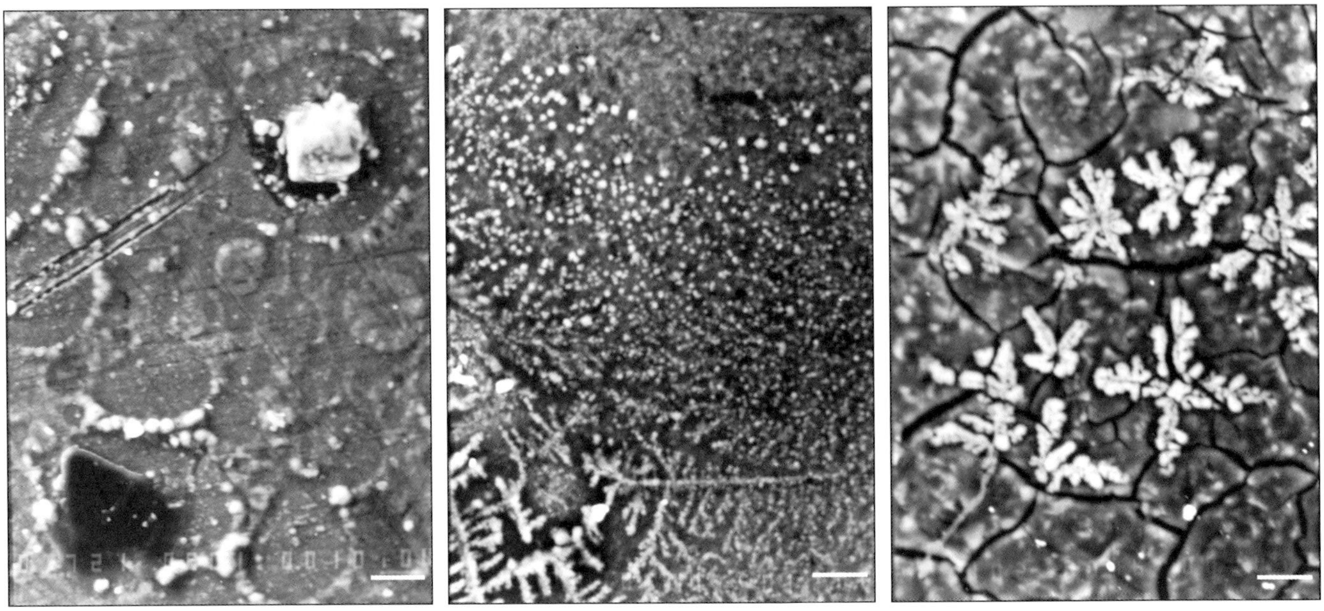

그림 4-7. 구강 내 노출 90분 후 아말감(a), 복합레진(b) 및 글래스 아이오노머(c) 수복재료에 나타난 치태의 원자 번호 대비 후방산란 주사전자 현미경 이미지. 아말감 표면에서의 결정 성장은 높은(흰색, 위쪽, 칼슘이 풍부한) 및 낮은(회색, 아래쪽, 칼륨이 풍부한) 평균 원자 번호에 대해 두드러진다. 박테리아 군집화는 복합레진 및 글래스 아이오노머 표면에서 분명하며 후자는 더 성숙하다(막대=10 μm).

은 필름이 생성된다.

4. 증가된 세포의 표면적과 돌출 높이의 감소는 유동 저항을 감소시킬 수 있는 기하학적 구조를 생성할 수 있다.

제한된 수의 생체 내 연구만이 치과재료와 치태 발생 사이의 상호작용을 밝혔다.[49,50,62] 그러나 다양한 치과재료에 형성된 초기 치태에서 주요 구조적 및 세균학적 차이가 없음을 보여주는 생체 내 연구가 있었다.[63-65] 이 발견은 치태 형성이 기질의 유형보다는 구강 환경에 의해 주로 영향을 받는다는 것을 시사한다.[65] 그럼에도 불구하고 이러한 메커니즘은 여러 재료(즉, 도재 및 기타 세라믹)에서 임상적으로 경험한 낮은 치태 유지율을 설명하지 못한다.[66] 치과재료 표면에 침 배양을 포함한 많은 체외 치태 형성 실험이 수행되었고, 상반된 결론을 이끌어냈다. 이들 연구에서 형성된 피막은 전단력이 가해지지 않았고, 생체 내 조건에서 성숙된 것보다 더 많은 온전한 단백질 종을 포함하기 때문에 결과를 주의해서 해석해야 한다.[67] 일부 재료 표면 특성은 피막을 통해 치태로 전달되는 것으로 보이지만 자세한 메커니즘은 아직 완전히 이해되지 않았다.[68]

오랜 기간 구강 내 노출 시 치태-재료 계면에서 발생하는 현상은 이온, 모노머, 생분해 및 프레팅 부식 생성물의 방출을 포함하여 표면 근처 영역에서의 상호작용을 통해 더욱 복잡해지고, 이는 계면 단백질 흡착 및 이후 새로운 치태를 재구성할 수 있다. 이러한 상호작용은 피막과 치태가 지속적으로 재생되는 지역에서 더 빠른 속도로 진행되어 보다 공격적인 환경을 구축한다.[69] 특히 중요한 것은 불소와 같은 치료 효과를 나타내는 물질 종의 선택적 방출에 대한 피막과 치태의 역할이다. 이온 교환 상호작용의 속도는 이러한 자연적인 구강 내 외피가 있을 때 크게 감소한다.[70]

석회질, 유기 침전물 및 얼룩과 관련된 생체재료 표면 특징의 영향

성숙한 치태의 석회화 및 치석 형성은 구강 환경에서 칼슘과 인산염 흡수, 과포화, 결정핵 생성 및 성장을 포함한다. 피막 및 치태 석회화는 타액 인단백질 및 피로인산과 같은 특정 억제제, 프로테오글리칸을 포함한 비콜라겐 성분 및 치태 리포테이코산의 효소적 비활성화 후에만 진행되는 것으로 믿어진다.[55,71] 치태 석회화는 수용성 인산칼슘(옥타칼슘포스페이트와 디칼슘포스페이트 2수화물) 및 인의 침착과 함께 세포 외 영역에서 시작된다. 성숙 시 탄산수산화인회석과 마그네슘 치환 베타-트리칼슘포스페이트가 추가로 형성된다. 이 구조는 피막과 유사한 유기물이 풍부한 물질에 의해 분리된 층을 형성하는 바늘, 막대 및 판 모양의 결정으로 구성된다.[71]

구강 내 치과재료에 생성된 치석의 구성에 대한 정보는 다소 제한적이다. 의치 레진 중합체에 부착된 치석의 무기 성분은 탄산 하이드록시 아파타이트와 마그네슘 치환 베타-트리칼슘포스페이트로 구성된다.[72,73] 교정용 와이어와 탄성체인 관련 연구에 따르면 초기에 미네랄 침착은 흡착된 바이오필름에 KCl 미세 결정을 형성한 다음 인산칼슘의 침강에 의해 일어난다.[74,75] 치과용 합금에서 양이온성 타액 부식 억제제가 제공하는 음극 보호는 치석 형성에 결정적인 영향을 끼치기 때문에 구강 건강이 좋지 않은 환자에서 치석이 아말감보다 금에서 더 자주 형성된다는 일반적인 임상적 관찰을 설명할 수 있다.[76] 복합레진 및 글래스 아이오노머의 경우 관련 정보가 없다. 그러나 복합레진에 대한 침 흐름 정체 지점과 바이오필름 석회화를 생성하는 데 표면 거칠기의 기여는 생체 내 연구에서 문서화되었다.[50]

의치 중합체가 장기간 구강 내 노출되면 치석과 함께 무정형의 진한 노란색 침전물이 관찰되었다.[77] 이러한 침전물은 차아염소산나트륨(NaOCl) 용액에 의해서만 강하게 부착되고 제거된다. 화학적 분석 시 침전물 조성이 치석과 다르며 훨씬 더 많은 유기 물질을 포함하는 것으로 나타났다. 이러한 침전물의 표면 범위는 기질의 표면 거칠기와 관련이 없었지만 이러한 폴리머의 수분 흡수 특성에 크게 영향을 받으며 확산 구동 현상의 역할을 시사한다.

치과용 합금의 외인성 얼룩은 일반적으로 관찰되며,[76] 합금의 특정 원소와 생물학적 기원의 티올 그룹의 표면 상호작용을 통해 불용성 물질이 형성된다. 심미적 수복재료의 출현으로 외부 얼룩에 대한 표면 저항성이 중요한 이슈가 되었다. 구강 환경에서 치아색 수복재료의 얼룩과 관련한 복잡한 메커니즘을 제어하기 위해서 표면 질감과 표면 자유 에너지가 고려된다. 일반적으로 거친 표면은 얼룩에 더 취약하지만 표면 에너지 효과가 거칠기의 효과를 압도하는 경우가 있다. 예를 들어, 산 개질된 모노머(컴포머)를 포함하는 복합레진은 기존 복합레진과 동일한 표면 거칠기 특성을 가지면서 더 많은 얼룩을 보였다. 이는 컴포머에는 친수성 카르복실기가 존재하고, 구강 환경에서 중화 속도가 느리기 때문이다.[78]

일반적으로 사용되는 방부제 및 구강 청결제는 치태 및 피막 또는 수복물 표면과 상호작용하고, 표면 염색에 크게 기여하기 때문에 특히 중요하다.[79]

참고문헌

1. Baier RE. On the formation of biological films. Swed Dent J 1977;1:261–271.
2. Baier RE. Selected methods of investigation of blood-contact surfaces. Ann N Y Acad Sci 1987;516:68–77.
3. Schakenraad JM, Noordmans J, Wildevuur CRH, Arends J, Busscher JH. The effect of protein adsorption on substratum surface free energy, infrared adsorption and cell spreading. Biofuling 1986;1:193–201.
4. Schakenraad JM, Busscher HJ, Wildevuur CRH, Arends J. The influence of substrate surface free energy on growth and spreading of human fibroblasts in the presence and absence of serum proteins. J Biomed Mater Res 1989;20:773–784.
5. Chittur KR. Surface techniques to examine the biomaterial-host interface: An introduction to the papers. Biomaterials 1998;19:301–305.

6. Hoffman A. Modification of material surfaces to affect how they interact with blood. Ann N Y Acad Sci 1987;516:96–101.
7. Kasemo B, Lausmaa J. Biomaterials from a surface science perspective. In: Ratner BD (ed). Surface Characterization of Biomaterials, Progress in Biomedical Engineering, vol 6. Amsterdam: Elsevier; 1988:1–12.
8. Baier RE, Meyer AE, Natiella JR, Natiella PR, Carter JM. Surface properties determine bioadhesive outcomes: Methods and results. J Biomed Mater Res 1984;18:337–355.
9. Baier RE. Surface chemical factors presaging bioadhesive events. Ann N Y Acad Sci 1983;416:34–57.
10. Quirynen M, Marecal M, Busscher HJ, et al. The influence of surface free-energy on planimetric plaque growth in man. J Dent Res 1989;68:796–799.
11. Colman RW, Scott CF, Schmaier AH, Wachtfogel YT, Pixley RA, Edmunds LH Jr. Initiation of blood coagulation at artificial surfaces. Ann N Y Acad Sci 1987;516:253–267.
12. Addadi L, Weiner S. Interactions between acidic proteins and crystals: Stereochemical requirements for mineralization. Proc Natl Acad Sci 1985;82:4110–4114.
13. Addadi L, Borman A, Moradian O, Idak J, Weiner S. Structural and stereochemical relations between acidic macromolecules of organic matrices and crystals. Connect Tissue Res 1989;21:127–135.
14. Klauber C, Smart RSC. Solid systems. Their structure and composition. In: O'Connor DI, Sexton BA, Smart RStC (ed). Surface Analysis Methods in Materials Science, Springer Series in Surface Sciences, vol 23. Berlin: Springer, 1992:3–65.
15. Ratner BD. The surface characterization of biomaterials: How finely can we resolve surface structure. In: Surface Characterization of Biomaterials, Progress in Biomedical Engineering, vol 6. Amsterdam: Elsevier, 1988:13–36.
16. Davis JE. The importance and measurement of surface charge species in cell behaviour at the biomaterial interface. In: Ratner BD (ed). Surface Characterization of Biomaterials, Progress in Biomedical Engineering, vol 6. Amsterdam: Elsevier, 1988:219–234.
17. Merrill EW. Distinctions and correspondences among surfaces containing blood. Ann N Y Acad Sci 1987;516:196–203.
18. Karino T, Goldsmith HL, Motomiya M, Mabuchi S, Sohara Y. Flow patterns in vessels of simple and complex geometries. Ann N Y Acad Sci 1987;516:422–441.
19. Kasemo B, Lausmaa J. The biomaterial-tissue interface and its analogues in surface science and technology. In: Davies JE (ed). The Bone-Biomaterial Interface. Toronto: University of Toronto, 1991:19–32.
20. Israelachvili J. Intermolecular and Surface Forces, ed 3, San Diego: Academic, 1991:275–286.
21. Brash JL. Studies on protein adsorption to blood compatible materials. In: Missirlis YF, Lemm W (eds). Modern Aspects of Protein Adsorption on Biomaterials. Dordrecht, The Netherlands: Kluwer Academic, 1991:39–47.
22. Andrade JD, Hlady V. Plasma protein adsorption: The big twelve. Ann N Y Acad Sci 1987;516:158–172.
23. Wood SR, Kirkham J, Marsh PD, Shore RC, Nattress B, Robinson C. Architecture of intact natural human plaque biofilms studied by confocal laser scanning microscopy. J Dent Res 2000;79:21–27.
24. Leonard EF, Rahmin I, Angarska JK, Vassilief CS, Ivanov IB. The close approach of cells to surfaces. Ann N Y Acad Sci 1987;516:502–512.
25. Sauk JJ, Van Kampen CL, Somerman MJ. Role of adhesive proteins and integrins in bone and ligament cell behavior at the material surface. In: Davies JE (ed). The Bone-Biomaterial Interface. Toronto: University of Toronto, 1991:111–119.
26. Thomsen P, Ericson LE. Inflammatory cell response to bone implant surfaces. In: Davies JE (ed). The Bone-Biomaterial Interface. Toronto: University of Toronto, 1991:153–164.
27. Carter DR, Giori NJ. Effect of mechanical stress on tissue differentiation in the bony implant bed. In: Davies JE (ed). The Bone-Biomaterial Interface. Toronto: University of Toronto, 1991:367–376.
28. Brunette DM. The effect of surface topography on cell migration and adhesion. In: Ratner BD (ed). Surface Characterization of Biomaterials, Progress in Biomedical Engineering, vol 6. Amsterdam: Elsevier, 1988:203–217.
29. Marsh PD. Host defences and microbial homeostasis: Role of microbial interactions. J Dent Res 1989;68:1567–1575.
30. Gibbons RT. Bacterial adhesion to oral tissues: A model for infection diseases. J Dent Res 1989;68:750–760.
31. Glantz PO. On wettability and adhesiveness. Odontol Revy 1969;20(suppl 17):1–132.
32. Eggen KH, Rölla G. Gel filtration, ion exchange chromatography and chemical analysis of macromolecules present in acquired enamel pellicle (2 hour-pellicle). Scand J Dent Res 1982;90:182–188.
33. Slomiany BL, Murty VLN, Zdebska E, Slomiany A, Gwozdzinski K, Mandel ID. Tooth surface pellicle lipids and their role in the protection of dental enamel against lactic acid diffusion in man. Arch Oral Biol 1986;3:187–191.
34. Tabak LA, Levine MJ, Mandel ID, Ellison SA. Role of salivary mucins in the protection of the oral cavity. J Oral Pathol 1982;11:1–17.
35. Hatton MN, Levine MJ, Margarone JE, Argurre A. Lubrication and viscosity features of human saliva and commercially available saliva substitutes. J Oral Maxillofac Surg 1987;45:496–499.
36. Pratt-Terpstra IH, Weerkamp AH, Busscher HJ. Microbial factors in a thermodynamic approach of oral streptococcal adhesion to solid substrata. J Colloid Interface Sci 1989;129:568–574.
37. Pratt-Terpstra IH, Weerkamp AH, Busscher HJ. The effects of pellicle formation on streptococcal adhesion to enamel and artificial substrata with various surface free energies. J Dent Res 1989;68:463–467.
38. Vassilakos N. Some Biophysical Aspects of Salivary Film Formation [doctoral dissertation]. Malmo, Sweden: Graphic Systems AB, 1992.
39. Embery G, Hogg SD, Heaney TG, Stanbuty JB, Green RDJ. Some considerations on dental pellicle formation and early bacterial colonization: The role of high and low molecular weight proteins of the major and minor salivary glands. In: Leach SA, Arends J (eds). Bacterial Adhesion and Preventive Dentistry. Oxford: IRL, 1984:73–84.

40. Kuboki Y, Teraoka K, Okada S. X-ray photoelectron spectroscopic studies of the adsorption of salivary constituents on enamel. J Dent Res 1987;66:1016–1019.
41. Rölla G, Rykke M, Gaare D. The role of acquired enamel pellicle in calculus formation. Adv Dent Res 1995;9:403–409.
42. Ruan MS, Paola C, Mandel I. Quantitative immunochemistry of salivary proteins in vitro to enamel and cementum from caries resistant and caries susceptible human adults. Arch Oral Biol 1986;31:597–601.
43. Sönju T, Glantz PO. Chemical composition of salivary integuments formed in vivo on solids with some established surface characteristics. Arch Oral Biol 1975;20: 687–691.
44. Baier RE, Glantz PO. Characterization of oral in vivo films formed on different types of solid samples. Acta Odontol Scand 1978;76:289–301.
45. Glantz PO. Adhesion to the surfaces of teeth. In: Leach SA (ed). Dental Plaque and Surface Interactions in the Oral Cavity. Oxford: IRL, 1980:49–64.
46. Glantz PO, Baier RE, Christersson CE. Biochemical and physiological considerations for modeling biofilms in the oral cavity: A review. Dent Mater 1996:12:208–214.
47. Jendresen MD, Glantz PO. Clinical adhesiveness of selected dental materials. An in-vivo study. Acta Odontol Scand 1981:39:39–45.
48. Sönju T, Skjörland K. Pellicle composition and initial bacterial colonization on composite and amalgam in vivo. In: Stiles HM, Loesche WJ, O'Brien TC (eds). Microbial Aspects of Dental Caries. Oxford: IRL, 1976:133–141.
49. Skjörland K. Auger analysis of the integuments formed on different dental materials in vivo. Acta Odontol Scand 1982;40:129–134.
50. Palaghias G, Eliades G. Characterization of oral films adsorbed on surfaces of dental materials in vivo [abstract 668]. J Dent Res 1992;71:599.
51. Eliades T, Eliades G, Brantley W. Microbial attachment on orthodontic appliances. I. Wettability and early pellicle formation on bracket materials. Am J Orthod Dentofacial Orthop 1995;108:351–360.
52. Lee SJ, Kho HS, Lee SW, Yong WS. Experimental salivary pellicles on the surface of orthodontic materials. Am J Orthod Dentofacial Orthop 2001;119:59–66.
53. Hannig M. Transmission electron microscopic study of in vivo pellicle formation on dental restorative materials. Eur J Oral Sci 1977;105:422–433.
54. Carlen A, Nikdel K, Wennerberg A, Holmberg K, Olsson J. Surface characteristics and in vitro biofilm formation on glass ionomer and composite resin. Biomaterials 2001;22:481–487.
55. Busscher HJ, Van der Mei HC. Physico-chemical interactions on initial microbial adhesion and relevance for biofilm formation. Adv Dent Res 1977;11:24–32.
56. Christersson CE, Dunford RG, Glantz PO, Baier RE. Effect of critical surface tension on retention of oral microorganisms. Scand J Dent Res 1989;97:247–256.
57. Bowden GMW, Li YH. Nutritional influences on biofilm development. Adv Dent Res 1997;11:81–99.
58. Vasin M, Rosanova J, Sevastianov V. The role of proteins in the nucleation and formation of calcium-containing deposits on biomaterial surfaces. J Biomed Mater Res 1998:39:491–497.
59. Quirynen M, Marechal M, Busscher HJ, Weerkamp AH, Darius PL, Van Steenberghe D. The influence of surface free energy and surface roughness on early plaque formation. J Clin Periodontol 1990;17:138–144.
60. Yamauchi M, Yamamoto K, Wakabayashi M, Kawano J. In vitro adherence of microorganisms to denture base resin with different surface texture. Dent Mater J 1990;9:19–24.
61. Weerkamp AH, Quirynen M, Marechal M, Van der Mei HC, Van Steenberghe D, Busscher HJ. The role of surface energy in the early in vivo formation of dental plaque on human enamel and polymeric substrata. Microb Ecol Health Disease 1989;2:11–18.
62. Skjörland KK, Sönju T. Effect of sucrose rinses on bacterial colonization on amalgam and composite. Acta Odontol Scand 1982;40:193–196.
63. Siegrist BE, Brecx MC, Gusberti FA, Joss A, Lang NP. In vivo early human dental plaque formation on different supporting substances. A scanning electron microscopic and bacteriological study. Clin Oral Implant Res 1991;2:38–46.
64. Leonhardt Å, Olsson J, Dahlén G. Bacterial colonization on titanium, hydroxyapatite and amalgam surfaces in vivo. J Dent Res 1995;74:321–326.
65. Hannig M. Transmission electron microscopy of early plaque formation on dental materials. Eur J Oral Sci 1999;107:55–64.
66. Hahn R, Weiger R, Netuschil L, Bruch M. Microbial accumulation and vitality on different restorative materials. Dent Mater 1993;9:312–316.
67. Yao Y, Grogan J, Zehnder M, et al. Compositional analysis of human acquired enamel pellicle by mass spectrometry. Arch Oral Biol 2001;46:293–303.
68. Quirynen M, Bollen CML. The influence of surface roughness and surface-free energy on supra- and subgingival plaque formation in man. J Clin Periodontol 1995;22:1–14.
69. Jenkins GN. The Physiology and Biochemistry of the Mouth, ed 4. Oxford: Blackwell, 1978:486–487.
70. Eliades G. Chemical and biological properties of glass-ionomer cements. In: Davidson CL, Mjör IA (eds). Advances in Glass-Ionomer Cements. Chicago: Quintessence, 1999:85–101.
71. White DJ. Dental calculus: Recent insights on occurrence, formation, prevention, removal and oral health effects of supragingival and subgingival deposits. Eur J Oral Sci 1997;105:508–522.
72. Hayashi Y. High resolution electron microscopy of the interface between dental calculus and denture resin. Scanning Microsc 1995;9:419–427.
73. Gaffar A, LeGeros RJ, Gambogi RJ, Afflitto J. Inhibition of formation of calcium phosphate deposits on teeth and dental materials: Recent advances. Adv Dent Res 1995;9:419–426.
74. Eliades T, Eliades G, Watts DC. Structural conformation of in vitro and in vivo aged orthodontic elastomeric modules. Eur J Orthod 1999;21:649–658.

75. Eliades T, Eliades G, Athanasiou AE, Bradley TG. Surface characterization of retrieved NiTi orthodontic archwires. Eur J Orthod 2000;22:317–326.
76. Palaghias G. Oral corrosion and corrosion inhibition processes—an in vitro study. Swed Dent J Suppl 1985;30:1–72.
77. Zanghellini G, Dykman AG, Reinberger V, Arends J. Deposit formation on prosthetic materials in vivo after one year: A quantitative study of twelve materials. Adv Dent Res 1995;9:443–449.
78. Addy M, Moran J. Mechanisms of stain formation on teeth, in particular associated with metal ions and antiseptics. Adv Dent Res 1995;9:450–456.
79. Steflik DE, McKinney RV Jr. Epithelial attachment to ceramic dental implants. Ann N Y Acad Sci 1988;523:4–18.

제 II 부

교정치료 환자를 위한 치주적 고려사항

Periodontal Considerations for the Orthodontic Patient

제 5 장

교정치료 환자의 치주검사

Periodontal Examination of the Orthodontic Patient

Giovanni E. Salvi
Christoph A. Ramseier

치주질환은 바이오필름에 의해 시작된 치주조직의 염증 상태를 의미한다. 치주염 환자는 임상적으로 치은의 발적(redness)과 종창(swelling), 그리고 탐침 시 출혈(bleeding on probing; BoP)을 동반한 탐침 깊이 증가 등의 증상을 나타낸다. 더 나아가 중증 단계(advanced)의 치주염에서는 치은 퇴축, 증가된 치아 동요도 및 치아의 위치 이동(flaring of teeth) 또한 나타나게 된다. 치주염의 진행 정도는 방사선사진으로도 관찰할 수 있다. 치주염에서 치은 염증과 치주 부착소실 및 치조골이 점진적으로 상실된다는 사실에 기초하여, 포괄적인 치주검사는 이러한 병리학적 변화를 설명하는 평가가 포함되어야 한다.

인간을 대상으로 한 연구 결과에 따르면, 바이오필름을 제거하고 치태 조절을 시행하면 대부분의 환자에서 치주조직이 건강하게 유지되었다고 보고되었다. 이러한 결과는 치아 교정을 포함하여 다음 단계의 치료를 위한 기초를 형성한다.

치주질환과 치아 위치 이상 및 이동과 같은 문제들을 가진 환자의 포괄적인 계획 및 치료에는 아래와 같은 내용이 포함되어야 한다.

1. 전신적인 진단 단계(Systemic phase) - 필요시 금연 프로그램 포함
2. 치주치료의 개시 단계(Initial phase)
3. 치아 교정치료를 포함한 교정 단계(Corrective phase)
4. 유지 치주치료를 포함한 유지관리 단계(Maintenance phase)

치료 목표

치주치료는 '세균 감염의 제거'를 목표를 포함하여 전략적이고, 정확하게 시행되어야 한다. 이러한 맥락에서, 적극적인 치주치료가 시행된 후 아래와 같은 임상적 결과에 도달할 수 있어야 한다.[1]

- 탐침 시 출혈(BoP)에 의해 측정되는 치주조직 염증의 감소되어야 한다. 환자의 탐침 시 출혈 비율이 전악에서 평균 25% 이하로 조절되어야 한다.[1]
- mm 단위로 측정되는 탐침 시 치주낭 깊이(PPD)에 있어서, 5 mm 이상의 잔존 치주낭을 없애야 한다.
- 다근치 이개부 병변이 1급을 넘지 않도록 조절되어야 한다.[2]
- 통증 및 불편감이 없어야 한다.

적극적인 치주치료를 통해 상기사항이 개선된 후, 환자는 지속적으로 정기적인 유지 치주치료를 받아야 한다.[3]

환자의 과거력 및 전신적 진단 단계

교정치료 환자의 치주적 문제를 평가하기 위해서 환자의 주소, 병용 약물을 포함한 환자의 전신 병력, 사회 및 가족력, 치과 병력, 구강 위생 습관, 흡연력, 상담 등에 대한 평가가 필요하다. 또한 치료에 영향을 미치는 의학적 위험 요소를 즉시 파악하기 위해 초기 치주검사 전, 환자들은 전신 건강에 관련된 설문지를 작성해야 한다. 치과치료를 받는 환자에게 발생하는 4가지 주요 의학적 합병증인 심혈관질환, 출혈장애, 감염 위험 및 알레르기 반응들은 관련 질환에 대한 병력 확인을 통해 예방할 수 있다. 설문지에서 위 해당사항이 존재하는 경우에는 예방 조치를 위해 의사 또는 전문가와의 협진이 필요하다.

치주질환의 가족력을 평가하는 것 또한 급진성 치주염의 경우에서는 유전적 요소가 작용하기 때문에 진단에서 중요하게 여겨질 수 있다. 하지만 교정치료 예정인 모든 치주질환 환자에게 위와 같은 이유로 체계적인 유전자 검사를 권유하는 것은 시기상조이다.

치과 병력을 조사할 때는 환자가 치아의 이동, 치아 동요도 증가, 식사 또는 양치 중 발생하는 치은 출혈, 저작기능장애 등의 치주염 증상을 호소하는지 살펴봐야 한다. 또한 양치질하는 빈도와 시간, 치간 칫솔 사용 여부, 가글을 포함한 추가적 구강위생용품 사용 등에 대한 환자의 구강위생 습관에 대한 정보도 알아봐야 한다.

부적절한 구강 위생과 더불어 흡연은 치주질환의 원인 및 병인에서 가장 중요한 위험 요소로 알려져 있다.[4,5] 따라서 모든 환자의 흡연 과거력(예: 현재 흡연 상태)을 조사해야 한다. 또한 흡연자의 경우 금연 프로그램에 참여하도록 적극적으로 유도해야 한다.

개시 단계

포괄적인 치주 검사를 마친 이후 치주치료의 개시 단계를 진행해야 한다. 이 개시 단계를 '원인-관련 치료(cause-related therapy)'라고도 한다. 이 단계의 목표는 치은연상 및 치은연하의 모든 침착물 및 그들의 유지인자(치근 파편, 치아 우식, 부적절한 형태의 수복물 등)를 제거하여 구강 내 세균 감염요인을 최대한 조절하는 것이다. 또한, 환자 스스로가 적절한 치태조절을 할 수 있도록 동기 부여가 필요하다.

치주치료의 개시 단계(즉, 감염의 조절) 동안 반복적으로 치태지수(plaque index; PI)가 기록되어야 하며 이 기록들은 자가 치태 조절의 개선에 사용될 수 있다.[6]

개시 단계(3~6개월) 후 치유 시간이 끝날 때, 치주 차트를 통한 재평가는 유지치료 및 추가 치주치료의 필요 여부를 결정하는 데 도움이 된다.

교정 단계

교정 단계에서 추가 치료의 필요성에 대한 평가는 개시 단계의 성공 여부를 먼저 평가한 후 이루어진다. 교정 단계의 목표는 치주조직 파괴로 인하여 발생된 문제를 해결하는 것이며, 이 단계에는 치주 및 임플란트 수술 및 보철 재건과 같은 치료를 포함한다.

환자의 협조도가 부족하다면 이는 치주 건강의 개선으로 이어질 수 없기 때문에 교정치료의 시작이 적절치 않을 수 있다. 연구 결과에 의하면, 적절한 치태 조절이 이뤄지는 환자에게 수행된 외과적 치주치료는 부착획득 및 치조골 증가를 얻을 수 있는 반면, 치태 조절이 잘 되지 않는 환자에 시행된 외과적 치주수술은 부가적인 치주조직의 파괴가 나타남을 알 수 있다.[7–11]

더 나아가, 임플란트 식립 예정인 환자라면 성공적으로 치주치료를 마친 후 임플란트 식립이 진행되어야 한다.[12]

유지 관리 단계

이 치료 단계의 목적은 재감염 및 질병의 재발을 예방하는 것이다. 관리 단계 동안 반복적으로 임상치주지수를 평가해야 한다. 이때 탐침 시 5 mm 이상의 잔류 치주낭(residual PPD) 깊이, 치아 및 임플란트 주변의 BoP, 이개부의 침범여부 등을 기록해야 한다. 치주 안정성을 평가하기 위해 관리 단계 동안 반복적인 BoP의 기록이 권장된다.[13,14] 적극적인 치주치료 후 자가 치태 관리와 더불어 정기적인 유지 관리를 시행한 환자는 효과적으로 치은염과 치주염을 조절할 수 있으며, 30년 이상의 연구 관찰 결과 치아상실 확률이 유의미하게 줄어들었다.[3]

관리 단계에서 재내원 간격은 반드시 환자의 개인적인 요구에 맞게 설정하는 것이 중요하다. 적극적인 치주치료 후 치주적 위험요소의 평가에 따라 어떤 환자는 재내원 간격이 3개월일 수 있지만, 다른 환자는 재내원 간격이 1년일 수 있다.[15]

다양한 기간의 모든 재내원에서 아래 사항이 평가 및 시행되어야 한다.

- 의학적 기왕력 및 흡연력 업데이트
- 암 검진을 위한 구강 내 검사
- BoP를 보이는 5 mm 이상의 치주낭에 대한 기록
- BoP를 보이는 5 mm 이상의 치주낭의 재치료
- 치아우식 예방을 위한 치면 연마 및 불소 도포

또한 지대치 형성 후 빈번하게 치아의 생활력 상실을 보이기 때문에 정기적으로 생활력 평가를 시행해야 한다.[16–18] 마지막으로 초기 인접면 우식증 검진을 위해 정기적인 치근단 방사선사진 촬영이 필요하다.

포괄적 치주검사

기본적 치주검사

교정치료를 위해 환자가 내원할 시, 치과의사는 치주 상태를 선별하고 치료 계획을 용이하게 수립하기 위해 '기본적 치주검사(basic periodontal examination; BPE)'를 수행해야 한다. '기본적 치주검사'의 목적은 교정 전 환자에 대하여 치주적으로 건강한지, 치은염 상태인지, 치주염 상태인지 판별하는 데에 있다.[19] 검사 시에는 치주 탐침을 사용하여 모든 치아와 임플란트를 평가하게 된다. 구강을 6분악으로 나누어 각 치아 또는 임플란트의 최소 2개 이상의 부위(예: 근심 협측, 원심 협측)에 치주 탐침을 가벼운 힘(0.2 N)으로 적용하여야 한다. 이때 각 분악에서의 가장 높은 점수가 사용된다.

BPE scores(기본적 치주검사 시의 점수 기준)

- 0점: PPD ≤3 mm, BoP 없음, 치석 또는 돌출된 충전물 없음
- 1점: PPD ≤3 mm, BoP 있음, 치석 또는 돌출된 충전

물 없음

- 2점: PPD ≤3 mm, BoP 있음, 치은 연상/연하 치석 그리고/또는 돌출된 충전물 있음
- 3점: PPD 4~5 mm
- 4점: PPD ≥6 mm

하나의 6분악 내에서 PPD가 6 mm 이상인 치면이 존재하는 경우 해당 분악은 4점을 받게 되며, 같은 분악 내의 다른 치아에 대한 추가 깊이 측정이 필요치 않게 된다. 환자의 전체 BPE score는 어느 부위든 가장 높은 BPE score에 의해 결정된다. BPE scroe 0, 1 또는 2에 해당하는 환자들은 각각 치주적으로 건강하거나 치은염에 속한다. BPE score가 3 또는 4인 분악이 있는 환자는 치주염 군에 속하게 되어 포괄적인 치주 검사를 받아야 한다.

치주 차트

포괄적인 치주검사는 구강 전체에 대한 치주 차트를 기록하여 실시된다. 이 검사에서는 각 치아 또는 임플란트 주변의 여섯 부위에 대한 아래 지수를 측정하게 된다.

- 탐침 치주낭 깊이(probing pocket depth; PPD)
- 탐침 시 출혈(bleeding on probing; BoP)
- 임상 부착 수준(clinical attachment level; CAL)
- 치근 이개부 병변 여부(furcation involvement)
- 치아 동요도
- 치태지수

탐침 치주낭 깊이(Probing pocket depth; PPD)

탐침 깊이란 치은 변연에서 치은열구나 치주낭의 기저부까지의 거리를 뜻하며 눈금이 매겨진 치주 탐침기(periodontal probe)를 사용하여 측정된다.

1~3 mm의 탐침 깊이는 치주 탐침상에서 검정색으로 표기되며, 4 mm 이상의 경우 붉은색으로 표시된다. 이를 통하여 치주질환이 이환된 범위와 심각성을 검사 즉시 인지할 수 있게 된다.

탐침 시 출혈(Bleeding on probing; BoP)

치주 탐침기를 가벼운 압력으로 적용했을 때 출혈이 발생한다면, 해당 부위는 '탐침 시 출혈 양성', 즉 염증이 존재한다고 평가된다.

임상 부착 수준(Clinical attachment level; CAL)

탐침 시 부착 수준 평가에 앞서 임상적으로 각 치아의 표면을 따라 백악법랑질경계에서 치은변연까지의 거리를 측정하여야 한다. 이후 이 거리에 PPD가 더해져 CAL이 계산된다. 이때 치은 퇴축이 있는 경우, 치은 변연에서 백악법랑질경계까지 거리는 음수로 표기되며, 이 경우 부착 수준은 위 측정값을 PPD에서 뺄셈을 통해 계산되어야 한다.

치근 이개부 병변(Furcation involvement)

치근 이개부의 치주조직 파괴의 여부 및 그 정도에 대한 상세한 검진은 적절한 진단과 치료를 시행함에 있어 매우 중요하다. 이개부의 침범 여부는 다근치(즉, 하악 대구치, 상악 대구치 및 소구치)의 모든 이개부 입구에서 기록된다. 이는 3 mm 눈금이 있는 곡선형 치주탐침기를 사용하여 측정된다.

Hamp 등[20]에 따른 치근 이개부 병변의 분류는 다음과 같다.

- 0급: 탐침으로 이개부 입구가 감지되지 않음
- 1급: 이개부 입구에서 수평 탐침 깊이가 3 mm 이하인 경우
- 2급: 이개부 입구에서 수평 탐침 깊이가 3 mm 초과인 경우
- 3급: 이개부 개통[즉, 치근이개부에 있는 치주조직의 '관

통형(through-and-through)' 파괴]

치아 동요도

Miller[21]에 따르면, 치아 동요도 증가는 다음과 같이 분류된다.

- 0도: '생리적인' 치아의 동요도
- 1도: 수평 방향으로 1 mm 미만의 동요도
- 2도: 수평 방향으로 1 mm 이상인, 육안으로 증가함이 관찰되는 동요도
- 3도: 수평 및 수직 방향의 동요도가 모두 있는 경우

치태지수

포괄적인 치주검사와 연관 지어, 환자의 구강 위생 습관을 평가하는 것은 필수적이다. 각 치아 또는 임플란트의 표면에 대한 치태 침착의 정도는 유무 판단으로만 표기된다.[6] 이때 치아 표면에 침착된 박테리아에 염색약을 적용하여 검사를 용이하게 한 후 기록하게 된다.

미생물학적 분석(Microbiologic analysis)

미생물학적 분석을 위한 박테리아의 샘플은 치주치료 전과 후에 구강의 각 사분면에서 가장 깊은 치주낭에서 표준화된 방식으로 수집하게 된다.

방사선학적 평가

치근단 방사선사진 또는 파노라마 방사선사진을 통한 방사선학적 평가는 치간골의 높이와 형태에 대한 정보를 제공한다. 방사선사진 분석을 통하여 수평 또는 수직적인 골 결손량을 추정할 수 있게 된다.

치주 진단을 위해서 치간 치조골 높이를 시각화하는 것은 매우 중요하다. 따라서 되도록이면, '평행 촬영법'으로 촬영한 치근단 방사선사진이 권장된다.[22]

임상사진과 진단 모형

앞서 언급한 임상 및 방사선학적 검사 후에 환자의 구강 상태를 사진 또는 캐스트로 만들어 종합적인 치주검사를 완료할 수 있다.

처치 전 개별 치아의 예후 평가

임상 및 방사선 검사 결과를 바탕으로 각 치아에 대한 치료 전 예후를 판단할 수 있다. 치료 이전의 예후와 관련해서는 다음 3가지 질문을 생각할 수 있다.

- 어느 치아가 안정적인가(secure)?
- 어느 치아의 예후가 의심스러운가(doubtful)?
- 어느 치아가 치료하기에 부적절한가(irrational to treat)?

이 분류의 목표는 치료 이전에 의심스러운 치아를 식별하고 그 예후를 안정적인 상태로 만드는 것이다. 치주치료 전에 예후가 의심스러운 치아는 아래 기준에 따라 식별될 수 있다.

- 2급 및 3급 치근이개부 병변
- 수직적 골 결손
- 치근의 2/3 이상에 이환된 수평 골소실

위에서 제시한 포괄적인 치주검사와 치료 전 예후판정을 바탕으로 치주질환의 원인에 대한 치료와 부가적인 술식이 이루어지게 된다. 또한 교정치료의 전과 후에는 치주질환 환자에 대한 반복적인 검사가 수행되어야 한다.

다음 사례 보고는 추가 치료의 필요성을 평가하기 위한 치주적 재평가를 포함하여 포괄적인 치료의 여러 단계를 보여준다.

사례 보고(Case presentation)

환자의 주소 및 BPE

전신질환이 없고 흡연 병력이 없는 27세의 여성이 치주치료를 위해 의뢰되었다. 본 환자는 비심미적인 상악 전

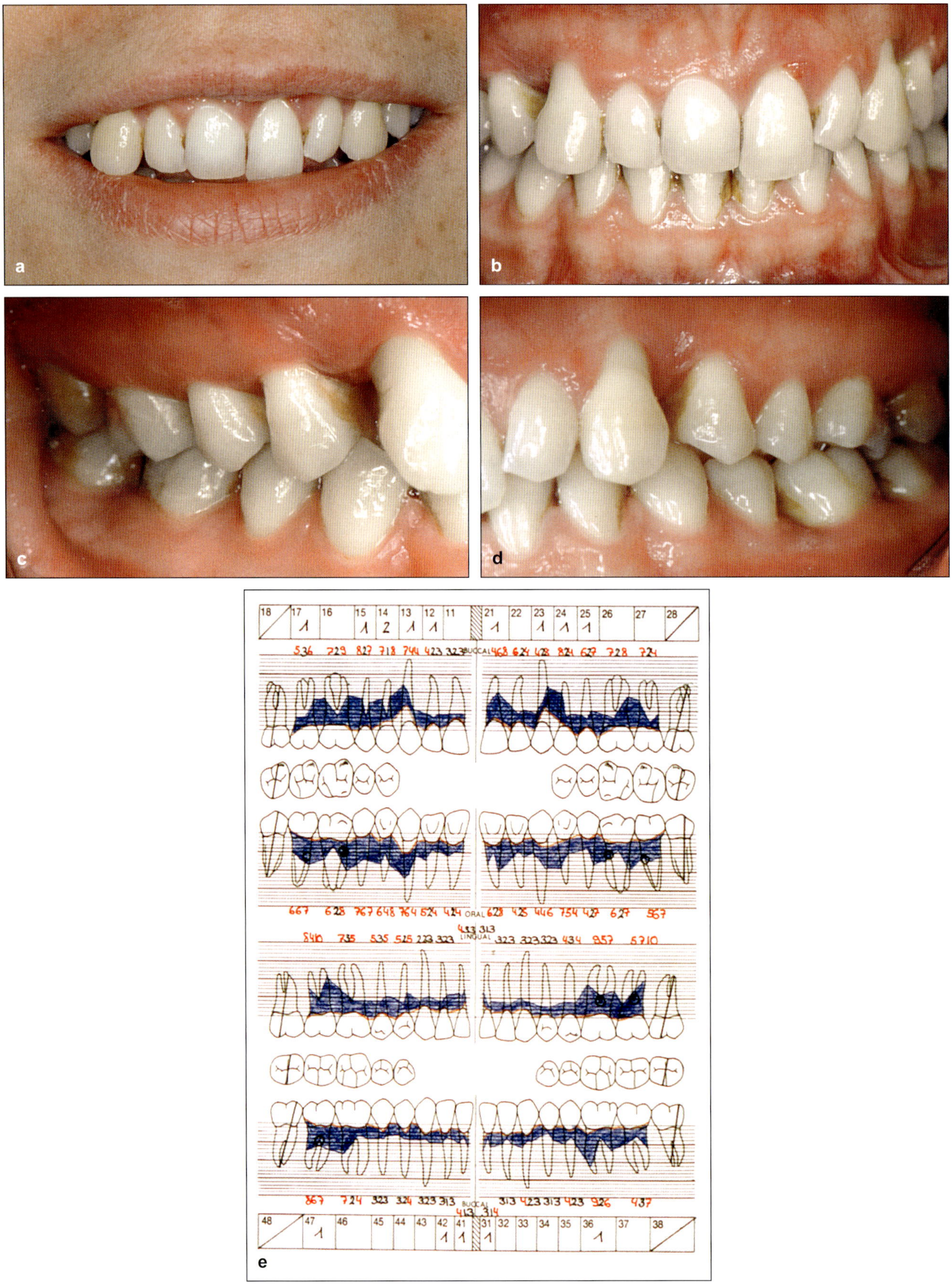

그림 5-1. a~d, 치료 전 미소선과 치열의 임상적 특징. e, 치료 전 치주 차트. *(계속)*

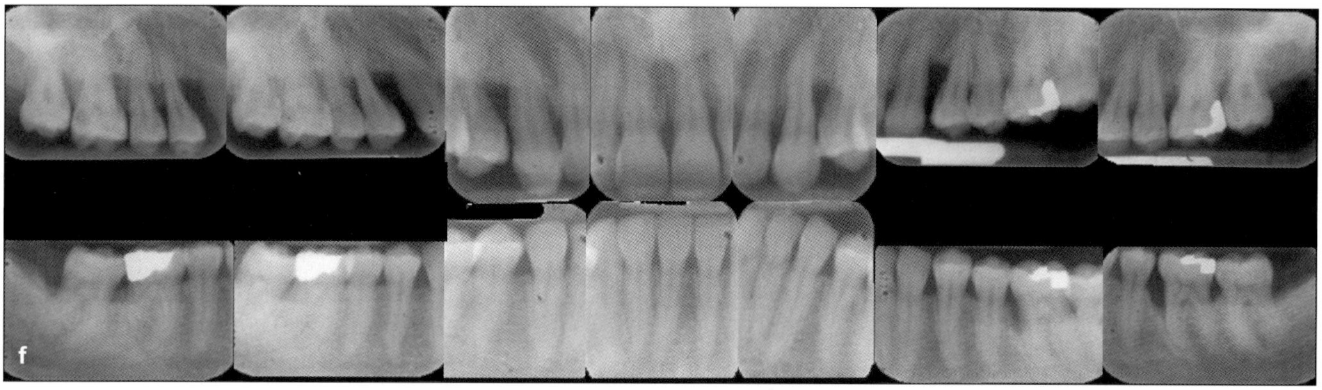

그림 5-1. *(계속)* **f**, 치료 전 방사선사진. *(계속)*

치, 증가된 치아의 동요도, 잇몸의 출혈을 호소하였다(그림 5-1a~d). 초진 치주 차트에서 전반적으로 증가된 치주낭 깊이, 치근 이개부 침범 및 치아 동요도 증가를 볼 수 있다(그림 5-1e). 초진 시 치근단 방사선사진에선 #14, 15, 23, 36, 47 치아에서 전반적인 수평적 골소실과 국소적으로 심한 골결손을 확인할 수 있다(그림 5-1f).

진단

본 환자는 치근 이개부 병변과 치아우식증을 동반한 전반적인 급진성 치주염으로 진단되었다.

치료 순서

전신적 진단 단계

환자가 전신적으로 건강하고 비흡연자이므로 건강 진단이나 금연 상담은 필요하지 않았다.

개시 단계

세균 감염을 치료하기 위해 다음과 같은 치료가 진행되었다.

- 구강 위생 상태 개선을 위한 환자 동기 부여, 후속 평가 및 재교육 시행
- 국소마취 후 치은연하 기계적 치태 제거
- #16, 26 치아의 치아우식 치료
- #46 치아의 근관치료

개시 단계 후 재평가

초기 치주 치료 8주 후 환자의 치주 상태를 재평가했다(그림 5-1g~j). 재평가 결과를 기반으로 추가적인 치료를 진행했다. 원인-관련 치료(cause-related therapy)를 마친 후, 치주염 재발 방지를 위해 환자의 정기적 재내원을 계획하였다.

교정 단계

낮은 치태와 탐침 시 출혈 점수(예: 5~10%)를 기반으로 상악 좌측 및 우측 사분면과 하악 구치부 영역에 치주판막술(그림 5-1k~m) 등이 교정 단계에서 진행되었다. #36 치아의 근심면에선 흡수성 차단막을 이용한 조직유도재생술이 시행되었다. 치주수술 후 치주 차트를 포함한 재평가를 실시하였다(그림 5-1n~p).

치아 위치 이상을 교정하고 심미 개선을 위해 상악 전치부에 교정치료를 진행하였다(그림 5-1q~s). 심미 개선을 위해 상악 전치부에 추가적으로 레진 치료가 진행되었다(그림 5-1t~v). 그림 5-1w 및 5-1x는 최종 재평가에서 환자의 치주 차트와 방사선학적 상태를 보여주고 있다.

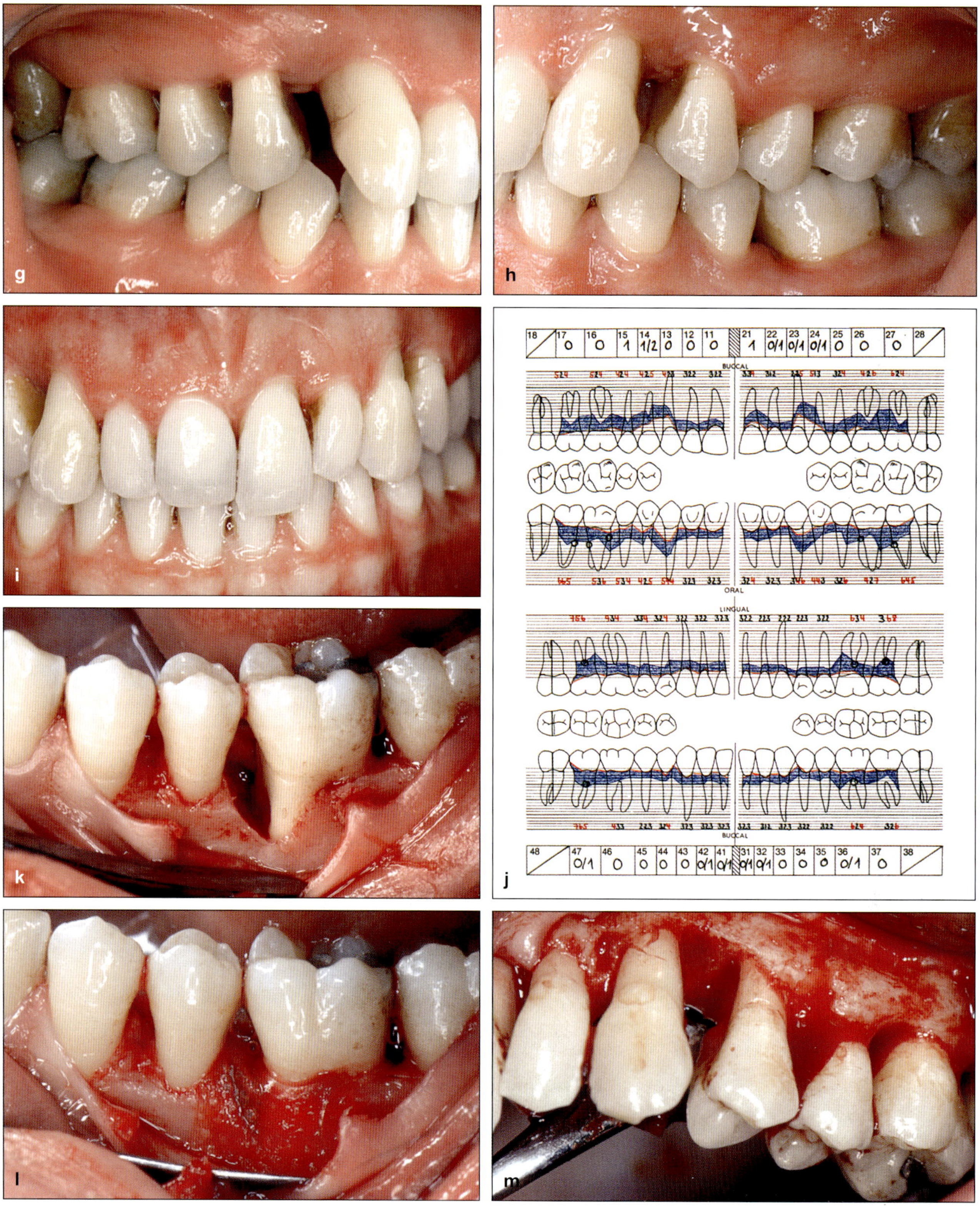

그림 5-1. *(계속)* **g~i**, 초기 치주치료 후 재평가 시 환자의 전방 및 측면 사진. **j**, 초기 치주치료 후 재평가 한 치주차트. **k~m**, 하악과 상악 좌측 사분면 술중 사진. *(계속)*

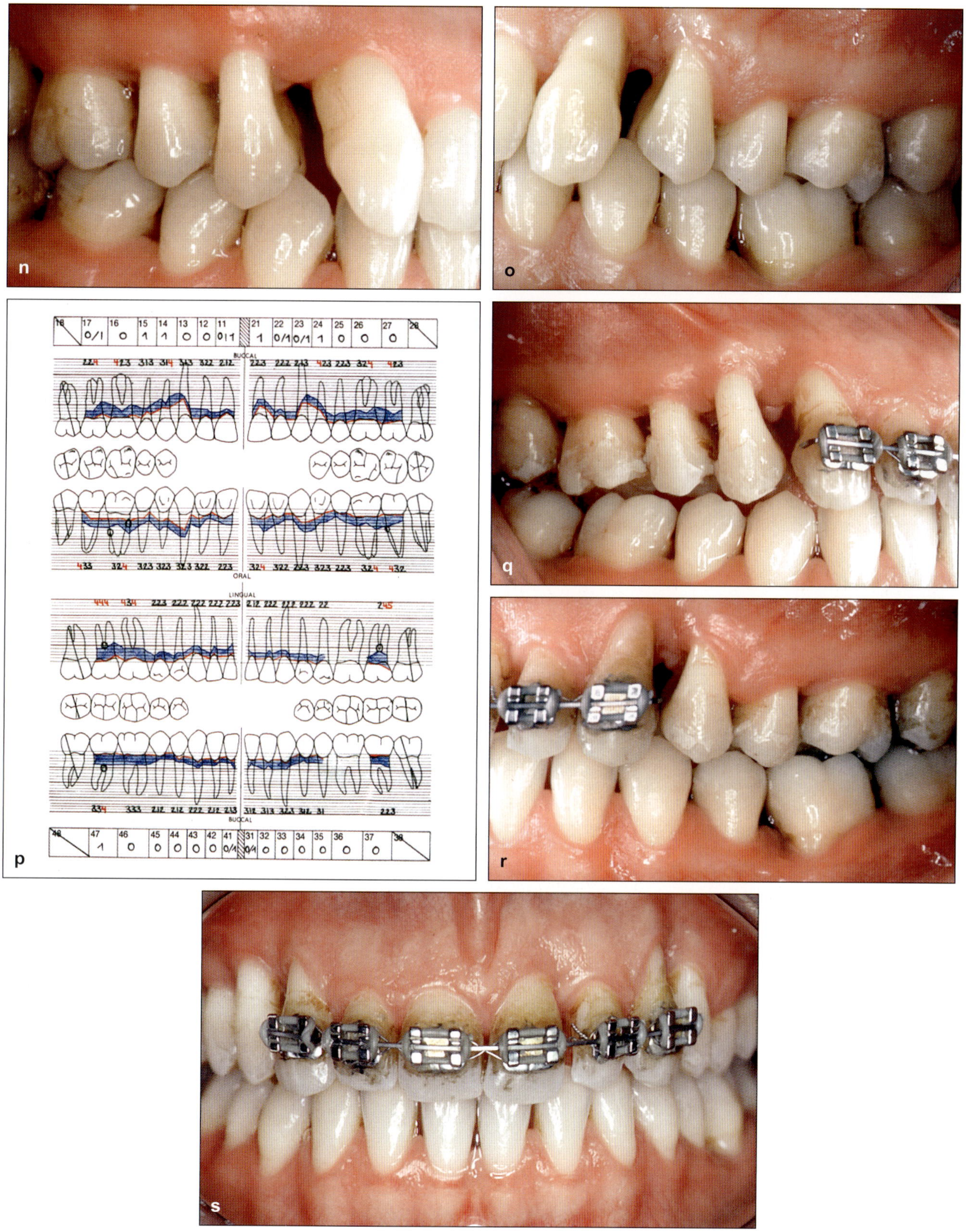

그림 5-1. *(계속)* n, o, 치주수술 후 재평가 시 환자의 측면 사진. p, 치주수술 후 재평가 한 치주 차트. q~s, 교정치료 중 환자의 전방 및 측면 임상 사진. *(계속)*

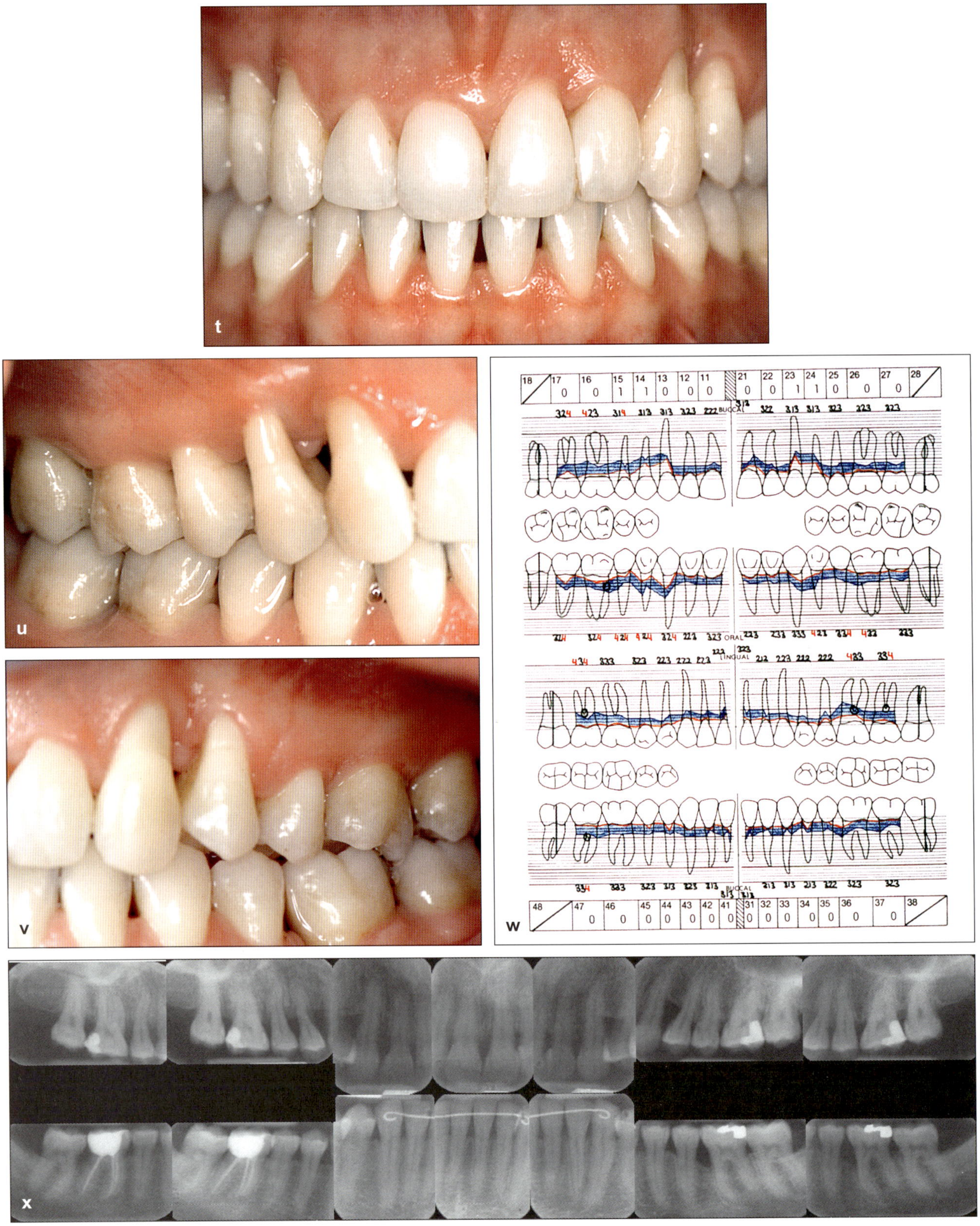

그림 5-1. *(계속)* **t~v**, 최종 재평가 시 환자의 전방 및 측면 사진. **w**, 교정 및 수복치료 후 최종 재평가한 치주차트. **x**, 최종 재평가 시 환자의 치근단 방사선 상태.

유지 관리 단계

치료 후 환자는 개별적 치주 위험 평가에 따라 정기적 유지 치주치료를 진행하였다.[15]

결론

전반적인 중증 치주염으로 진단받은 환자의 경우 모든 치아를 유지하기 위해선 남다른 노력을 기울여야 한다. 특히 젊은 환자들에서는 단일 및 다중 발치로 인해 임플란트를 이용한 보철적 재건이 필요할 수 있다. 이는 임플란트 식립이 전체 치료계획에 포함될 때 특히 중요한데, 그 이유는 치주질환에 이환된 경력이 있는 환자에서 임플란트 탈락이 치주염 병력이 없는 환자에 비해 유의미하게 높기 때문이다.[23]

4가지 치료 단계(전신적, 개시, 교정 및 유지 단계)의 기본 원칙을 이해했다면 상황에 따라 환자와 논의하여 치료계획을 변경할 수 있다.

참고문헌

1. Matuliene G, Pjetursson BE, Salvi GE, et al. Influence of residual pockets on progression of periodontitis and tooth loss: Results after 11 years of maintenance. J Clin Periodontol 2008;35:685–695.
2. Salvi GE, Mischler DC, Schmidlin K, et al. Risk factors associated with the longevity of multi-rooted teeth. Long-term outcomes after active and supportive periodontal therapy. J Clin Periodontol 2014;41:701–707.
3. Axelsson P, Nyström B, Lindhe J. The long-term effect of a plaque control program on tooth mortality, caries and periodontal disease in adults. Results after 30 years of maintenance. J Clin Periodontol 2004;31:749–757.
4. Ramseier CA. Potential impact of subject-based risk factor control on periodontitis. J Clin Periodontol 2005;32(suppl 6):283–290.
5. Kinane DF, Peterson M, Stathopoulou PG. Environmental and other modifying factors of the periodontal diseases. Periodontol 2000 2006;40:107–119.
6. O'Leary TJ, Drake RB, Naylor JE. The plaque control record. J Periodontol 1972;43:38.
7. Lindhe J, Nyman S. The effect of plaque control and surgical pocket elimination on the establishment and maintenance of periodontal health. A longitudinal study of periodontal therapy in cases of advanced disease. J Clin Periodontol 1975;2:67–79.
8. Nyman S, Rosling B, Lindhe J. Effect of professional tooth cleaning on healing after periodontal surgery. J Clin Periodontol 1975;2:80–86.
9. Nyman S, Lindhe J, Rosling B. Periodontal surgery in plaque-infected dentitions. J Clin Periodontol 1977;4:240–249.
10. Rosling B, Nyman S, Lindhe J. The effect of systematic plaque control on bone regeneration in infrabony pockets. J Clin Periodontol 1976;3:38–53.
11. Rosling B, Nyman S, Lindhe J, Jern B. The healing potential of the periodontal tissues following different techniques of periodontal surgery in plaque-free dentitions. A 2-year clinical study. J Clin Periodontol 1976;3:233–250.
12. Pjetursson BE, Helbling C, Weber HP, et al. Peri-implantitis susceptibility as it relates to periodontal therapy and supportive care. Clin Oral Implants Res 2012;23:888–894.
13. Lang NP, Adler R, Joss A, Nyman S. Absence of bleeding on probing. An indicator of periodontal stability. J Clin Periodontol 1990;17:714–721.
14. Joss A, Adler R, Lang NP. Bleeding on probing. A parameter for monitoring periodontal conditions in clinical practice. J Clin Periodontol 1994;21:402–408.
15. Lang NP, Tonetti MS. Periodontal risk assessment (PRA) for patients in supportive periodontal therapy (SPT). Oral Health Prev Dent 2003;1:7–16.
16. Bergenholtz G, Nyman S. Endodontic complications following periodontal and prosthetic treatment of patients with advanced periodontal disease. J Periodontol 1984;55:63–68.
17. Lang NP, Pjetursson BE, Tan K, Brägger U, Egger M, Zwahlen M. A systematic review of the survival and complication rates of fixed partial dentures (FPDs) after an observation period of at least 5 years. II. Combined tooth-implant-supported FPDs. Clin Oral Implants Res 2004;15:643–653.
18. Lulic M, Brägger U, Lang NP, Zwahlen M, Salvi GE. Ante's (1926) law revisited: A systematic review on survival rates and complications of fixed dental prostheses (FDPs) on severely reduced periodontal tissue support. Clin Oral Implants Res 2007;18(suppl 3):63–72.
19. Mombelli A, Schmid J, Walter C, Wetzel A. Parodontologie. Qualitätsleitlinien für Zahnmedizin. Swiss Dent J 2014;124:261–267.
20. Hamp SE, Nyman S, Lindhe J. Periodontal treatment of multirooted teeth. Results after 5 years. J Clin Periodontol 1975;2:126–135.
21. Miller SC. Textbook of Periodontia; Oral Medicine, ed 3. Philadelphia: Blakiston, 1950.
22. Updegrave WJ. The paralleling extension-cone technique in intraoral dental radiography. Oral Surg Oral Med Oral Pathol 1951;4:1250–1261.
23. Sgolastra F, Petrucci A, Severino M, Gatto R, Monaco A. Periodontitis, implant loss and peri-implantitis. A meta-analysis. Clin Oral Implants Res 2015;26:e8–e16.

제**6**장

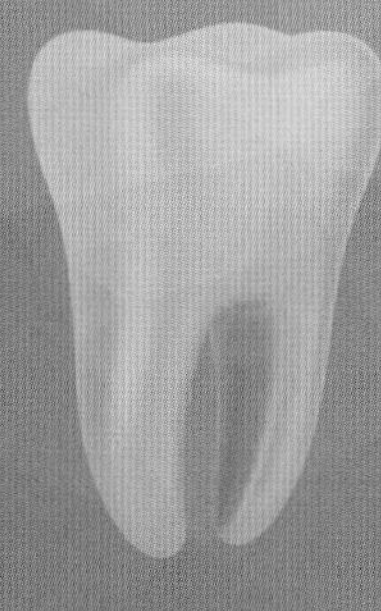

교정치료 환자에서 치은 퇴축의 원인과 치료

Etiology and Treatment of Gingival Recessions in Orthodontically Treated Patients

Raluca Cosgarea
Dimitrios Kloukos
Christos Katsaros
Anton Sculean

치주조직의 해부

치주조직을 뜻하는 'periodontium'이라는 단어는 그리스어로 주변이라는 뜻인 'peri'와 치아를 의미하는 'odont'에서 유래하여, 치아를 지지하는 주변의 조직을 의미한다. 치주조직은 치주인대, 백악질, 치조골, 그리고 치면과 닿아있는 치은을 포함한다. 각각의 구조들은 치주조직의 기능을 협동적으로 상호작용할 수 있도록 분화된 구조를 가진다. 치주조직은 나이나 형태학적인 변화에 맞추어 기능적인 변화를 한다. 이어질 내용들은 건강한 치주조직을 기준으로 기술되었다.

치근백악질

치근백악질은 치근을 둘러싸고 있는 단단한 무혈관성의 광화된 결합조직으로, 무게 비율로 55%가 수산화인회석(hydroxyapatite)으로 구성되어 있다. 종종 백악법랑질경계를 넘어서까지 존재하기도 한다. 이 조직의 주된 역할은 치주인대 섬유가 치근에 달라붙을 수 있도록 하는 것이며, 추가적으로 치근에 결손이 생길 경우 회복을 하는 역할, 치수의 보호, 새로운 환경에 맞춘 치아의 위치 조정 등의 역할을 한다.[1–3]

세포의 유무, 콜라겐 기질의 유무에 따라 네 종류의 백악질로 분류된다. 무세포성

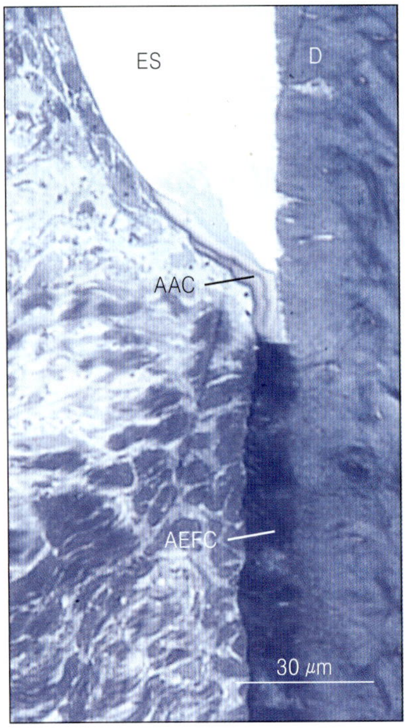

그림 6-1. 백악법랑질경계의 AAC와 그 하방의 AEFC의 조직학적 사진. D: 덴틴, ES: 에나멜 공간(toluidine blue 염색). (출처: Bosshardt.[3])

무섬유성 백악질(acelluar afibrillar cementum; AAC), 무세포성 외인성 섬유백악질(acellular extrinsic fiber cementum; AEFC), 세포성 혼합중층 백악질(cezllular mixed stratified cementum; CMSC), 세포성 내인성 섬유백악질(cellular intrinsic fiber cementum; CIFC)로 분류된다(그림 6-1).[3] 각각은 다양한 기능, 치근에서 분포하는 위치, 생성되는 속도, 생화학적 조성 및 광화의 정도가 다르고, 치아의 종류 및 환자의 연령과 같은 다양한 요소들에 따라 다르게 분포한다(표 6-1).

백악질은 치아의 일생 동안 점점 두꺼워지며, 생리학적인 리모델링 과정을 겪지 않는다. 다양한 형태의 백악질은 두께가 늘어나는 속도마저 종류에 따라 다르다. 예를 들어, 치주 재생 과정에서 CIFC에 비해 이상적인 재생으로 생각되는 AEFC는 매우 느린 속도(1년에 2~5 μm)로 자라

표 6-1. 4가지 종류 치근백악질의 특성

	위치	조성 및 특징	기능
AAC	백악법랑질경계에 위치함. 치경부 법랑질의 일부 부위를 덮기도 함.	• 세포나 교원섬유가 없음. • 콜라겐이 포함되지 않은 단백질의 조성이 높음. • 층판 구조를 가짐.	Sealing 기능을 가질 수 있음.
AEFC	치관부 및 치근의 중간 1/3 부위.	• 세포가 없음. • 콜라겐 섬유가 치밀하게 매입되어 있는 콜라겐 기질. • 콜라겐 섬유 한쪽은 상아질에 부착하고 다른 한쪽은 치주인대와 연결됨(샤피 섬유). • 석회화가 일어나는 AEFC의 전방부에는 매우 많은 수의 치주인대 섬유가 매입되어 있음(30,000/mm^2). • Bone sialoprotein, osteopontin과 같은 비콜라겐성 단백질이 풍부함. • 균일한 구조를 가짐.	치아 부착 및 고정.
CMSC	치근과 치근 분지부의 하방 1/3에서 2/3지점.	• AEFC와 CIFC가 혼화되는 중간 지점(균일하지 않은 두께 및 배열을 보임). • 백악세포와 내재된 섬유들이 존재함.	적응성 기능(치아가 새로운 환경에 노출될 시 CIFC 층이 적응에 도움을 줌), 치아와의 고정(AEFC 층).
CIFC	CMSC의 구성 중 일부이나, AEFC 없이 홀로 발견되기도 함. 주로 치근의 흡수와 관련된 결손부에서 관찰되며 보통 치근첨 부위임.	• 내인성 콜라겐 섬유들이 존재함(조골세포에서 기인하여 치근의 장축을 따라 배열된 섬유). • 세포들이 매입되어 있음(백악세포). • 매입된 세포들에 기인한 빠른 기질 침착이 일어남.	파절이나 흡수로 인한 결손부의 회복.

는 반면, 동물실험에서 관찰한 결과 CIFC는 이보다 30배 더 빠르게 늘어나고 치근의 결손부에 빠르게 침적된다.[1,2]

치주인대

치주인대는 고도로 혈관화되어 있고 섬유들이 매입되어 있으며, 많은 세포들을 포함하고 있는 결합조직이다. 이는 치아를 둘러싸고 있으며, 치근 백악질과 인접한 치조골을 연결해준다(그림 6-2). 치주인대는 상방으로는 치조정 및 치은의 고유층에서부터 하방으로는 치수까지 연결된다.[3] 모래시계와 같은 모양을 가지고 있으며, 평균적으로 0.25 mm의 두께를 가진다(0.2~0.4 mm). 중간 1/3 지점에서 가장 얇으며, 나이가 듦에 따라 줄어든다. 치주인대의 기능은 완충작용을 하는 것이며, 저작 시 교합력을 받게 되면 교합력을 치조골로 분산시키는 역할을 한다. 치주인대는 치아가 주변 치조골에 부착하는 데 필수적인 요소이며, 치주인대의 두께, 높이, 질 등이 치아의 동요도에 있어서 중요한 역할을 한다.[1-3]

치주인대에서는 섬유아세포, 백악아세포, 조골세포, 파골세포, 단핵구, 대식세포, Malassez 상피 잔사, 미분화 간엽세포 및 줄기세포 등 다양한 세포들이 관찰된다. 따라서 치주인대는 광화된 조직을 만드는 세포들의 저장 공간이 될 수 있으며, 상처 회복 및 재생에 있어서 필수적인 역할을 한다. 이러한 세포들은 콜라겐 섬유와 비콜라겐성 단백질이 풍부한 세포외기질에 매입되어 있다. 추가적으로 다양한 신경 및 혈관과 세포들이 섬유들 사이에 존재한다. Malassez 상피 잔사(Hertwig 상피치근막의 잔존)는 치근 주변에 위치하여 치주조직의 항상성 및 회복에 관여하는 것으로 생각된다. 섬유아세포는 콜라겐 섬유를 따라 배열되어 세포외기질의 합성과 리모델링에 관여한다.[1-3]

콜라겐 섬유는 치근백악질과 치조골 사이에서 3차원적으로 나뉘어진 묶음 단위로 분류된다. 이러한 섬유들은 샤피섬유와 함께 치근백악질과 치조골을 연결하고, 치근면이나 치조골의 리모델링에 따라 그 수에 있어서 변화가 생긴다. 섬유들 중 일부는 옥시탈란 섬유로 불리고, 치근과 평행하게 주행하며 백악질에 매입되어 있는 형태이다.[3]

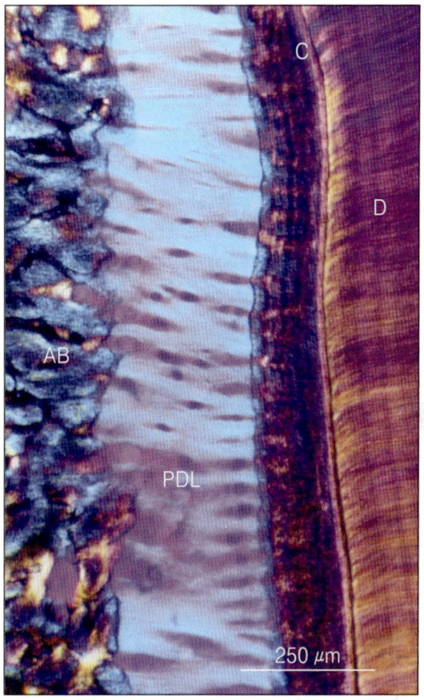

그림 6-2. 치주인대(PDL)의 조직학적 사진. 콜라겐 섬유와 백악질(C), 그리고 치조골(AB)이 관찰됨. D: 상아질. (출처: Bosshardt.[3])

치조골

치아의 발생과 함께 악골에서 연결되는 형태로 치조골이 발달하게 된다. 치조골은 무게비로 60% 정도의 석회화된 조직(주로 hydroxyapatite)으로 구성되어 있으며, 단단하게 석회화된 치밀골 부위와 골수 및 해면골 부위로 나누어질 수 있다.[2] 치밀골은 lamellae들로 구성되어 있고, 안쪽의 치밀골 판은 치조골을 구성한다. 치조제가 매우 얇은 경우 바깥쪽과 안쪽의 치밀골판이 유합되는 경우도 있다.[3] 해면골은 골소주, 지방세포, 혈관구조 및 미분화된 간엽세포 등을 포함하고 있으며, 치아 사이의 격벽을 주로 구성하고, 협측 및 구개측 골판에도 일부 존재한다. 골소

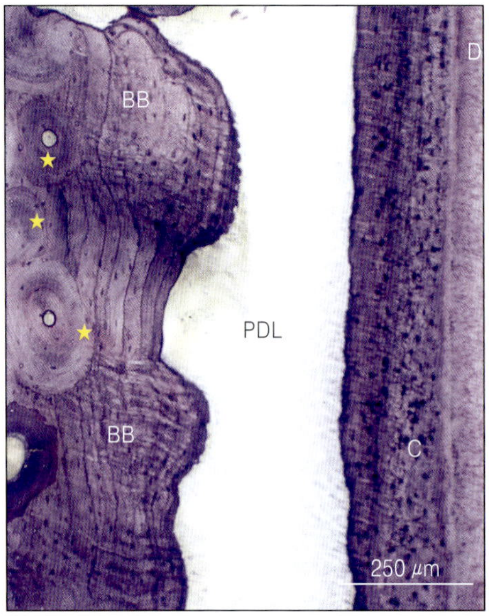

그림 6-3. 다발골(BB), 골원(★), 백악질(C), 상아질(D), 그리고 치주인대(PDL)가 관찰됨. (출처: Bosshardt.[3])

주의 크기와 형태는 태어날 때 유전적으로 결정된 이후에는 치아에 가해지는 힘과 연관되어 변하게 된다(즉, 저작 또는 교정).

안쪽의 치밀골 판으로 구성되는 치조골은 골원[osteon: 석회화된 골층판들이 혈관이 지나가는 하버시안(Haversian) 관을 중심으로 하여 둘러싸고 있는 구조적 단위; 그림 6-3]들로 구성되어 있고, 얇은 다발골층이 있다. 종종 다발골은 치조골의 리모델링에 의해 발견되지 않는 경우들도 있다. 치조골 벽은 볼크만 관이라고 불리는 구멍들이 있고, 이 구멍들을 통해 치주인대를 골수 공간과 연결하고, 신경섬유, 혈류, 림프관들이 연결된다. 치조골 벽과 평행하게 얇은 다발골층이 형성된다. 다발골 안으로는 샤피 섬유들이 매입되어 있다(그림 6-3).

치주적으로 건강한 환경에서 치조제는 백악법랑질경계의 2 mm 하방에 존재한다.[3] 치조골의 두께는 치아의 위치에 따라 다른데, 구치부에서는 협측 골이 설측 및 구개측보다 두껍고, 전치 및 소구치 부위에서는 협측 골이 설측 및 구개측보다 얇다. 치조골벽은 구치부에서 더 두껍고, 전치부 협측이 더 얇다. 치아의 협측면에는 치조골이 없는 경우도 있을 수 있다. 이는 열개와 천공으로 구분되는데, 열개의 경우는 치근의 상방 부위가 골로 덮히지 않은 경우이고, 천공은 상방부는 골로 덮여있으나 중앙 부위만 노출이 된 경우를 말한다. 이러한 경우에 치근은 치주인대와 그 위를 덮는 치은조직으로만 덮여 있게 된다.[2] 이러한 결손부는 치아가 치열궁 밖에 위치할 때 생길 수 있다.

치조골은 그 안에 박혀 있는 치아의 형태에 따라가게 되며, 기능적 요구에 따라 골흡수와 골침착이 공존하는 지속적인 리모델링 과정을 거친다. 치아의 마모에 대한 대응으로 일생 동안 치아는 지속적인 맹출과 근심 이동을 한다. 교정적인 치아 이동이나 생리적으로 허용 가능한 범위 이상의 힘이 치아에 가해질 경우 치주인대는 과도하게 압축되게 되고, 그 부분의 치조골은 흡수된다. 반면 반대편의 치주인대는 늘어나게 되고, 골침착이 가속화된다.

치은

치아와 접하고 있는 치은 부위는 치은의 치조정 상방 부위를 의미하며, 구강 내의 미생물과 미생물의 산물들이 하방의 치주조직으로 침투하지 못하도록 보호하는 역할을 한다.

치은은 상부로는 치은 경계부, 하방으로는 전정 부위의 점막치은경계까지 위치하며(그림 6-4a), 구개측으로는 경구개의 점막 부위까지(그림 6-4b), 설측으로는 구강저의 점막 부위까지 위치하게 된다(그림 6-4c). 치관측으로 치은열구는 약 0.5 mm 정도가 보통 존재하며, 치간 부위는 치간 유두로 채워져 있다. 치은은 부착치은과 유리치은으로 구분된다. 유리치은은 치관부에 위치하며, 작은 물리적인 힘으로도 움직이며 매끈한 표면을 가진다. 1~2 mm가량의 두께로 백악법랑질경계의 외형을 따라 존재한다.[1] 종종 하방으로 귤껍질 모양의 표면 점몰을 나타낸다. 부착치은은 유리치은과 치은점막경계의 사이에 위치하며, 1~10 mm가량의 두께를 가진다.[1] 구개측으로는 부착 점막이 유리치은 위치까지 연장되어 있으므로, 구개측에는 유동성 점막이 존재하지 않는다.

조직학적으로 치은은 3가지의 상피로 구분된다. 접합 상피, 치은열구 상피, 구강 상피로 구분되며, 상피의 종류와 별개로 결합조직 고유층 역시 존재한다.

- 구강 상피는 저작점막의 일부로, 편평화된 각화 상피이며, 기저층, 유극층, 과립층, 각화층으로 구분된다. 구강 상피는 접합 상피에 비해 투과도가 더 낮다.
- 치은열구 상피는 구강 상피와 접합 상피 사이의 부분으로, 치은열구의 외벽 부위에 위치한다. 구강 상피와 비슷한 구조를 가지나, 대부분 부각화되어 있고, 투과도 역시 접합상피에 비해서 낮다.
- 접합 상피는 치은열구의 하방에서부터 백악법랑질경계에 해당하는 부위로, 약 1.5 mm 정도의 길이를 가진다. 비각화되어 있는 상피이며, 기저층과 기저상층으로 구분된다. 접합 상피의 제일 안쪽에 있는 세포들은 기저층과 반교소체(hemidesmosome)를 통해 치아와 부착을 형성한다. 투과도가 높아서 조직의 방어 기전에 중요한 역할을 한다(예: 접합 상피를 통해 다형핵백혈구와 같은 세포들이 조직열구액과 함께 분비된다).[4]
- 치은 결합조직은 대부분 섬유아세포로 구성되어 있으며, 콜라겐 섬유의 형성과 리모델링의 중요한 역할을 한다.[4] 콜라겐 섬유들은 3차원적으로 다발 형태를 이루며 배열되어 있으며, 치은의 형태를 생성한다. 또한 인접 치아와 연결되어 있고 치은으로 향하는 혈류가 포함되어 있어, 영양분 및 대사에 필요한 세포 및 물질들을 제공하는 역할을 한다.

접합 상피는 기능적, 구조적으로 치주조직의 건강을 유지하는 데 중요한 역할을 한다.[4] 접합 상피는 치아의 목 부

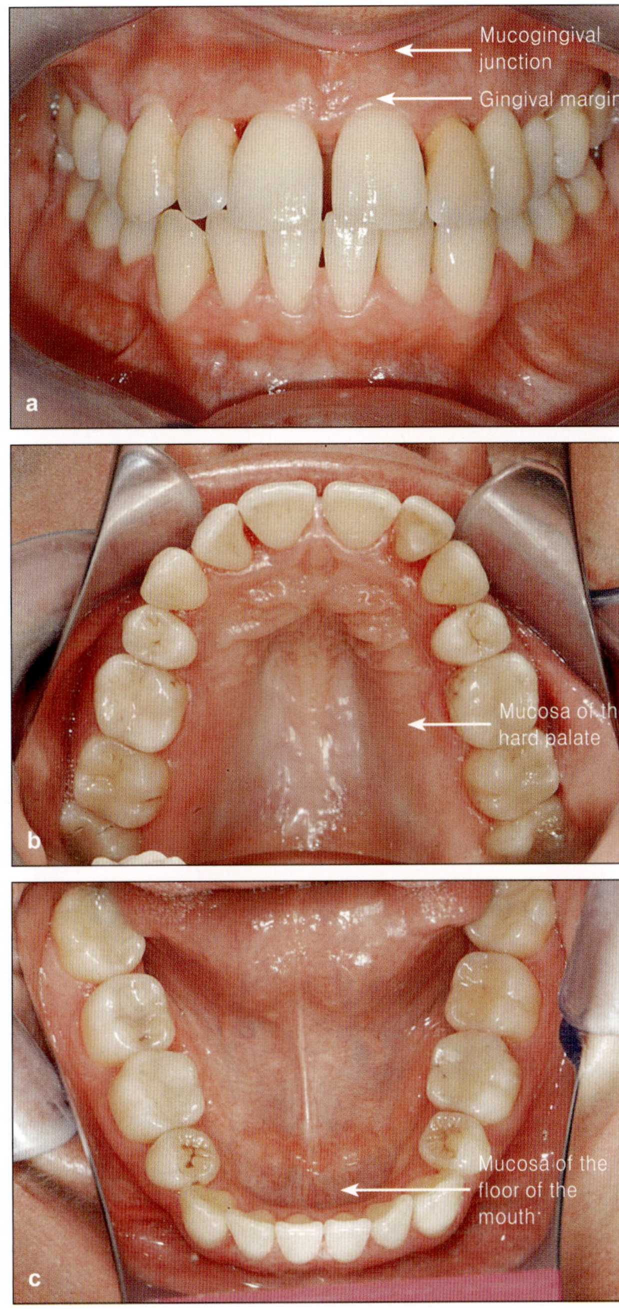

그림 6-4. 치은의 임상 사진. **a**, 전방에서 보이는 치은점막경계와 치은 경계, 그리고 전정의 점막. **b**, 상악 경구개 부위의 점막을 보여주는 교합면 사진. **c**, 구강저의 점막을 보여주는 교합면 사진.

분을 둘러싸며, 치아 표면에 부착된 미생물 및 바이오필름으로부터 치주조직을 보호하는 역할을 한다.

치은의 생체형(biotype)/표현형(phenotype)

치아와 치주의 형태학적 특성을 고려할 때 치은의 다양

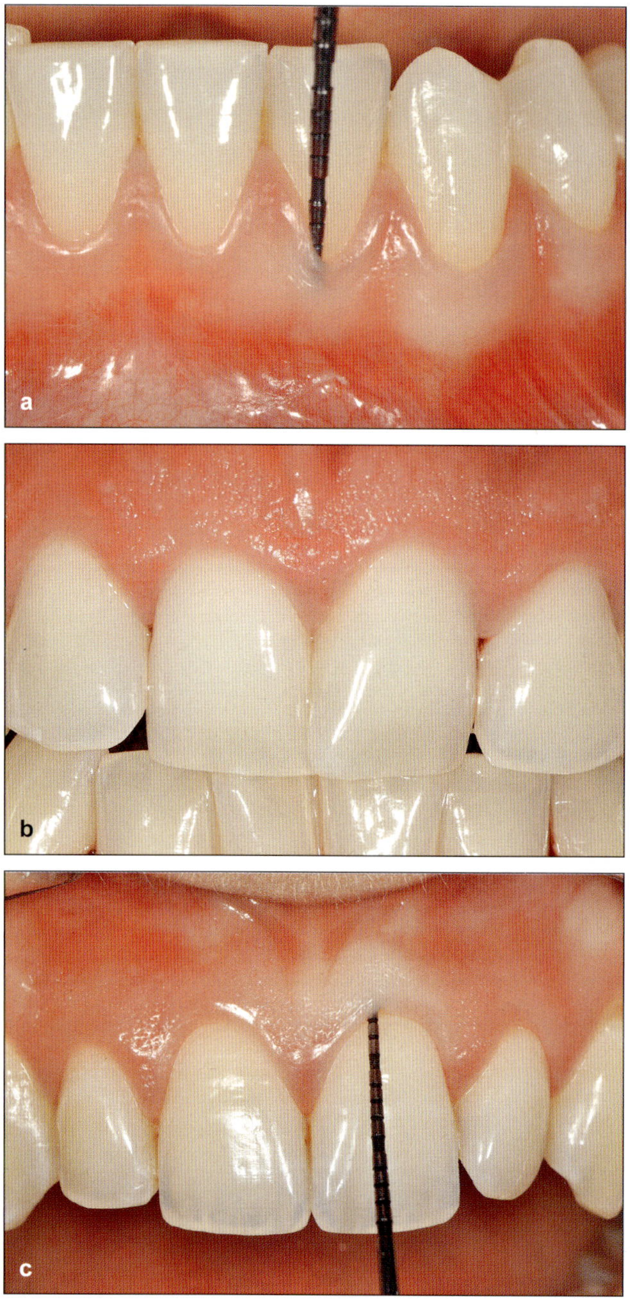

그림 6-5. a, 얇고-굴곡진(thin-scalloped) 생체형(A1군). b, 두껍고-평평한 생체형(B군). c, 두껍고 굴곡진(thick-scalloped) 생체형(A2군).

한 생체형이 인정되고 있다. 1969년 Ochsenbein과 Ross는 치은을 두껍고-평평한(thick-flat) 형태와 얇고-굴곡진(thin-scalloped) 형태 2가지로 나누어 주요 치은 표현형을 기술하였다.[5-7] 1989년 후반 Seibert와 Lindhe는 치은 생체형이라는 용어를 도입하며 서로 다른 치은 생체형의 존재를 확인하고 두껍고-평평한 것과 얇고 굴곡된 형태로 분류하였다.[8] Olsson 등[9]에 따르면 얇고-굴곡진 형태의 치은 생체형은 부착된 각화조직의 좁은 영역과 뚜렷한 굴곡 형태의 치은 윤곽을 가지며, 길고 좁은 치관을 가지는 특징이 있다. 두껍고-평평한 치은 생체형은 넓은 각화된 부착치은을 가지며, 다소 짧고 넓은 치관을 가진다. 그러나 Olsson 등[9]의 조사에 의하면 2가지 생체형 간의 치은 두께에 대한 유의미한 통계적 차이는 발견되지 않았다.

20년 후인 2009년에 서로 다른 치은 생체형은 100명의 군집 분석에서 3개의 군으로 나뉘었다.[10] A1군은 얇고-굴곡진(thin-scalloped) 생체형으로 얇은 치아를 가진 얇은 치은, 얇은 각화조직 영역, 그리고 심한 굴곡의 치은 변연을 가지며, 조사된 표본의 1/3(37%)에서 발견되었다(그림 6-5a). 군집 B는 두껍고-평평한 생체형으로 사각형의 치아를 가진 두꺼운 치은, 넓은 각화조직의 영역, 평평한 치은변연을 가지며 연구 대상의 다른 1/3(29%)에서 발견되었다(그림 6-5b). 나머지 피험자(34%)에서 발견된 세 번째 군집(A2군)은 이전 두 군집의 혼합 형태였으며, 가늘고 긴 치아 주변에 두꺼운 치은과 굴곡진(scalloped) 모양의 치은 변연과 얇은 각화조직의 존재를 특징으로 한다(그림 6-5c). 또한, 여성에 비해 남성에서 통계적으로 유의미하게 높은 비율로 두꺼운 치은 생체형을 보였다(84% 대 45%).[10-12] 3가지 치은 생체형, 즉 얇고-굴곡진(thin-scalloped), 두껍고-평평한(thick-flat), 그리고 두껍고-굴곡진(thick-scalloped) 생체형의 존재는 최근의 systematic review에서 확인되었다.[13] 저자들은 치은 두께와 뼈 형태 사이의 강한 양의 상관관계를, 치은 두께와 각화조직의 양에서 중간 정도의 양의 상관관계를 발견했다. 그러나, 치아, 치은, 그리고 뼈의 크기는 약함에서 중간 정도의 상관관계를 보였다.[13]

치주 및 임플란트-주위 질환 및 상태 분류에 관한 세계 워크숍의 최근 합의문에서, 협측 골의 두께(골 형태)와 각화조직의 폭(치은 표현형)과 치은의 부피를 포함하는 치은의 형태를 표현하기 위해 치주 표현형이라는 용어가 권장되었다.[14,15] 또한, 워크숍에서 표현형이 환경적 요인이나 임상적 개입으로 변화 가능한 치은의 특성이라고 명시하였다.

사용된 용어와 상관없이 치은과 그 하방의 골의 다른 구조는 심미적 수복, 치주 및 임플란트 치료의 결과에 영향을 미치는 것 같다.[16-20] 얇은 치은 생체형은 치은 퇴축의 더 많은 발생,[9,16,21] 적은 치주낭 형성, 얇은 전정 골판의 소실, 외과적 개입 후 더 빈번한 예측할 수 없는 치유, 그리고 발치 후 더 광범위한 근단측 및 설측 융기의 흡수와 관련이 있다.[16] 치은 퇴축은 얇은–굴곡의 생체형을 가진 환자에서 즉시 단일–치아 임플란트 부위에서 더 자주 발생했다.[22,23] 반대로, 두껍고–평평한 치은 생체형은 치주낭의 형성과 부종을 동반한 치은 탐침 시 출혈, 수술 후 경조직과 연조직의 더 예측 가능한 치유와 발치 후 치조제 흡수의 감소와 관련이 있다.[16] 이 생체형은 치관 확장술 후 더 많은 연조직의 회복, 치은 퇴축 피개 절차에서 더 예측 가능한 예후,[24] 그리고 임플란트의 더 성공적인 심미적 결과와 관련이 있다.[17-20] 치은 생체형이 교정치료 중 하악 절치에서 치은 퇴축의 발생에 미치는 영향을 평가한 최근 연구에서 얇은 치은 생체형을 가진 환자는 교정의 유형에 관계없이 치은 변연의 변화를 겪을 가능성이 더 높은 것으로 나타났다.[25] 이 연구는 또한 얇은 치은 생체형과 치아의 경사는 각화 조직의 소실과 관련이 있음을 보여주었다.[25]

따라서, 치은 생체형에 대한 정확한 평가는 예측 가능한 치과 치료 결과를 제공하는 데 중요한 것으로 보인다. 여러 저자들은 직접 측정,[26] 초음파,[11] CBCT[27] 및 치주탐침기[19,28]를 사용하여 두꺼운 치은과 얇은 치은을 구별하는 다양한 생체형의 특징과 방법을 조사했다. Greenberg 등[26]은 치주 탐침으로 직접 두께 측정을 통해 생체형을 분류했다. 치은 두께가 1.5 mm 이상이면 두꺼운 것으로, 1.5 mm 미만이면 얇은 것으로 분류했다. 그럼에도 불구하고 이 방법은 (1) 프로브 측정이 0.5 mm까지의 정확성을 보이며, (2) 프로브 각도와 치은 조직의 왜곡이 프로빙 값에 영향을 미칠 수 있기 때문에 정밀도가 부족했다.

치은 두께는 초음파 장치로 비침습적으로 평가할 수 있다. 그러나 장치의 올바른 위치를 결정하고 재현 가능한 측정값을 얻는 데 문제가 발생한다.[11,12] CBCT를 통한 치은 두께 측정도 가능하며 임상 측정과 좋은 상관관계를 보여주었다.[27,29] 하지만 이 2가지 측정 방법은 더 높은 비용이 들고, CBCT 사용 시 환자가 방사선에 노출된다는 단점이 있다.

치은 생체형을 결정하는 데 널리 사용되는 가장 일반적인 방법은 치은을 통해 프로브 투명도를 시각적으로 검사하는 것이다. 가시적 프로브는 얇은 생체형과 관련이 있는 반면(그림 6–5a 참조),[19,28] 프로브가 치은열구를 통해 보이지 않는 경우 생체형은 두꺼운 것으로 간주된다. 이 방법은 재현성이 높고(중복 측정 사이 85% 일치) 수행하기 쉬우며, 생체형 평가를 위한 여러 임상 연구에서 사용되었다.[22,28,30,31] 이 방법은 2017년 세계 워크숍에서 제안되어 프로브가 보일 때는 얇은 치은(≤1 mm), 프로브가 보이지 않을 때는 두꺼운 치은(≥1 mm)임을 나타낸다.[14]

치은 퇴축의 정의와 분류

치은 퇴축은 치은 변연의 변위로 인한 치근면의 노출을 의미하고 협측/설측/인접측 임상 부착 소실이 특징이다. 치은 퇴축 형태의 결손에 대한 몇 가지 분류가 제안되어 왔다.[14] 가장 널리 사용되는 분류는 Miller가 1985년 개발한 것으로 치은 변위량과 인접 치주조직의 소실을 기반으로 한다(표 6–2).[34]

다른 분류에서 치은 퇴축은 아래의 3가지 유형으로 구

표 6-2. 치은 퇴축에 대한 밀러의 분류[34]

밀러 class	정의	임상 사진
Class Ⅰ	퇴축은 점막치은선에 도달하지 않음. 인접 치주조직의 소실 없음.	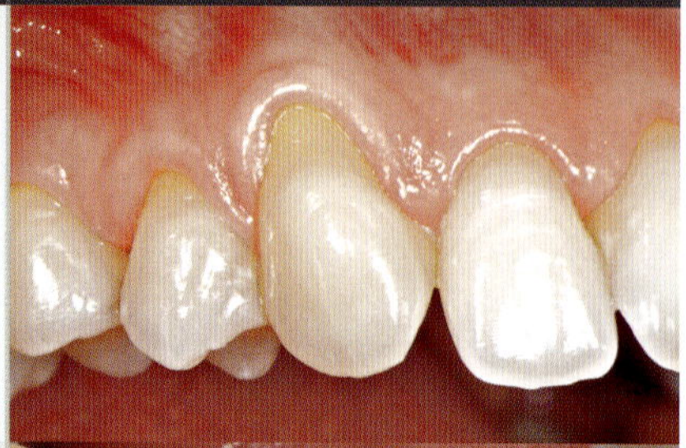
Class Ⅱ	퇴축은 점막치은선까지/그 이상으로 확장되지만 인접 치주조직의 소실 없음.	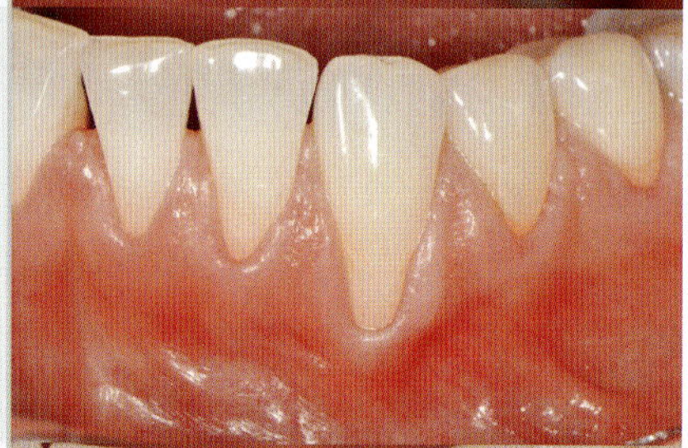
Class Ⅲ	퇴축은 점막치은선까지/그 이상으로 확장되며 인접 경조직과 연조직의 소실이 있음. 치간 연조직은 백악법랑질경계에서 근단부로 변위되지만, 전정 치은 변연의 치관측에 위치함.	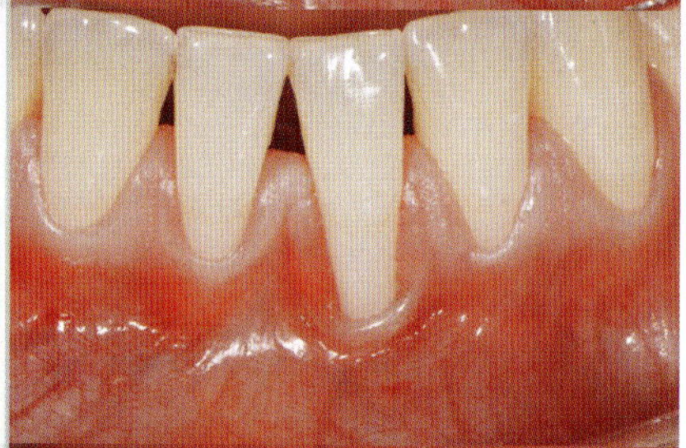
Class Ⅳ	퇴축은 점막치은선까지/그 이상으로 확장되며, 인접 경조직 및 연조직의 소실이 진행됨. 치간 연조직은 백악법랑질경계와 전정 치은 변연에 근단측으로 변위됨.	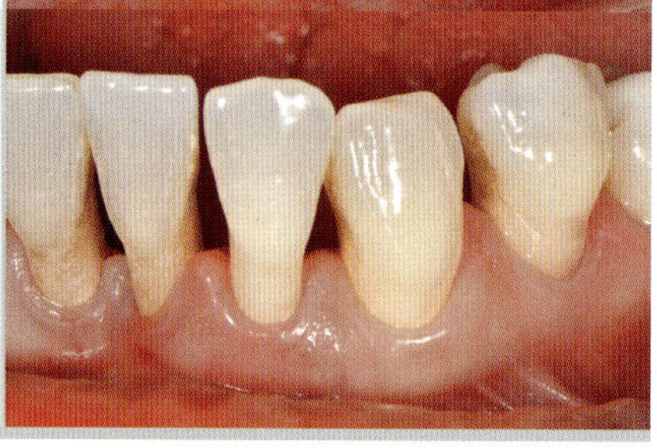

분된다.[35]

- 유형 Ⅰ: 치간 부착 소실 없는 치은 퇴축
- 유형 Ⅱ: 협측 부위보다 작거나 같은 치간 부착 소실이 있는 치은 퇴축
- 유형 Ⅲ: 협측 부위보다 더 많은 치간 부착 소실이 있는 치은 퇴축

이 분류 시스템은 재현성이 높고(Class 내 상관계수 0.86) 퇴축 감소 치료를 예측할 수 있는 것으로 나타났다(높은 수준의 신뢰도, P<.0001).[35]

또 다른 분류 시스템에서는 치은 구성 요소 외에 퇴축 부위의 치아 표면 결함의 존재도 고려되었다. 백악법랑질경계의 보임(class A) 또는 보이지 않음(Class B), 표면 결함의 존재(+) 또는 부재(−). 따라서 이 분류에 따라 A+, A−, B+ 및 B−의 4가지 분류가 있다.[36]

치주 및 임플란트 주변 질환 및 상태 분류에 관한 세계 워크숍에서 제안한 최신 분류는 치간 임상 부착 소실을 기반으로 한다.

- 퇴축 유형 1: 임상 부착의 치간 소실이 없는 협측/설측

치은 퇴축. 백악법랑질경계는 근심부나 원심부에서 감지되지 않음.

- 퇴축 유형 2: 협측 임상 부착 소실보다 크지 않은 임상 부착의 근심부 소실이 있는 협측/설측 치은 퇴축.
- 퇴축 유형 3: 협측 임상 부착 소실보다 임상부착의 근심부 소실이 더 큰 협측/설측 치은 퇴축.

유병률과 병인적 요인

단일 또는 다중 치은 퇴축은 적절한 구강 위생 관리 여부 및 연령과 관계없이 상당한 비율로 발생할 수 있다.[37-41] 나이가 병인적 요소로 간주되지 않지만,[37-39,41-46] 치은 퇴축의 발생은 연령에 따라 증가하는 것으로 보인다.[47] 설문조사에 따르면 65세 이상 인구의 약 88%와 18~64세의 50%에서 적어도 1 mm의 퇴축이 있는 부위가 하나 이상 있다.[42-44,48] 치주가 잘 유지되는 노르웨이 인구에서, 노인의 90% 이상(50세 이상)과 젊은 개인(20세 미만)의 60%에서 치은 퇴축이 나타났다.[37] 60세 이상의 노인 피험자는 프랑스에서 84.6%,[38] 브라질에서 91.7%가 최소 3 mm 깊이의 치은 퇴축을 가지는 것으로 유사한 데이터가 획득되었다.[45] 또한 여성보다 남성에서 치은 퇴축이 더 호발하는 것으로 보이며,[38,42,43,45] 흡연과 구강 위생 불량은 치은 퇴축의 정도에 직접적인 영향을 미치는 것으로 보인다.[38,42,45,49]

몇 가지 요인으로 인해 치은 퇴축이 나타날 수 있다. 이들은 선행 요인과 원인 요인으로 분류할 수 있다.[50-52]

선행 병인적 요인

골 전정 열개는 치조골로 덮이지 않은 치근 표면 영역이며 종종 얇고 연약한 치은으로 덮인다. 결과적으로, 이러한 부위는 치태로 인한 치은 염증 및/또는 외상에 취약하며 치은 퇴축이 발생할 위험이 높다.[50-52]

변연 입술과 볼 소대/근육 부착은 적절한 칫솔질을 방해하여 효과적이고 외상이 없는 자가-수행 구강 위생을 저해할 수 있다. 이 부위는 치태 축적이 호발하고 결과적으로 치은염과 치근우식증이 발생할 수 있다. 더욱이, 잘못된 칫솔질 방법(즉, 수평)은 치은 외상을 유발하여 치은 퇴축으로 이어질 수 있다.[39,41,47,49,53,56]

치주 표현형은 치은 퇴축에 대한 또 다른 선행 요인을 나타낼 수 있다. 연구에 따르면 얇은 표현형을 가진 피험자의 치은연하 감염은 치은 퇴축을 초래하는 반면, 두꺼운 표현형을 가진 피험자의 유사한 감염은 치주낭을 형성한다.[41,48,50,52,57]

원인 병인적 요인

과도한 압력과 단단한 칫솔모로 인한 수평적, 외상성 칫솔질로 인한 조직의 외상은 치은 전정 퇴축의 가장 흔한 원인 중 하나이다.[39,41,49,56] 또한 치조골이 얇거나 없는(골열개) 치열궁에 두드러지게 위치한 치아(즉, 견치)는 칫솔질 중에 압력 분포가 고르지 않아 결과적으로 치은 퇴축이 더 자주 나타난다. 스위스 육군 대상 연구에서 제1대구치의 17%와 견치의 8.7%에서 치은 퇴축을 보고하였다.[58] 입술이나 혀의 피어싱과 같은 구강 액세서리 또한 치은 퇴축을 유발하는 외상성 유발요인이다.[59,60] 하순 피어싱을 한 피험자의 68%는 순측 치은 퇴축을 보였고 이들 중 4%는 국소 치주염을 보였다.[59]

치태 축적은 추가적인 원인 요인이다. 치은연하 치태는 치은연하 염증을 유발하며, 얇은 생체형의 경우 염증에 반응하여 치은이 수축하며, 치은 퇴축을 초래한다. 이러한 맥락에서, 수복물의 부정확한 치은연하 변연(즉, 돌출 또는 불충분한) 적합은 치태의 축적이 쉬우며, 이는 치은 퇴축의 원인 요소가 될 수 있다.[61,62]

교정적 치아 움직임과 치은 퇴축의 발생

적극적인 교정치료는 치아가 치조골 밖으로 이동할 때 치은 퇴축을 유발할 수 있다.[63] 여러 동물실험 연구에 따르면 치아가 피질 판을 통해 이동하면 순측 골 열개와 치은 퇴축이 나타날 수 있다. 그러나 그러한 관계를 보고하지 않은 연구들도 있다(Joss-Vassalli 등[64] 참조).

임상적으로 교정치료와 치은 퇴축의 발생 사이의 연관성에 대한 증거는 모순적이다(Joss-Cassalli 등[64] 참조). 일부 연구에서는 치은 퇴축의 발생에 교정치료가 영향을 미치지 않는 것으로 나타났고,[65,66] 다른 연구에서는 치은 퇴축이 치료되지 않은 대조군보다 교정적으로 치료를 받은 환자에서 더 많이 발생한다고 보고했다.[67,68] 최근의 후향적 연구에 따르면 치료 후 10~15년 동안 교정치료를 받은 환자와 교정치료를 원하지만 치료받지 않은 참가자의 퇴축 빈도 값이 비슷했으며, Thomsom의 보고와 일치했다.[66,69] 이 두 연구의 결과[66,69]와 다른 연구[67,68]의 차이는 대조군의 특성 차이 때문일 수 있다. Renkema 등[67]은 정상적인 교합 혹은 약간의 치아 배열 변위가 있는 대조군을 사용했으며 Gebistorf 등[69]은 부정교합이 수년 동안 치료되지 않은 대조군을 사용했다. Slutzkey와 Levin[68]은 대조군에서 부정교합을 보고하지 않았다. 또한, 퇴축 부위의 유병률은 다양한 연구에서 상당히 다르게 보고되었으며[69,70] 이는 다양한 연구에서 평가자 간의 체계적인 점수 산정 차이 또는 평가된 인구, 사회경제적 상태 및 행동 유형 간의 차이로 설명될 수 있다.[69,71]

또한 교정 환자의 치은 퇴축 정도와 절치의 전방 경사의 치료 정도, 부착된 치은의 폭, 하악 결합의 두께, 안면 유형, 구강 위생 및 치주 상태(Joss-Vassalli 등[64] 참조) 등과 가능한 상관관계가 모순적이라고 보고하였다.

치은 퇴축의 장기적인 발생에 대한 한 가지 가능한 원인은 설측 유지장치의 존재이다. Pandis 등[72]에 따르면, 고정성 유지장치의 존재와 치은 퇴축 발생 사이의 명확한 연관성은 없지만, 기울어진 하악 절치의 장기적인 고정성 결합 유지장치는 부착 소실을 유발할 수 있다. 그러나 최근 5년간의 후속 연구에 따르면, 고정성 유지장치로 유지된 경사진 하악 절치는 기울어지지 않은 치아에 비해 치은 퇴축의 발생 위험이 증가하지 않는 것으로 나타났다.[73] Katsaros 등[74]은 고정된 원형의 유연한 나선형 유지장치가 사용된 소수의 교정 환자에서 유지장치가 시간이 지남에 따라 원치 않는 치아의 움직임(주로 토크 움직임)을 유발한다는 것을 보여주었다. 이러한 경우 일반적으로 재치료가 가능하지만, 초기 단계에서 합병증이 발견되지 않으면 골 열개 및 치은 퇴축과 같은 영구적인 손상이 예상될 수 있다(그림 6-6).[75,76]

일반적으로 임상에서 무작위 대조 시험이나 전향적 대조 연구가 부족하기 때문에, 교정 치아의 움직임이 치은 퇴축 발병의 주요 위험 요소인지 여부에 대한 질문에 명확하게 대답할 수 없다. 개별 환자 관련 또는 치료 관련 기여 요인의 역할을 설명하는 경우에도 마찬가지이다. 그러나 양질의 증거가 없음에도 불구하고, 연령, 외상, 병리, 해부학, 생체역학적 요인, 구강 위생, 치주 상태 및 치아의 움직임 정도와 같은 이용 가능한 증거를 사용한 위험 분석은 교정치료를 수행하기 전에 모든 환자에 있어 필수적이다.

치은 퇴축 치료의 적응증

치은 퇴축 부위에 대한 치근 피개술은 심미적인 외형을 향상시키고, 치아의 지각과민을 줄이거나 완전히 해결할 수 있으며, 자가 구강위생관리를 용이하게 하여 치은염, 치근 우식증 및 치은 퇴축이 더 진행되는 것을 예방할 수 있다. 치은 퇴축은 치료되지 않을 시 계속해서 진행될 수 있다.[77-80] 최근의 systematic review에 따르면, 78.1%의 치은 퇴축 부위에서 치료 2년 내에 퇴축 깊이가 증가한 양상을 보였고, 퇴축 결손부의 수 또한 79.3% 증가한 양상을 보였다.[79] 또 다른 종적 연구에서는 구강 위생 관리에 대한 높은 기준을 가지고 있는 치과대학 학생들을 대상으로 85%의 피험자가 치은 퇴축 부위가 존재했고, 10년 뒤 치은 퇴축 부위를 재확인하였을 시 퇴축 부위의 수와 그 깊이가 증가하였음을 확인하였다.[80] 수술적으로 치은 퇴축 부위를 치료한 군(유리치은 이식을 통한 치은 증강)과 치료하지 않은 군을 초진 후 25년간 비교한 결과, 치료하지 않은 군에서 유의미하게 치은 퇴축의 깊이가 증가하였으며 반대로 치료한 군의 83.5%에서 깊이가 감소하였음을 보여주었다.[77]

치은 퇴축 부위의 치근피개 술식의 임상적 목표는 완벽한 치근피개(100% 치근피개)이며, 완벽한 치근피개란 치은의 위치가 백악법랑질경계 혹은 그 상방에 위치하고, 탐침 깊이가 1~3 mm를 보이며, 염증 징후가 보이지 않는 것을 의미한다.[81] 이에 더해 주변 조직들과 혼화되어 눈에 띄는 상흔이 관찰되지 않을 경우 완벽한 피개라고 할 수 있다(그림 6-7).

치은 퇴축 부위의 피개를 위한 치료 방법

치근 피개를 위한 수술적 방법에는 다양한 이식재의 사용(자가조직 이식: 자가 유리치은 이식, 자가 결합조직 이식; 대체조직 이식: 콜라겐 차폐막) 여부를 동반하여 피판을 형성하여 노출된 치근 상부로 재위치시키는 다양한 방식이 존재한다.

형성하는 피판은 유경 이식부를 회전 혹은 측방 이동시키는 회전 피판 방법(laterally sliding flap, oblique rotated flap, double papilla flap)이나 치관 변위를 기본으로 하는 coronally repositioned flap, semilunar coronally repositioned flap, modified tunneling technique와 같은 판막 형성 기법이 있다. 이 방법은 조직

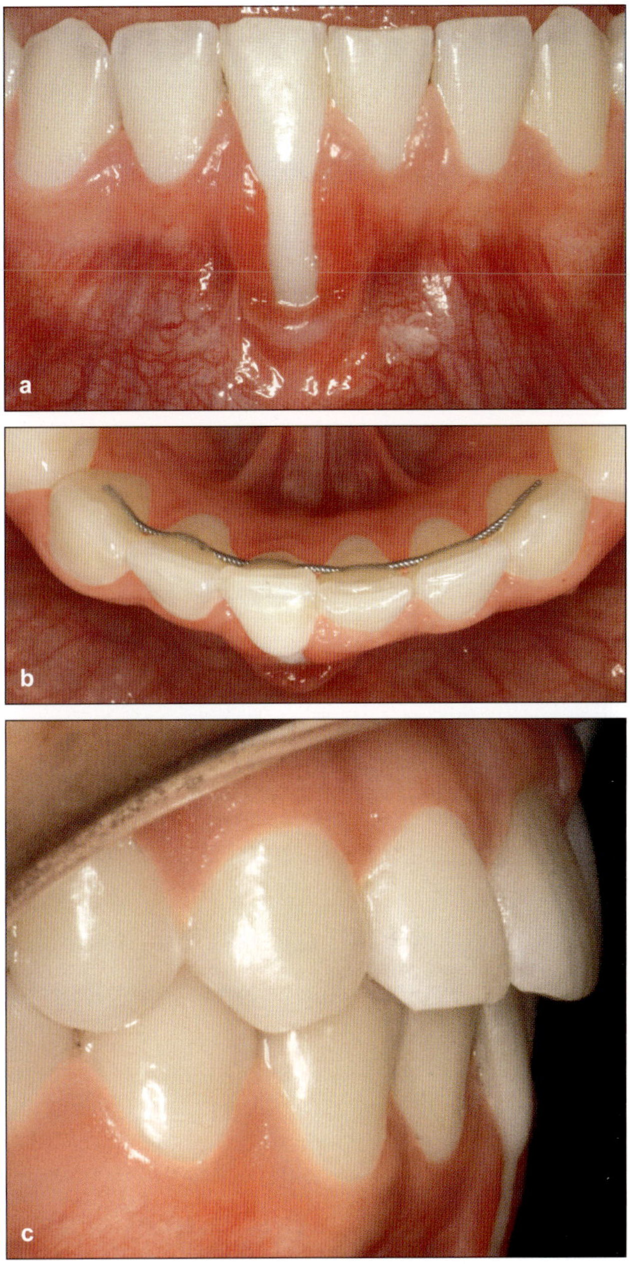

그림 6-6. a~c, 하악 우측 중절치 고정 유연성 나선형 유지장치의 활성화로 치근의 순측 이동 관찰. 치근의 순측 이동은 깊은 치은 퇴축을 야기한다. 본 임상 사진은 교정치료 완료 후 4년 뒤의 상황이다.

유도 재생술 혹은 법랑기질유도체의 적용과 같이 재생형 술식에서 치근과 이식재 사이에 차폐막을 위치시키는 방법과 결합된 방법이라고 할 수 있다. 이용 가능한 피판의 너비와 퇴축 부위의 각화/부착치은 존재 여부에 따라 구개부의 저작 점막과 같은 위치에서 상피 혹은 상피하 결합조직

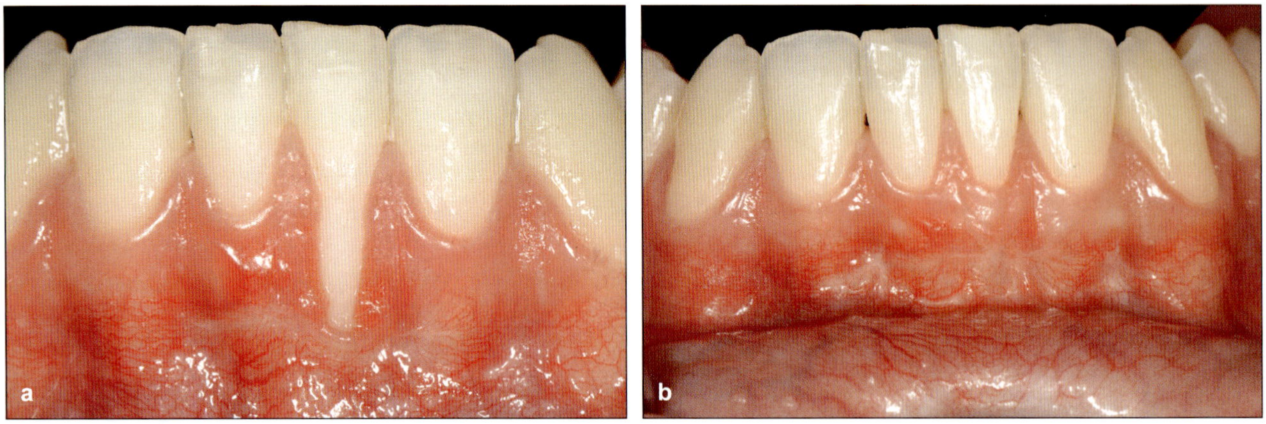

그림 6-7. a, 하악 좌측 중절치 치은 퇴축. b, 치근 피개술 이후 적절한 조직 혼화 양상.

(비각화)을 추가적으로 채득하여 이용할 수 있다.

적절한 수술 방법을 선택하기 위해서는 치은 퇴축 부위의 수(단일치 혹은 다수치), 퇴축 부위의 깊이와 너비, 구강전정의 깊이, 치은 생체형, 각화/부착 점막의 존재 여부, 그리고 근육 부착 존재 여부를 고려하여야 한다. 적절한 수술 기법을 위한 임상 개념에는 치주 치유 및 재생을 향상시키기 위한 생물학적 요소(즉, EMD)의 사용, 흉터 조직의 형성을 최소화하기 위한 수직 감장 절개 방지 및 치은 두께 증가를 위한 연조직 이식편의 사용(즉, CTG)이 포함된다.

단일 치은 퇴축 부위의 경우, 1956년 Grupe과 Warren이 laterally sliding flap 형성 방법을 발표한 이후 이는 수년간 최적의 방법으로 간주되어 왔다.[82] 그 후, 각화치은 증대를 위해 연조직 동종이식재의 사용이 소개되었다.[83] 현재는 치관변위판막술(coronally advanced flap; CAF)만을 단독으로 형성하거나, 이를 법랑기질유도체(Emdogain; EMD)과 같은 다른 생물제제, 자가 연조직 이식재 혹은 연조직 대체 물질(콜라겐 막)과 함께 사용하는 것이 단일 혹은 다수 치은 퇴축 부위를 치료하는 최적의 수술 방법으로 간주되고 있다.[84-86] 가장 최근에는 laterally closed tunnel(그림 6-8)이나 modified coronally advanced tunnel(그림 6-9) 같은 방법이 단일 하악 치은 퇴축 부위에서 예지성 있는 결과를 보이고 있다.[87]

많은 임상 상황에서 단일보다는 복수 치아의 치은 퇴축 부위를 치료하는 것이 난이도가 높다. 돌출된 치근, 얕은 구강전정, 고르지 못한 부착/각화 조직과 법랑질-치근 마모는 조직 수여부를 준비하는 데 방해가 되는 요소이다. 이러한 경우에는 수술 부위가 커지고, 공여부에서 채득해야 하는 조직의 양이 늘어나게 되어 현실적으로 시행하기에는 어려운 상황이 될 수 있다.

1970년, Bernimoulin은 두 위치에 측방 수직 감장 절개를 포함한 치관변위판막술과 유리치은 이식을 통한 치은 증강을 함께 시행하는 방법을 다수의 치은 퇴축을 치료하는 방법의 하나로 소개하였다.[88] 이후, Zucchelli와 De Sanctis는 수직 감장 절개를 제외하고, 치간 유두를 절개 및 부분층 판막-전층 판막-부분층 판막 형성의 혼합된 판막 형성 방법을 활용하는 변형된 수술 기법을 제안하기도 하였다. 본 술식은 coronally advanced envelope technique으로 명명되었으며,[89] 이 기법이 CTG와 함께 진행될 경우 coronally advanced envelope 기법으로만 치료된 부분과 비교하였을 시, 69%의 환자에서 1년간 완전 치근 피개 결과를 보였다.[90]

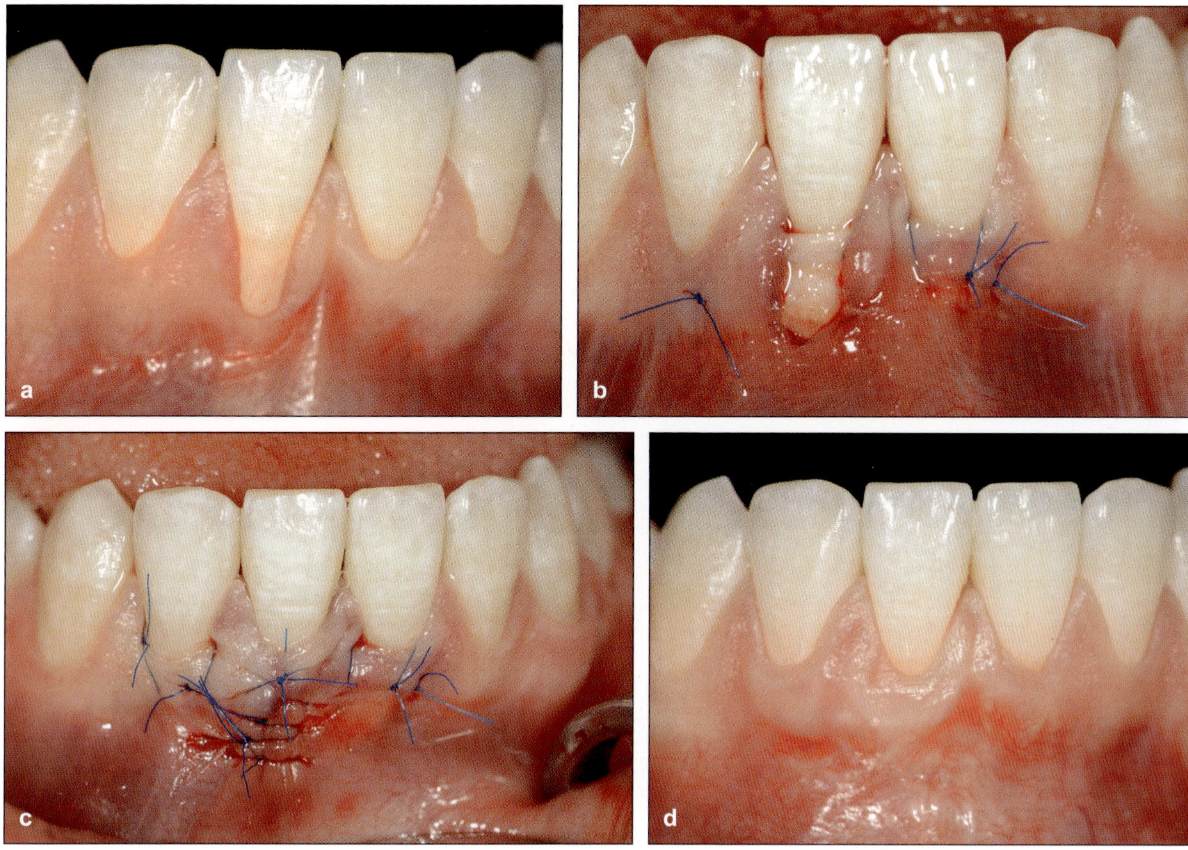

그림 6-8. Laterally closed double tunnel 및 결합조직 이식술을 동반한 단일 하악 전치부 Miller Class Ⅰ 치은 퇴축의 치료. **a,** 수술 전 하악 우측 중절치 Miller Class Ⅰ 치은 퇴축. **b,** 상피하 결합조직 삽입 및 터널 내 고정. **c,** Double tunnel의 측방 이동 및 봉합. **d,** 12개월 후 임상적 결과. (출처: Dr Anton Sculean의 case.)

효율적이고 예지성 있는 또 다른 임상 수술 기법은 modified coronally advanced technique (MCAT)로, 이는 연조직 이식 혹은 차폐막 사용을 동반하는 것이다(그림 6-10, 6-11).[84-86,91,92] MCAT의 장점은 수여부 층을 전층 판막으로 형성하여, 수여부 준비 단계에서 판막 천공을 막고 수직 감장 절개 및 치간 유두 부위에 절개선을 형성하지 않는 데에 있으며, 이는 곧 수술 부위의 혈관화와 상처 치유 효과를 향상시킬 수 있다.[84-86,91,92] 적절한 조직의 혼화는 치관 방향으로 재위치시킨 판막을 통한 보장이 가능하고, 이는 종종 CTG 부위를 완전히 덮기도 한다. 여러 연구에서 다수의 Miller Class Ⅰ, Ⅱ, Ⅲ의 치은 퇴축은 CTG를 동반한 본 치료 기법으로 예지성 있는 치근 피개가 가능하다는 결과를 내놓았다.[84,86,91,92] 게다가, 본 기법은 이종 콜라겐 막과 함께 사용할 때에도 좋은 결과를 보였다.[84]

CTG를 함께 진행하는 것은 환자의 불편감, 술후 출혈의 위험성 증가, 공여부의 감각 저하, 결합조직의 감소 및 수술 시간을 증가시킨다는 단점이 있다. 이런 점들을 극복하기 위해, 다양한 이종 및 콜라겐 기반 대체 생체재료들이 치관변위판막술 혹은 tunneling 기법과 함께 결합되어 사용되고 있다.[84,92-94] CAF만 단독으로 형성하여 치료하는 것보다 무세포성 진피 이식편 추가 사용하는 것이 유의미하게 더 좋은 임상적 결과를 보인다.[94-96] 하지만 콜라겐 막만을 사용할 경우에는 CTG를 동반하는 것과 비교하였을 때 완전 치근 피개 효과가 떨어짐을 연구를 통

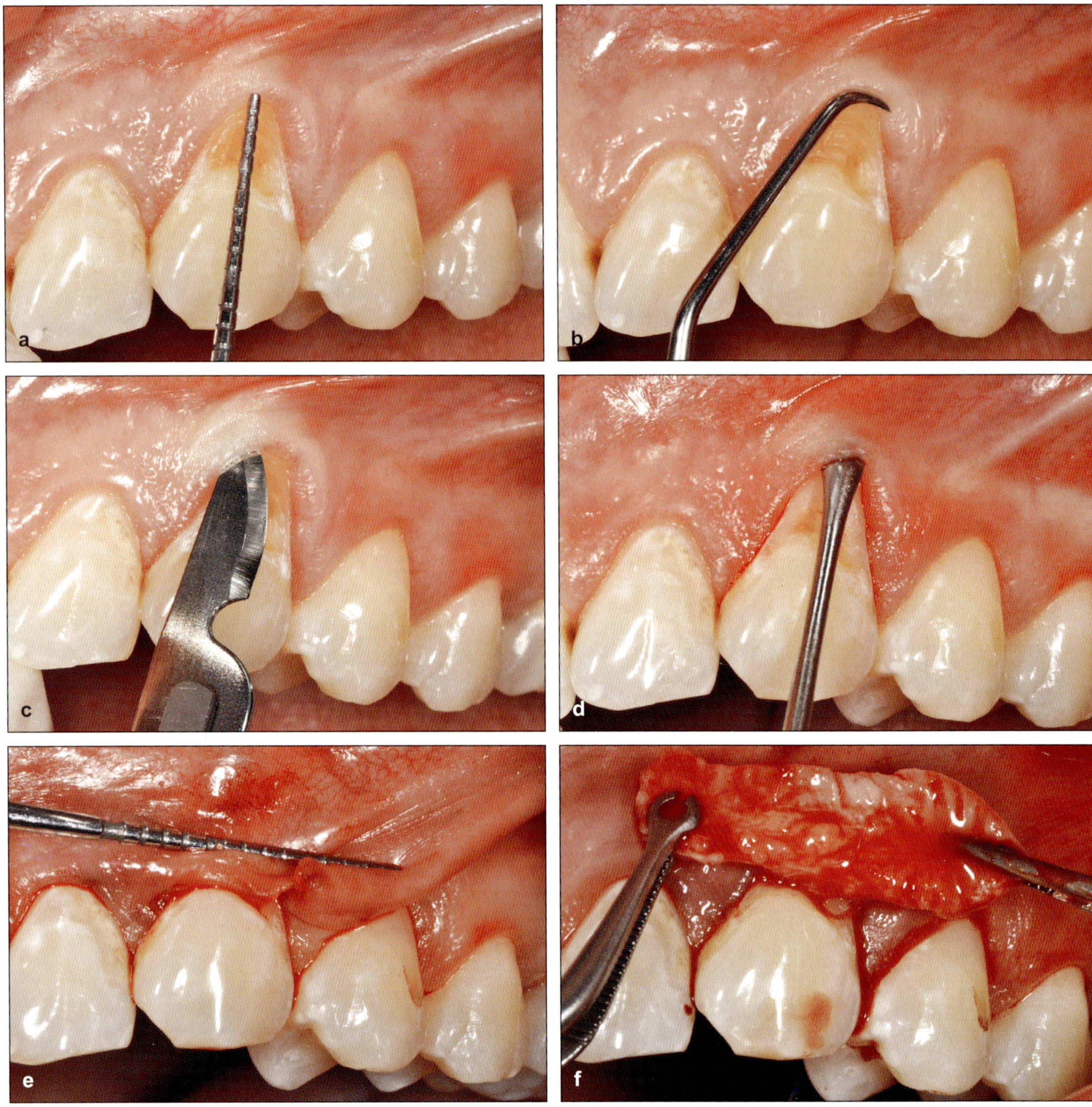

그림 6-9. Modified coronally advanced tunnel 및 상피하 결합조직 이식술 동반한 상악 Miller Class Ⅰ 퇴축의 치료. a, 상악 좌측 견치의 술전 임상 상황. b, 치근 표면 스케일링. c, 열구 내 절개. d, Tunnel kinfe 이용한 tunnel 형성. e, Tunnel 형성 완료 후. f, 결합조직 위치시킨 후. *(계속)*

해 알 수 있다.[92,93]

치근 피개 수술 이후 심미적 효과를 저해하는 여러 요소가 있다. 임상가에 의해 통제 혹은 통제되지 않는 술자 및 치아 위치 관련 여러 요인들이 치료 결과를 저해할 수 있다. 불량한 구강 위생 관리, 외상성 칫솔질 및 흡연 등을 환자 관련 요소로 들 수 있다.[97-99] 위치 관련 요소는 치아의 불룩한 외형, 치근의 해부학적 형태, 치아총생, 다수 치아의 치은 퇴축, 5 mm 이상의 깊은 치은 퇴축,[100] 얇은 치은 생체형, 구강전정의 깊이, 인접치간의 골 및 치간 유두 상실 등이 있다.[18,101-104] 순측 혹은 설측으로 치우쳐 위치

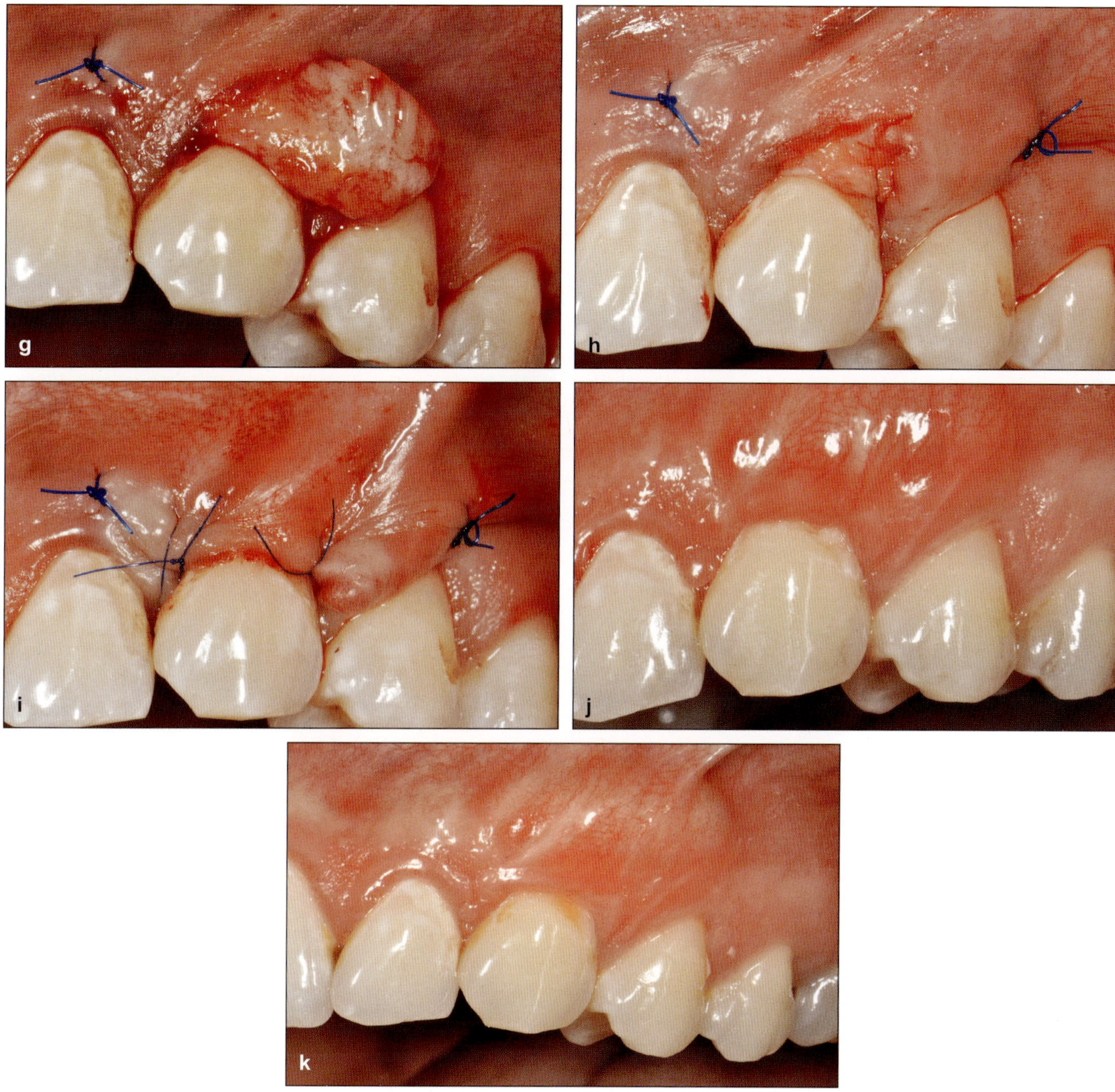

그림 6-9. *(계속)* **g,** 한쪽 방향 결합조직을 터널 내 고정. **h,** 양쪽 방향 결합조직 터널 내 고정 완료. **i,** 터널의 치관 변위 및 이식재의 완전 피개. **j,** 술후 3주 치유 뒤. **k,** 술후 12개월 뒤. (출처: Dr Raluca Cosgarea의 case.)

한 치근의 경우 수술적 치근 피개술을 진행하기에 앞서 교정적인 움직임을 우선적으로 고려해야 한다.

일차적인 창상 치유 및 혈류 공급의 불량(수직 감장 절개는 혈류 공급과 창상 치유를 저해함),[105] 부적절한 판막 디자인 및 판막 긴장도, 봉합의 긴장도, 두꺼운 이식재의 사용[105-108]과 같은 수술 기법 관련 저해 요소는 임상가가 적절한 수술적 방법을 선택하고 술기의 향상으로 피해야 한다.

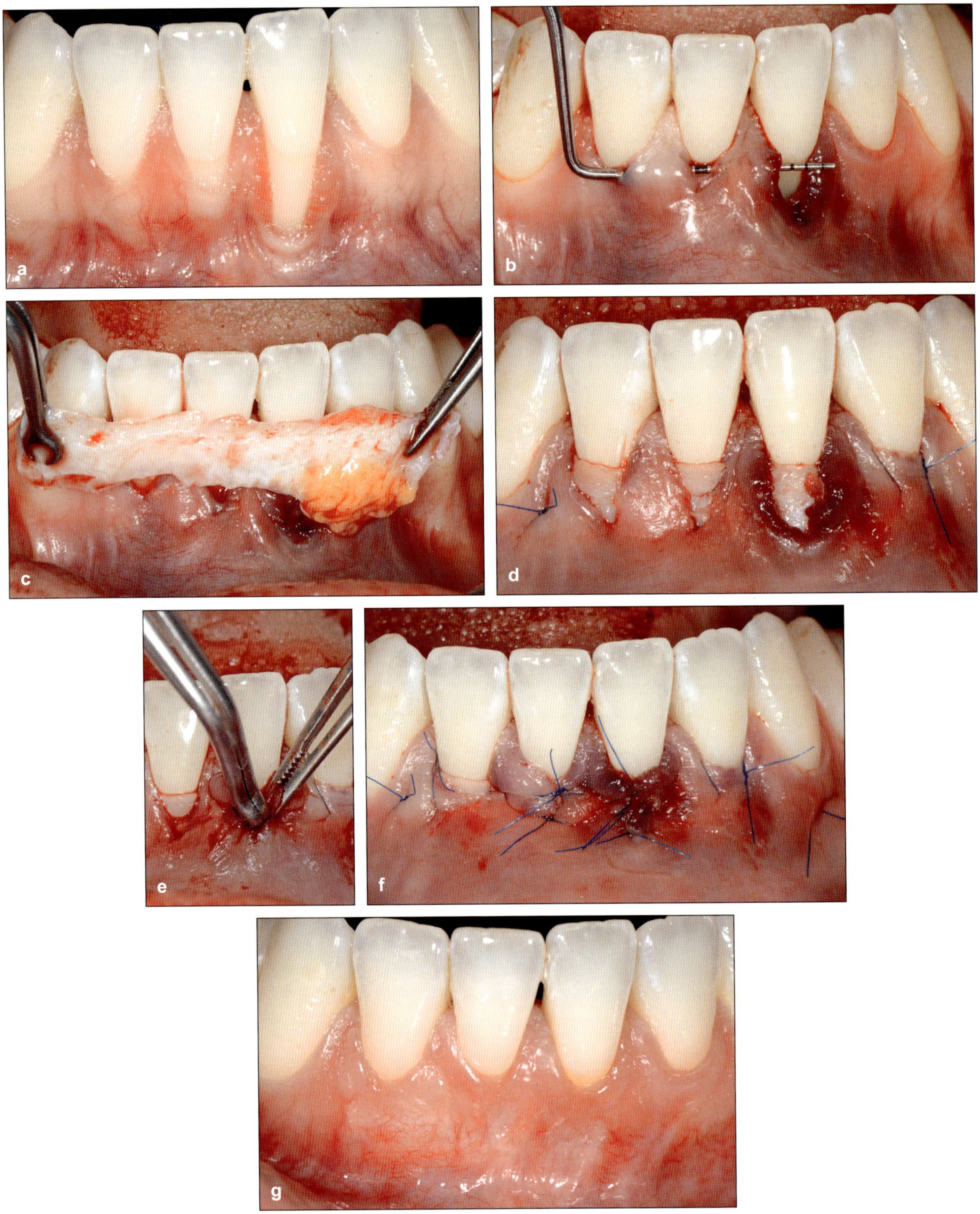

그림 6-10. 하악 Miller Class Ⅰ, Ⅱ 하악 다수 치은 퇴축을 MCAT와 CTG로 치료. **a,** 술전 임상 상황. **b,** 퇴축 부위 터널 형성. **c,** CTG를 수여부에 적용. **d,** CTG를 터널 내 삽입 및 고정. **e,** 터널 변연의 장력 없는 적용. **f,** 터널 장력 없이 봉합 및 CTG와 치은 퇴축부 피개 모습. **g,** 다수 치은 퇴축 피개 12개월 후. (출처: Dr Anton Schulean의 case.)

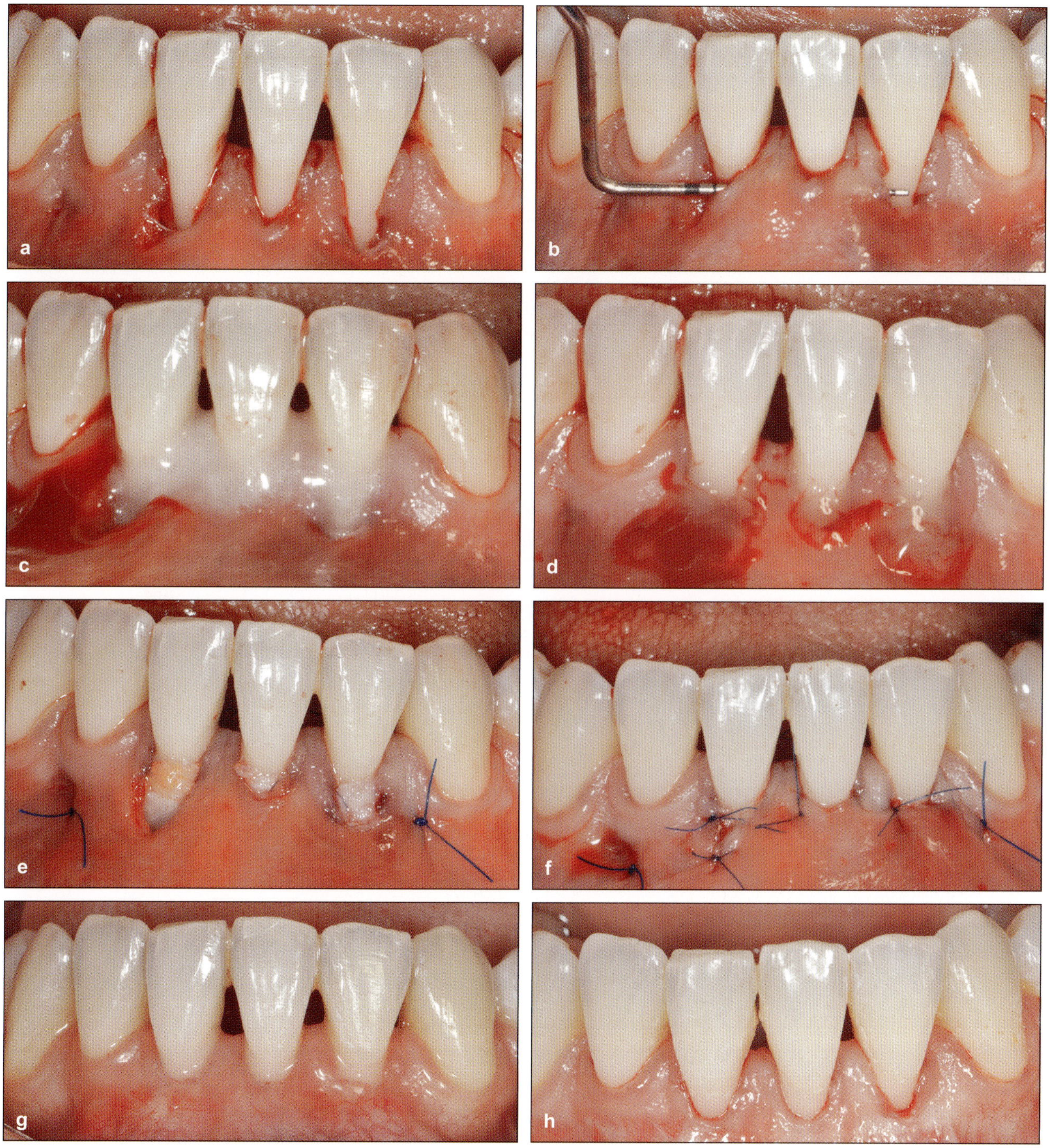

그림 6-11. 하악 Miller Class Ⅲ 다수 치은 퇴축 부위의 교정치료 완료 후 CTG, EMD 동반 MCAT 치료. **a,** 술전 임상 상황의 치관 변위. **b,** 수여부 터널 형성. **c,** PrefGel(Straumann) 이용한 root conditioning. **d,** EMD(Emdogain, Straumann) 적용. **e,** CTG 삽입 및 mattress, sling suture 이용한 고정. **f,** 터널의 치관 변위. **g,** 술후 3주 뒤 임상 상황. **h,** 술후 12개월 뒤 임상 결과. (출처: Dr Raluca Cosgarea의 case.)

참고문헌

1. Nanci A, Bosshardt DD. Structure of periodontal tissues in health and disease. Periodontol 2000 2006;40:11–28.
2. Lindhe J, Karring T, Araujo M. The anatomy of periodontal tissues. In: Lindhe JL, Niklaus P, Karring T (eds). Clinical Periodontology and Implant Dentistry, ed 5. Oxford: Blackwell, 2008:3–49.
3. Bosshardt DD. Anatomy of the periodontium in health and disease. In: Sculean A (ed). Periodontal Regenerative Therapy. London: Quintessence, 2010:5–24.
4. Bosshardt DD, Lang NP. The junctional epithelium: From health to disease. J Dent Res 2005;84:9–20.
5. Müller HP, Eger T. Gingival phenotypes in young male adults. J Clin Periodontol 1997;24:65–71.
6. Ochsenbein C, Ross S. A reevaluation of osseous surgery. Dent Clin North Am 1969;13:87–102.
7. Weisgold AS. Contours of the full crown restoration. Alpha Omegan 1977;70:77–89.
8. Seibert JS. Ridge augmentation to enhance esthetics in fixed prosthetic treatment. Compendium 1991;12:548,550,552.
9. Olsson M, Lindhe J, Marinello CP. On the relationship between crown form and clinical features of the gingiva in adolescents. J Clin Periodontol 1993;20:570–577.
10. De Rouck T, Eghbali R, Collys K, De Bruyn H, Cosyn J. The gingival biotype revisited: Transparency of the periodontal probe through the gingival margin as a method to discriminate thin from thick gingiva. J Clin Periodontol 2009;36:428–433.
11. Müller HP, Schaller N, Eger T, Heinecke A. Thickness of masticatory mucosa. J Clin Periodontol 2000;27:431–436.
12. Vandana KL, Savitha B. Thickness of gingiva in association with age, gender and dental arch location. J Clin Periodontol 2005;32:828–830.
13. Zweers J, Thomas RZ, Slot DE, Weisgold AS, Van der Weijden FG. Characteristics of periodontal biotype, its dimensions, associations and prevalence: A systematic review. J Clin Periodontol 2014;41:958–971.
14. Jepsen S, Caton JG, Albandar JM, et al. Periodontal manifestations of systemic diseases and developmental and acquired conditions: Consensus report of workgroup 3 of the 2017 World Workshop on the Classification of Periodontal and Peri-Implant Diseases and Conditions. J Clin Periodontol 2018;45(suppl 20):S219–S229.
15. Dictionary of Biology. Oxford: Oxford University Press, 2008.
16. Kao RT, Fagan MC, Conte GJ. Thick vs. thin gingival biotypes: A key determinant in treatment planning for dental implants. J Calif Dent Assoc 2008;36:193–198.
17. Huang LH, Neiva RE, Wang HL. Factors affecting the outcomes of coronally advanced flap root coverage procedure. J Periodontol 2005;76:1729–1734.
18. Hwang D, Wang HL. Flap thickness as a predictor of root coverage: A systematic review. J Periodontol 2006;77:1625–1634.
19. Kan JY, Rungcharassaeng K, Umezu K, Kois JC. Dimensions of peri-implant mucosa: An evaluation of maxillary anterior single implants in humans. J Periodontol 2003;74:557–562.
20. Baldi C, Pini-Prato G, Pagliaro U, et al. Coronally advanced flap procedure for root coverage. Is flap thickness a relevant predictor to achieve root coverage? A 19-case series. J Periodontol 1999;70:1077–1084.
21. Claffey N, Shanley D. Relationship of gingival thickness and bleeding to loss of probing attachment in shallow sites following nonsurgical periodontal therapy. J Clin Periodontol 1986;13:654–657.
22. Evans CD, Chen ST. Esthetic outcomes of immediate implant placements. Clin Oral Implants Res 2008;19:73–80.
23. Romeo E, Lops D, Rossi A, Storelli S, Rozza R, Chiapasco M. Surgical and prosthetic management of interproximal region with single-implant restorations: 1-year prospective study. J Periodontol 2008;79:1048–1055.
24. Pontoriero R, Carnevale G. Surgical crown lengthening: A 12-month clinical wound healing study. J Periodontol 2001;72:841–848.
25. Rasperini G, Acunzo R, Cannalire P, Farronato G. Influence of periodontal biotype on root surface exposure during orthodontic treatment: A preliminary study. Int J Periodontics Restorative Dent 2015;35:665–675.
26. Greenberg J, Laster L, Listgarten MA. Transgingival probing as a potential estimator of alveolar bone level. J Periodontol 1976;47:514–517.
27. Barriviera M, Duarte WR, Januário AL, Faber J, Bezerra AC. A new method to assess and measure palatal masticatory mucosa by cone-beam computerized tomography. J Clin Periodontol 2009;36:564–568.
28. Kan JY, Morimoto T, Rungcharassaeng K, Roe P, Smith DH. Gingival biotype assessment in the esthetic zone: Visual versus direct measurement. Int J Periodontics Restorative Dent 2010;30:237–243.
29. Fu JH, Yeh CY, Chan HL, Tatarakis N, Leong DJ, Wang HL. Tissue biotype and its relation to the underlying bone morphology. J Periodontol 2010;81:569–574.
30. Cook DR, Mealey BL, Verrett RG, et al. Relationship between clinical periodontal biotype and labial plate thickness: An in vivo study. Int J Periodontics Restorative Dent 2011;31:345–354.
31. Frost NA, Mealey BL, Jones AA, Huynh-Ba G. Periodontal biotype: Gingival thickness as it relates to probe visibility and buccal plate thickness. J Periodontol 2015;86:1141–1149.
32. Armitage GC. Development of a classification system for periodontal diseases and conditions. Ann Periodontol 1999;4:1–6.
33. Wennström JL. Mucogingival therapy. Ann Periodontol 1996;1:671–701.
34. Miller PD Jr. A classification of marginal tissue recession. Int J Periodontics Restorative Dent 1985;5:8–13.
35. Cairo F, Nieri M, Cincinelli S, Mervelt J, Pagliaro U. The interproximal clinical attachment level to classify gingival recessions and predict root coverage outcomes: An explorative and reliability study. J Clin Periodontol 2011;38:661–666.

36. Pini-Prato G, Franceschi D, Cairo F, Nieri M, Rotundo R. Classification of dental surface defects in areas of gingival recession. J Periodontol 2010;81:885–890.
37. Löe H, Anerud A, Boysen H. The natural history of periodontal disease in man: Prevalence, severity, and extent of gingival recession. J Periodontol 1992;63:489–495.
38. Sarfati A, Bourgeois D, Katsahian S, Mora F, Bouchard P. Risk assessment for buccal gingival recession defects in an adult population. J Periodontol 2010;81:1419–1425.
39. Susin C, Haas AN, Oppermann RV, Haugejorden O, Albandar JM. Gingival recession: Epidemiology and risk indicators in a representative urban Brazilian population. J Periodontol 2004;75:1377–1386.
40. Baelum V, Fejerskov O, Karring T. Oral hygiene, gingivitis and periodontal breakdown in adult Tanzanians. J Periodontal Res 1986;21:221–232.
41. Serino G, Wennström JL, Lindhe J, Eneroth L. The prevalence and distribution of gingival recession in subjects with a high standard of oral hygiene. J Clin Periodontol 1994;21:57–63.
42. Albandar JM, Kingman A. Gingival recession, gingival bleeding, and dental calculus in adults 30 years of age and older in the United States, 1988-1994. J Periodontol 1999;70:30–43.
43. Gorman WJ. Prevalence and etiology of gingival recession. J Periodontol 1967;38:316–322.
44. Murray JJ. Gingival recession in tooth types in high fluoride and low fluoride areas. J Periodontal Res 1973;8:243–251.
45. Rios FS, Costa RS, Moura MS, Jardim JJ, Maltz M, Haas AN. Estimates and multivariable risk assessment of gingival recession in the population of adults from Porto Alegre, Brazil. J Clin Periodontol 2014;41:1098–1107.
46. Sangnes G. Traumatization of teeth and gingiva related to habitual tooth cleaning procedures. J Clin Periodontol 1976;3:94–103.
47. Khocht A, Simon G, Person P, Denepitiya JL. Gingival recession in relation to history of hard toothbrush use. J Periodontol 1993;64:900–905.
48. Kassab MM, Cohen RE. The etiology and prevalence of gingival recession. J Am Dent Assoc 2003;134:220–225.
49. Chrysanthakopoulos NA. Prevalence and associated factors of gingival recession in Greek adults. J Investig Clin Dent 2013;4:178–185.
50. Bernimoulin J, Curilovié Z. Gingival recession and tooth mobility. J Clin Periodontol 1977;4:107–114.
51. Modéer T, Odenrick L. Post-treatment periodontal status of labially erupted maxillary canines. Acta Odontol Scand 1980;38:253–256.
52. Olsson M, Lindhe J. Periodontal characteristics in individuals with varying form of the upper central incisors. J Clin Periodontol 1991;18:78–82.
53. Daprile G, Gatto MR, Checchi L. The evolution of buccal gingival recessions in a student population: A 5-year follow-up. J Periodontol 2007;78:611–614.
54. Bergström J, Eliasson S. Cervical abrasion in relation to toothbrushing and periodontal health. Scand J Dent Res 1988;96:405–411.
55. Sandholm L, Niemi ML, Ainamo J. Identification of soft tissue brushing lesions. A clinical and scanning electron microscopic study. J Clin Periodontol 1982;9:397–401.
56. Heasman PA, Holliday R, Bryant A, Preshaw PM. Evidence for the occurrence of gingival recession and non-carious cervical lesions as a consequence of traumatic toothbrushing. J Clin Periodontol 2015;42(suppl 16):S237–S255.
57. Müller HP, Heinecke A, Schaller N, Eger T. Masticatory mucosa in subjects with different periodontal phenotypes. J Clin Periodontol 2000;27:621–626.
58. Rothlisberger B, Kuonen P, Salvi GE, et al. Periodontal conditions in Swiss army recruits: A comparative study between the years 1985, 1996 and 2006. J Clin Periodontol 2007;34:860–866.
59. Kapferer I, Benesch T, Gregoric N, Ulm C, Hienz SA. Lip piercing: Prevalence of associated gingival recession and contributing factors. A cross-sectional study. J Periodontal Res 2007;42:177–183.
60. Kapferer I, Beier US. Lateral lower lip piercing–Prevalence of associated oral complications: A split-mouth cross-sectional study. Quintessence Int 2012;43:747–752.
61. Baker DL, Seymour GJ. The possible pathogenesis of gingival recession. A histological study of induced recession in the rat. J Clin Periodontol 1976;3:208–219.
62. Stetler KJ, Bissada NF. Significance of the width of keratinized gingiva on the periodontal status of teeth with submarginal restorations. J Periodontol 1987;58:696–700.
63. Wennström JL. Mucogingival considerations in orthodontic treatment. Semin Orthod 1996;2:46–54.
64. Joss-Vassalli I, Grebenstein C, Topouzelis N, Sculean A, Katsaros C. Orthodontic therapy and gingival recession: A systematic review. Orthod Craniofac Res 2010;13:127–141.
65. Allais D, Melsen B. Does labial movement of lower incisors influence the level of the gingival margin? A case-control study of adult orthodontic patients. Eur J Orthod 2003;25:343–352.
66. Thomson WM. Orthodontic treatment outcomes in the long term: Findings from a longitudinal study of New Zealanders. Angle Orthod 2002;72:449–455.
67. Renkema AM, Fudalej PS, Renkema AA, Abbas F, Bronkhorst E, Katsaros C. Gingival labial recessions in orthodontically treated and untreated individuals: A case-control study. J Clin Periodontol 2013;40:631–637.
68. Slutzkey S, Levin L. Gingival recession in young adults: Occurrence, severity, and relationship to past orthodontic treatment and oral piercing. Am J Orthod Dentofacial Orthop 2008;134:652–656.
69. Gebistorf M, Mijuskovic M, Pandis N, Fudalej PS, Katsaros C. Gingival recession in orthodontic patients 10 to 15 years posttreatment: A retrospective cohort study. Am J Orthod Dentofacial Orthop 2018;153:645–655.
70. Renkema AM, Fudalej PS, Renkema A, Kiekens R, Katsaros C. Development of labial gingival recessions in orthodontically treated patients. Am J Orthod Dentofacial Orthop 2013;143:206–212.
71. Litonjua LA, Andreana S, Bush PJ, Cohen RE. Toothbrushing and gingival recession. Int Dent J 2003;53:67–72.

72. Pandis N, Vlahopoulos K, Madianos P, Eliades T. Long-term periodontal status of patients with mandibular lingual fixed retention. Eur J Orthod 2007;29:471–476.
73. Renkema AM, Navratilova Z, Mazurova K, Katsaros C, Fudalej PS. Gingival labial recessions and the post-treatment proclination of mandibular incisors. Eur J Orthod 2015;37:508–513.
74. Katsaros C, Livas C, Renkema AM. Unexpected complications of bonded mandibular lingual retainers. Am J Orthod Dentofacial Orthop 2007;132:838–841.
75. Farret MM, Farret MM, da Luz Vieira G, Assaf JH, de Lima EM. Orthodontic treatment of a mandibular incisor fenestration resulting from a broken retainer. Am J Orthod Dentofacial Orthop 2015;148:332–337.
76. Pazera P, Fudalej P, Katsaros C. Severe complication of a bonded mandibular lingual retainer. Am J Orthod Dentofacial Orthop 2012;142:406–409.
77. Agudio G, Chambrone L, Pini Prato G. Biologic remodeling of periodontal dimensions of areas treated with gingival augmentation procedure: A 25-year follow-up observation. J Periodontol 2017;88:634–642.
78. Agudio G, Cortellini P, Buti J, Pini Prato G. Periodontal conditions of sites treated with gingival augmentation surgery compared with untreated contralateral homologous sites: An 18- to 35-year long-term study. J Periodontol 2016;87:1371–1378.
79. Chambrone L, Tatakis DN. Periodontal soft tissue root coverage procedures: A systematic review from the AAP Regeneration Workshop. J Periodontol 2015;86(suppl 2): S8–S51.
80. Matas F, Sentis J, Mendieta C. Ten-year longitudinal study of gingival recession in dentists. J Clin Periodontol 2011; 38:1091–1098.
81. Cairo F, Rotundo R, Miller PD, Pini Prato GP. Root coverage esthetic score: A system to evaluate the esthetic outcome of the treatment of gingival recession through evaluation of clinical cases. J Periodontol 2009;80:705–710.
82. Grupe HE, Warren RF. Repair of gingival defects by a sliding flap operation. J Periodontol 1956;27:92–95.
83. Nabers JM. Free gingival grafts. Periodontics 1966;4: 243–245.
84. Cosgarea R, Juncar R, Arweiler N, Lascu L, Sculean A. Clinical evaluation of a porcine acellular dermal matrix for the treatment of multiple adjacent class I, II, and III gingival recessions using the modified coronally advanced tunnel technique. Quintessence Int 2016;47:739–747.
85. Sculean A, Cosgarea R, Stähli A, et al. The modified coronally advanced tunnel combined with an enamel matrix derivative and subepithelial connective tissue graft for the treatment of isolated mandibular Miller Class I and II gingival recessions: A report of 16 cases. Quintessence Int 2014; 45:829–835.
86. Sculean A, Cosgarea R, Stähli A, et al. Treatment of multiple adjacent maxillary Miller Class I, II, and III gingival recessions with the modified coronally advanced tunnel, enamel matrix derivative, and subepithelial connective tissue graft: A report of 12 cases. Quintessence Int 2016; 47:653–659.
87. Sculean A, Allen EP. The laterally closed tunnel for the treatment of deep isolated mandibular recessions: Surgical technique and a report of 24 cases. Int J Periodontics Restorative Dent 2018;38:479–487.
88. Bernimoulin JP, Lüscher B, Mühlemann HR. Coronally repositioned periodontal flap. Clinical evaluation after one year. J Clin Periodontol 1975;2:1–13.
89. Zucchelli G, De Sanctis M. Treatment of multiple recession-type defects in patients with esthetic demands. J Periodontol 2000;71:1506–1514.
90. Cairo F, Cortellini P, Pilloni A, et al. Clinical efficacy of coronally advanced flap with or without connective tissue graft for the treatment of multiple adjacent gingival recessions in the aesthetic area: A randomized controlled clinical trial. J Clin Periodontol 2016;43:849–856.
91. Aroca S, Keglevich T, Nikolidakis D, et al. Treatment of class III multiple gingival recessions: A randomized-clinical trial. J Clin Periodontol 2010;37:88–97.
92. Aroca S, Molnár B, Windisch P, et al. Treatment of multiple adjacent Miller class I and II gingival recessions with a modified coronally advanced tunnel (MCAT) technique and a collagen matrix or palatal connective tissue graft: A randomized, controlled clinical trial. J Clin Periodontol 2013;40: 713–720.
93. Tonetti M, Cortellini P, Pellegrini G, et al. Multicentre multinational trial comparing coronally advanced rotated papillae flaps with connective tissue graft or collagen construct for coverage of multiple adjacent recessions [abstract]. J Clin Periodontol 2015;42:19.
94. Cardaropoli D, Tamagnone L, Roffredo A, Gaveglio L. Coronally advanced flap with and without a xenogenic collagen matrix in the treatment of multiple recessions: A randomized controlled clinical study. Int J Periodontics Restorative Dent 2014;34(suppl 3):S97–S102.
95. Ahmedbeyli C, Ipci SD, Cakar G, Kuru BE, Yilmaz S. Clinical evaluation of coronally advanced flap with or without acellular dermal matrix graft on complete defect coverage for the treatment of multiple gingival recessions with thin tissue biotype. J Clin Periodontol 2014;41:303–310.
96. Thombre V, Koudale SB, Bhongade ML. Comparative evaluation of the effectiveness of coronally positioned flap with or without acellular dermal matrix allograft in the treatment of multiple marginal gingival recession defects. Int J Periodontics Restorative Dent 2013;33:e88–e94.
97. Caffesse RG, Alspach SR, Morrison EC, Burgett FG. Lateral sliding flaps with and without citric acid. Int J Periodontics Restorative Dent 1987;7:42–57.
98. Silva CO, Sallum AW, de Lima AF, Tatakis DN. Coronally positioned flap for root coverage: Poorer outcomes in smokers. J Periodontol 2006;77:81–87.
99. Trombelli L, Scabbia A. Healing response of gingival recession defects following guided tissue regeneration procedures in smokers and non-smokers. J Clin Periodontol 1997;24:529–533.
100. Holbrook T, Ochsenbein C. Complete coverage of the denuded root surface with a one-stage gingival graft. Int J Periodontics Restorative Dent 1983;3:8–27.

101. Berlucchi I, Francetti L, Del Fabbro M, Basso M, Weinstein RL. The influence of anatomical features on the outcome of gingival recessions treated with coronally advanced flap and enamel matrix derivative: A 1-year prospective study. J Periodontol 2005;76:899–907.

102. Chambrone L, Chambrone D, Pustiglioni FE, Chambrone LA, Lima LA. The influence of tobacco smoking on the outcomes achieved by root-coverage procedures: A systematic review. J Am Dent Assoc 2009;140:294–306.

103. Clauser C, Nieri M, Franceschi D, Pagliaro U, Pini-Prato G. Evidence-based mucogingival therapy. Part 2: Ordinary and individual patient data meta-analyses of surgical treatment of recession using complete root coverage as the outcome variable. J Periodontol 2003;74:741–756.

104. Trombelli L, Schincaglia GP, Scapoli C, Calura G. Healing response of human buccal gingival recessions treated with expanded polytetrafluoroethylene membranes. A retrospective report. J Periodontol 1995;66:14–22.

105. Zucchelli G, Mele M, Mazzotti C, Marzadori M, Montebugnoli L, De Sanctis M. Coronally advanced flap with and without vertical releasing incisions for the treatment of multiple gingival recessions: A comparative controlled randomized clinical trial. J Periodontol 2009;80:1083–1094.

106. Borghetti A, Gardella JP. Thick gingival autograft for the coverage of gingival recession: A clinical evaluation. Int J Periodontics Restorative Dent 1990;10:216–229.

107. Pini Prato G, Pagliaro U, Baldi C, et al. Coronally advanced flap procedure for root coverage. Flap with tension versus flap without tension: A randomized controlled clinical study. J Periodontol 2000;71:188–201.

108. Zucchelli G, Amore C, Sforza NM, Montebugnoli L, De Sanctis M. Bilaminar techniques for the treatment of recession-type defects. A comparative clinical study. J Clin Periodontol 2003;30:862–870.

제 7 장

교정 환자의 상·하악 전치부 연조직 이식

Soft Tissue Augmentation at Maxillary and Mandibular Incisors in Orthodontic Patients

Dimitrios Kloukos
Theodore Eliades
Anton Sculean
Christos Katsaros

치은 퇴축은 백악법랑질경계(cementoenamel junction; CEJ)에서 치근첨 방향으로 치은 경계가 이동한 상황을 의미한다.[1] 치은 퇴축은 국소적일 수도 있고, 다수의 치아 및 치면을 포함할 수도 있다. 퇴축의 결과로 노출된 치근면은 심미적 문제,[2] 지각과민,[3] 치근 우식 또는 치은염 이환 등의 문제를 종종 일으킨다.[4] 기존 인구학적 연구의 결과에 따르면, 20대 및 그보다 어린 환자들 중 60%가량이 치은 퇴축을 보이며, 50대 이상의 환자들에서는 90% 이상의 환자들에게서 치은 퇴축이 관찰된다. 흥미로운 점은, 이 환자들은 모두 적절한 수준의 구강 위생 관리가 되어왔다는 것이다.[5] 치은 퇴축은 상악보다 하악 치아들에 호발하며, 설측보다는 협측에 호발하고, 연령이 증가하며 더욱 빈번하게 관찰된다.[6]

1976년에 치은 퇴축의 병인론적인 해석이 제시되었다.[7] 'Thin type'의 치은에서 국소적인 염증이 시작되고, 이러한 염증이 치은조직 전체에 진행되고, 이에 따라 생기는 리모델링이 치은 경계의 퇴축을 일으킬 수 있다(그림 7-1). 반대로, 'thick type'의 치은에서는 이러한 염증성 병소가 치은열구의 일부에만 국한됨으로써, 나머지 치은조직은 영향을 받지 않을 수 있고, 이에 따라 퇴축이 되기보다는 치주낭이 형성되는 결과를 일으킬 수 있다(그림 7-2). 이러한 병인에 대한 설명은 쥐 실험의 결과를 바탕으로 한 것이긴 하지만, 얇은 치은의 biotype[현재는 표현형(phenotype)이라는 표현을 사용함]이 치은 퇴축의 위험요소가 되는 이유에 대한 설명이 될 수 있다(그림

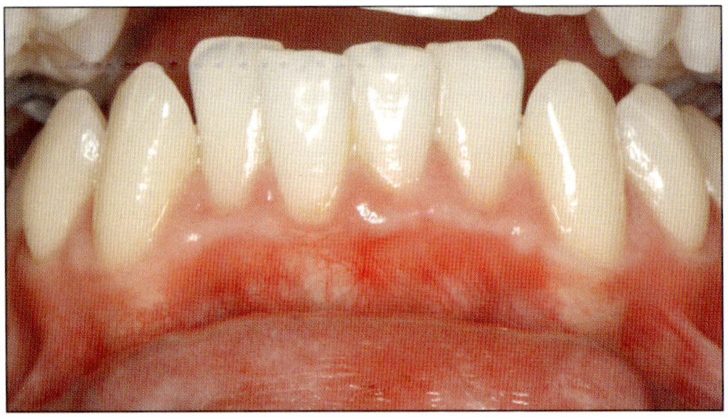

그림 7-1. 얇은 표현형의 치은.

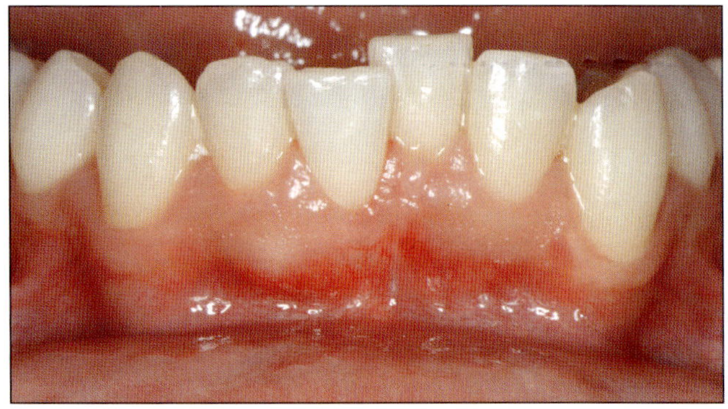

그림 7-2. 두꺼운 표현형의 치은.

7-1 참조). 1970년대 후반에 들어, 다른 연구들도 유리치은경계의 두께와 치은 퇴축의 유병률이 연관이 있음을 보고하였다. 예를 들어, 0.5 mm 미만의 치은 두께를 가진 경우, 하악 전치 부위의 교정적 이동 시 치은 퇴축의 유병률도 높고, 더 심한 퇴축이 관찰되는 경향을 보임을 보고하였다.[8] 추가적으로, 많은 요소들이 각기 다른 방식으로 치은 퇴축에 영향을 미칠 수 있다. 치주질환과 기계적인 외상은 치은 퇴축의 발병에 있어서 중요한 2개의 병인론적인 요소이다.[1,2,5,9-11] 외상을 줄 수 있는 정도의 칫솔질은 치은 퇴축의 중요한 관여 요소이다.[6] 그 외로, 치조골의 열개, 흡연 또는 구강 내 피어싱 등의 요소들도 2차적인 치은 퇴축의 유발요소가 될 수 있다.[11-13]

교정적 치아 이동과 치은 퇴축

치아의 교정적 이동, 특히 협측이나 설측의 치조골 벽 바깥쪽으로 이동하는 경우 치조골의 열개를 일으킬 수 있어 치은 퇴축을 유발할 수 있는 병인 요소가 될 수 있다.[14] Systematic review을 통해, proclination과 하악 전치 부위의 치조제 경계 밖으로의 이동은 치은 퇴축을 증가시키는 경향이 있음을 확인할 수 있었다. 하지만 이 연구들의 결과들을 볼 때, 경사 이동이 된 치아와 되지 않은 치아의 치은 퇴축 양에는 통계적으로 유의한 차이는 있었으나, 그 양의 차이는 크지 않았고, 임상적인 연관성은 결론을 내리기는 어려웠다.[15]

교정치료가 치은 퇴축에 영향을 주는 정확한 메커니즘은 아직 명확히 밝혀지지 않았다. 골 열개의 존재가 치은 퇴축의 발생에 필수적인 요소로 생각된다.[16] 하지만 골 열개가 항상 치은 퇴축을 유발하는 것은 아니며,[17] 이전에 언급한 것과 같은 다른 요소들이 함께 존재해야 한다.

다양한 교정치료의 과정 및 방법 중 치조골 바깥으로의 전치부 proclination은 치은 퇴축의 원인이 될 수 있음이 수년간 고려되어 왔다. 하악 전치부의 proclination이 치은 퇴축을 유발할 수 있음은 많은 이들이 믿고 있는 바이지만, 실제로 이에 대한 임상 연구들은 많이 진행되지 않았다. 일부 연구는 하악 전치부의 proclination이 치은 퇴축의 경향을 높인다고 하였으나,[8,18] 둘 사이의 연관성이 없음을 보고하는 연구들 또한 존재하였다.[19-21] 최근의 후향적 연구들은 교정치료 중 하악 전치부의 경사 변화 및 그 양이 협측 치은 열개와 큰 연관이 없음을 보고하였고,[22-24] 그럼에도 해당 치아들은 교정 후 15년 정도까지는 연령이 증가함에 따라 치은 퇴축이 진행될 수 있음을 보고하였다.[25,26]

치은 이식술(Gingival augmentation)

교정 환자에서 치은 퇴축의 진행을 막기 위하여, 치은 이식술을 통해 부착치은을 확보해주는 방법들이 제시되었다. 이러한 접근의 초기 컨셉은 부착치은이 근육의 당기는 힘을 상쇄시키고, 부착되지 않은 점막 부위보다 저작이나 양치질에 의한 외상에 더 강한 저항성을 가진다는 점에서 착안되었다.[27-29]

치은 퇴축의 진행을 막기 위하여 협측 연조직의 부피를 증대시키거나, 부착 치은의 폭을 증가시키는 다양한 치주 수술 기법들이 제시되었다. 이러한 치주 수술 기법들은 보통 유리치은 이식(free gingival graft), 치관 이동 판막술(coronally advanced flap)을 동반한 결합조직 이식술(connective tissue graft), 연조직 대체 이식재료의 사용 또는 법랑기질유도 단백질 등의 사용이 포함된다. 이들 중 결합조직 이식술이 치은 이식에 있어서 gold standard로 여겨지고 있다.[30,31] 하지만 몇몇 임상가들은 이러한 예방적인 접근은 과도한 치료라고 여기며, 잠재적인 치은 퇴축이 병적이나 임상적인 증상을 나타낼 때까지 기다리는 것을 선호한다. 그 결과 치은 퇴축이 생기게 되면, 교정치료 중 또는 이후에 퇴축에 대한 치료를 접근한다.

적정한 부착 치은의 너비에 대한 몇몇 가이드라인이 존재하지만,[29] 하악 전치부의 각도 증가에 연관된 스트레스나 부작용을 견딜만한 정도의 부착치은의 너비를 결정하는 것과 적절한 치주 수술을 통한 접근 시기의 결정은 아직 매우 주관적인 요소이다. 그러므로 이번 단원의 목표는 전치부의 경사 이동(inclination)이 예정된 교정 환자에서 치은 이식술의 적응증과 수술 시기에 대한 논의를 하는 것이다. 최근에 출판된 systematic review이 본 장의 논의의 근거들이 되며,[32] 최신의 연구 결과들에 대한 논의도 함께 이루어질 것이다.

교정치료와 함께 진행되는 치은 이식에 대한 근거

2개의 연구가 본 주제에 대한 근거를 제시하고 있었으나, 두 연구 모두 무작위 대조 연구는 아니었다. 한 연구는 전향적, 후향적 데이터를 모두 수집하였고, 다른 하나의 연구는 후향적인 데이터만 수집하였다(표 7-1).[34] 두 연구 모두 교정치료를 시작하기 전에 치주 수술을 먼저 적용하였다.

이 연구들에 대한 질적 분석을 했을 때, 후향적인 연구만 중간 정도의 근거를 가진 것으로 평가되었고,[34] 다른 연구는 연구 대상 군의 인구학적 정의가 명확하지 않아(성별, 인종, 연령 등이 제시되지 않음) 낮은 정도의 근거를 가진 것으로 평가되었다.[33]

포함된 연구들의 전반적인 실험 디자인은 표 7-1에 정리되어 있다. 첫 번째 연구[33]에서는 몇몇 어린 환자들에서(연령 및 인원 수는 제시되지 않음) 교정치료를 시작하기 전에 유리치은 이식술을 예방적으로 시행하였다. 100명의 어린이 중 일부에서 시행이 되었으며, 하악 중절치가 평가되었다. 두 번째 연구[34]는 교정치료 이전에 한 개 이상의 하악 전치 부위에 1 mm 또는 그 이상의 퇴축을 가진 20명의 환자들을 대상으로 시행되었다. 이 환자들은 교정치료 이전에 퇴축 부위에 자가 유리치은 이식술을 받은 실험군과, 별다른 이식을 시행하지 않은 대조군으로 나뉘었고, 두 그룹 모두 교정치료를 진행하면서 하악 전치 부위는 retrocline되었다.

임상적 결과

표 7-1에 해당하는 연구들의 임상적 결과들이 전반적으로 제시되어 있다. 두 연구 모두 교정치료를 시작하기 전 치주 수술을 진행하였기 때문에, 최적의 수술 시기(교정치료 전, 교정치료 중 또는 교정치료 후)에 대한 평가는 진

표 7-1. 포함된 연구들의 디자인, 연구방법, 그리고 결과

	Maynard와 Ochsenbein[33](1975)	Ngan 등[34](1991)
실험 디자인		
연구 설계	후향적 및 전향적	후향적
환자의 수, 성별 및 나이	어린이 100명	어린이 20명(11~16세 사이의 협측 치은 퇴축을 가지고 있는 여성 12명, 남성 8명)
교정치료의 종류	고정성 장치	고정성 장치
이동한 치아	하악 중절치	하악 중절치의 retroclination
교정치료 기간	보고 없음	18~30개월(평균 24개월)
치주 수술의 시기	임상가의 평가에 따라 필요한 경우 예방적으로 미리 시행	교정치료 시작 전
수술 방식 및 이식편	자가 유리치은 이식(환자 수는 보고 없음)	자가 유리치은 이식(10명의 환자)
결과 평가	각화치은의 너비 및 치은열구의 깊이가 교정치료의 전과 후에 탐침을 이용하여 측정됨	환자의 교정 전 후 임상 사진을 비교하는 방식으로 치은 퇴축이 측정됨
결과		
치아의 이동	보고되지 않음	하악 전치부의 retroclination
치은 퇴축의 변화	이식한 부위에 추가적인 퇴축은 관찰되지 않음	교정치료 전과 후 퇴축의 유의한 차이가 없음
결론	각화치은이 1 mm 이내로 불충분한 환자들에서는 치아 이동이 시작되기 전 이식을 먼저 하는 것이 추천됨	교정치료 시작 전 미리 치은이식을 하는 것은 교정치료 이후의 퇴축을 감소시키지는 못함. 치은 이식보다 치료 중의 치아의 맹출 및 성숙이 치은 퇴축을 줄이는 데 더욱 기여하는 것으로 보임

행될 수 없었다.

Maynard와 Ochsenbein[33]은 불충분한 각화치은이 존재하는 부위에서 교정치료가 예정되어 있는 경우, 자가 유리치은 이식술을 치아 이동이 시작되기 전 시행하는 것이 추천될 수 있다고 하였다. 그들은 1 mm 이하의 각화치은을 가지고 있는 환자들에서 치은 이식을 추천하였다.

Ngan 등[34]은 치은 퇴축을 이미 가지고 있는 치아들이 retrocline된 이후에 통계적으로 유의하게 더 적은 추가적 퇴축을 일으켰으며, 미리 이식을 시행하였는지의 유무에 따른 차이는 없었다고 보고하였다. 하지만 본 연구에서 모든 치아들은 retrocline되었으므로, proclination이 요구되는 임상적 상황에서는 적용할 수 없다는 한계가 있다.

양적 통합(Quantitative synthesis)

표준화되지 않은 연구 방법들로 인해, 연구 결과들을 통합하여 유효한 해석을 불가하게 하였다. 방법론적 다양성은 연구들 간 각 연구의 개입 방식, 대상자, 그리고 결과들의 유사성의 차이를 의미한다. 두 연구는 모두 교정치료 시작 전 치주 수술을 적용하긴 하였지만, 집단의 크기 및 치주 수술의 방식, 결과 평가의 시기 등의 차이가 커서 메타 분석을 시행할 수 없었다.

치은 이식의 시기 결정

하악 또는 상악 전치부의 경사 이동 및 치료 후 이동된 위치(경험적 또는 가상의 시뮬레이션상에서 결정된)는 교

정치료의 계획 및 진단 과정에서 중요한 역할을 한다. 치료 전에 가능한 proclination의 한도를 평가하고 결정하는 과정이 선행되어야 한다. 특히 (1) 심한 골격 부조화, (2) 치열궁이 작아 제한된 수의 치아만 배열될 수 있는 경우, 또는 (3) 부족한 부착치은 또는 모자란 협측 연조직 부피를 가지고 있는 경우 주의하여야 한다. 이러한 제한 요소들과 해당 부위 치주조직의 성질인 생물학적인 요소들을 함께 고려하여 proclination의 한계를 결정할 수 있다. 따라서, 교정치료 이전에 이미 얇은 연조직 경계를 가지고 있는 환자의 경우 적절한 평가 및 주의가 필요하다.

치은 퇴축의 발달은 전치부 proclination과 직접적인 연관관계를 가지지는 않는다. Systematic review들은 교정장치를 이용한 하악 전치부의 협측 이동과 치은 퇴축 사이의 연관관계를 입증하지 못하였다.[35] 따라서 저자들은 교정치료가 아닌 치은 퇴축과 관련될 수 있는 다른 해부학적 구조 및 환경들이 교정치료 시작 전에 고려되어야 한다. 하지만, 몇몇 연구들은 과도한 전치부의 inclination이 치은 퇴축의 가능성을 높이는 얇은 치은 두께와 같은 개인의 해부학적인 요소 또는 전신적인 요소들과 함께 작용될 경우, 치은 퇴축의 발달이 심해질 수 있음을 보고 하였다.[8,18] 반대로 생각하면, 적절한 두께의 치은이 확보될 경우 과도한 proclination이나 근육의 작용에도 퇴축에 저항할 수 있을 것이라 합리적으로 유추할 수 있다. 결론적으로, 치은 퇴축의 위험이 충분히 줄어들 수 있는 것이다.

전치부의 proclination이나 retroclination 시 교정치료 시작 전 예방적인 치주 수술을 통해 치은 퇴축을 막을 수 있는가는 학계에서 오랜기간 동안 논의되어 온 주제이다.[33,36,37] 본 단원에서 제시된 근거들은 방법론적인 차이가 심하여 적절한 정량적인 평가를 내리기가 어려운 점이 있으나, 정성적인 분석을 통해 다음과 같은 사항을 확인할 수 있었다.

- 교정치료 시작 전 협측 치은의 두께를 확보하기 위한 치주 수술은 교정치료 시 치은 퇴축의 진행을 막는 면에서 만족스러운 결과를 이끌어 낼 수 있다. 하지만 기존 연구들을 통해 강력한 증거를 얻는 데는 한계가 있어, 일반화된 결론을 내리는 데는 한계가 있다.
- 예방적인 치주 수술의 필요성 여부를 확인하기 위한 부착치은의 적절성을 평가는 아직 매우 주관적인 요소가 많다.
- 본 장에서 근거로 사용된 연구들은 교정치료 마무리 직후의 결과들로서 장기적인 결과에 대한 분석은 본 단원에서 담고 있지 않다.
- 얇은 치은 표현형을 가지고 있는 환자들에서(그림 7-1 참조), 교정적 치아 이동 전에 치은 퇴축을 예방하기 위한 연조직 이식은 도움이 될 수 있다. 하지만 이 치료가 과잉한 치료인지에 대해서는 아직 의문으로 남아있으며, 향후 무작위 대조연구를 통해서 밝혀져야 한다.

참고문헌

1. Kassab MM, Cohen RE. The etiology and prevalence of gingival recession. J Am Dent Assoc 2003;134:220–225.
2. Smith RG. Gingival recession: Reappraisal of an enigmatic condition and a new index for monitoring. J Clin Periodontol 1997;24:201–205.
3. Al-Wahadni A, Linden GJ. Dentine hypersensitivity in Jordanian dental attenders. A case control study. J Clin Periodontol 2002;29:688–693.
4. Lawrence HP, Hunt RJ, Beck JD. Three-year root caries incidence and risk modelling in older adults in North Carolina. J Public Health Dent 1995;55:69–78.
5. Löe H, Anerud A, Boysen H. The natural history of periodontal disease in man: Prevalence, severity, and extent of gingival recession. J Periodontol 1992;63:489–495.
6. Khocht A, Simon G, Person P, Denepitiya JL. Gingival recession in relation to history of hard toothbrush use. J Periodontol 1993;64:900–905.
7. Baker DL, Seymour GJ. The possible pathogenesis of gingival recession. A histological study of induced recession in the rat. J Clin Periodontol 1976;3:208–219.
8. Yared KF, Zenobio E G, Pacheco W. Periodontal status of mandibular central incisors after orthodontic proclination in adults. Am J Orthod Dentofacial Orthop 2006;130:e1–e8.

9. Litonjua LA, Andreana S, Bush PJ, Cohen RE. Toothbrushing and gingival recession. Int Dent J 2003;53:67–72.
10. Rawal SY, Claman LJ, Kalmar JR, Tatakis DN. Traumatic lesions of the gingiva: A case series. J Periodontol 2004;75:762–769.
11. Levin L, Zadik Y, Becker T. Oral and dental complications of intra-oral piercing. Dent Traumatol 2005;21:341–343.
12. Albandar JM, Streckfus CF, Adesanya MR, Winn DM. Cigar, pipe, and cigarette smoking as risk factors for periodontal disease and tooth loss. J Periodontol 2000;71:1874–1881.
13. Susin C, Haas AN, Oppermann RV, Haugejorden O, Albandar JM. Gingival recession: Epidemiology and risk indicators in a representative urban Brazilian population. J Periodontol 2004;75:1377–1386.
14. Wennström JL, Lindhe J, Sinclair F, Thilander B. Some periodontal tissue reactions to orthodontic tooth movement in monkeys. J Clin Periodontol 1987;14:121–129.
15. Joss-Vassalli I, Grebenstein C, Topouzelis N, Sculean A, Katsaros C. Orthodontic therapy and gingival recession: A systematic review. Orthod Craniofac Res 2010;13:127–141.
16. Wennström JL. Mucogingival considerations in orthodontic treatment. Semin Orthod 1996;2:46–54.
17. Thilander B, Nyman S, Karring T, Magnusson I. Bone regeneration in alveolar bone dehiscences related to orthodontic tooth movements. Eur J Orthod 1983;5:105–114.
18. Årtun J, Krogstad O. Periodontal status of mandibular incisors following excessive proclination. A study in adults with surgically treated mandibular prognathism. Am J Orthod Dentofacial Orthop 1987;91:225–232.
19. Ruf S, Hansen K, Pancherz H. Does orthodontic proclination of lower incisors in children and adolescents cause gingival recession? Am J Orthod Dentofacial Orthop 1998;114:100–106.
20. Djeu G, Hayes C, Zawaideh S. Correlation between mandibular central incisor proclination and gingival recession during fixed appliance therapy. Angle Orthod 2002;72:238–245.
21. Allais D, Melsen B. Does labial movement of lower incisors influence the level of the gingival margin? A case-control study of adult orthodontic patients. Eur J Orthod 2003;25:343–352.
22. Renkema AM, Fudalej PS, Renkema A, Bronkhorst E, Katsaros C. Gingival recessions and the change of inclination of mandibular incisors during orthodontic treatment. Eur J Orthod 2013;35:249–255.
23. Renkema AM, Navratilova Z, Mazurova K, Katsaros C, Fudalej PS. Gingival labial recessions and the posttreatment proclination of mandibular incisors. Eur J Orthod 2015;37:508–513.
24. Renkema AM, Fudalej PS, Renkema AA, Abbas F, Bronkhorst E, Katsaros C. Gingival labial recessions in orthodontically treated and untreated individuals: A case-control study. J Clin Periodontol 2013;40:631–637.
25. Renkema AM, Fudalej PS, Renkema A, Kiekens R, Katsaros C. Development of labial gingival recessions in orthodontically treated patients. Am J Orthod Dentofacial Orthop 2013;143:206–212.
26. Gebistorf M, Mijuskovic M, Pandis N, Fudalej PS, Katsaros C. Gingival recession in orthodontic patients 10 to 15 years posttreatment: A retrospective cohort study. Am J Orthod Dentofacial Orthop 2018;153:645–655.
27. Corn H. Periosteal separation: Its clinical significance. J Periodontol 1962;33:140–153.
28. Carranza FA, Carraro JJ. Mucogingival techniques in periodontal surgery. J Periodontol 1970;41:294–299.
29. Lang NP, Löe H. The relationship between the width of keratinized gingiva and gingival health. J Periodontol 1972;43:623–627.
30. Chambrone L, Tatakis DN. Periodontal soft tissue root coverage procedures: A systematic review from the AAP Regeneration Workshop. J Periodontol 2015;86(2 suppl):S8–S51.
31. Chambrone L, Chambrone D, Pustiglioni FE, Chambrone LA, Lima LA. Can subepithelial connective tissue grafts be considered the gold standard procedure in the treatment of Miller Class I and II recession defects? J Dent 2008;36:659–671.
32. Kloukos D, Eliades T, Sculean A, Katsaros C. Indication and timing of soft tissue augmentation at maxillary and mandibular incisors in orthodontic patients. A systematic review. Eur J Orthod 2014;36:442–449.
33. Maynard JG Jr, Ochsenbein C. Mucogingival problems, prevalence and therapy in children. J Periodontol 1975;46:543–552.
34. Ngan PW, Burch JG, Wei SH. Grafted and ungrafted labial gingival recession in pediatric orthodontic patients: Effects of retraction and inflammation. Quintessence Int 1991;22:103–111.
35. Aziz T, Flores-Mir C. A systematic review of the association between appliance-induced labial movement of mandibular incisors and gingival recession. Aust Orthod J 2011;27:33–39.
36. Mehta P, Lim LP. The width of the attached gingiva—Much ado about nothing? J Dent 2010;38:517–525.
37. Johal A, Katsaros C, Kiliardis S, et al. State of the science on controversial topics: Orthodontic therapy and gingival recession (a report of the Angle Society of Europe 2013 meeting). Prog Orthod 2013;14:16.

제 8 장

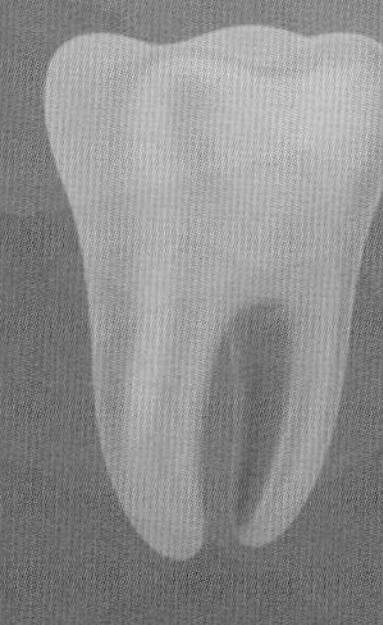

교정적 확장과 악정형적 확장의 치주적 고려

Periodontal Considerations in Orthodontic and Orthopedic Expansion

Andrew Dentino
T. Gerard Bradley

악정형력을 이용한 상악의 확장으로 상악골의 횡적 부조화를 치료하는 방법은 150여 년 전 Angell에 의해 처음 소개되었다.[1] 그 이후부터 이런 치료법이 치주조직에 미칠 수 있는 악영향에 대한 우려가 이어졌다. 사용된 술식, 환자의 나이, 그리고 개인의 생물학적 특성이 악영향의 발생에 관여하는 것으로 보이며 가장 잘 알려진 부작용으로는 치근흡수, 협측 치조정 부위 골의 높이와 두께의 감소, 협측 치은연의 퇴축, 치아의 경사 이동과 구개측 골 두께의 증가가 있다. 본 장에서는 연령대에 따른 여러 술식이 치주조직에 미치는 영향에 대해서 살펴보고 현재까지 밝혀진 급속구개확장장치의 치주적 영향에 대해 요약하고자 한다.

구개확장술에 쓰이는 장치의 종류

Hyrax 형태의 확장장치(그림 8-1)는 치아에만 지지하는 치성 고정 확장장치인 반면 Hass 장치는 그림 8-2에서 볼 수 있듯이 치아와 조직에 지지하여 확장력을 발휘한다. Hass 형태의 확장장치는 사춘기 이전과 초기의 환자에서 단순한 치아의 경사 이동 대신 보다 많은 골격 변화를 얻기 위해 고안되었다. 두 장치 모두 잭스크류를 이용하며 활성화 빈도에 따라 급속 혹은 준급속의 일정한 확장력을 발생시킨다. 10대 후반에 들어서 정중구개봉합의 골화가 발생하게 되면 확장을 위해 외과적 시

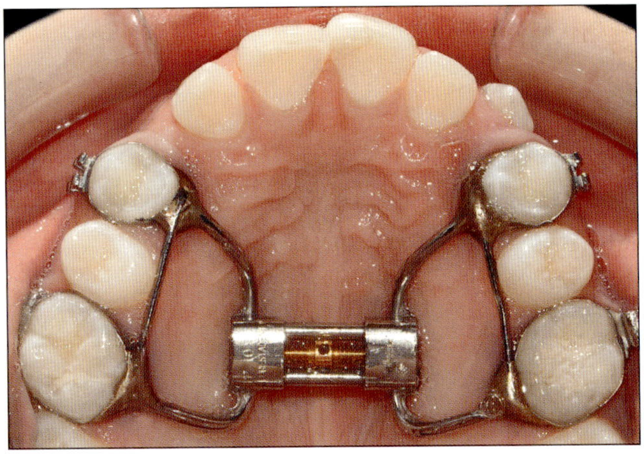

그림 8-1. Hyrax 확장장치.

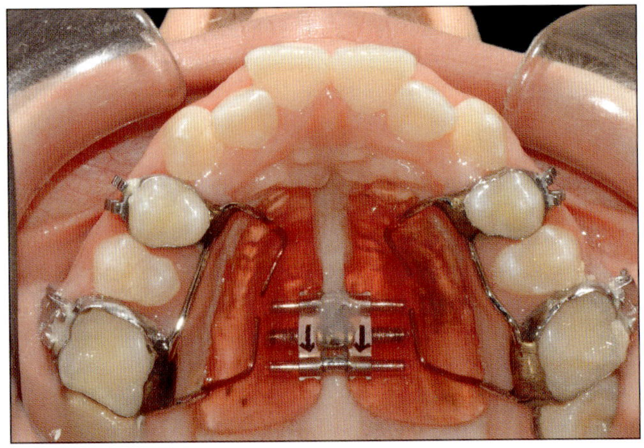

그림 8-2. Hass 확장장치.

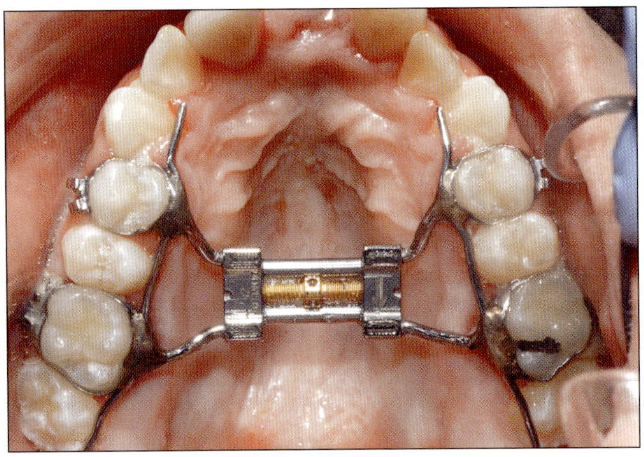

그림 8-3. 수술적 급속구개확장장치.

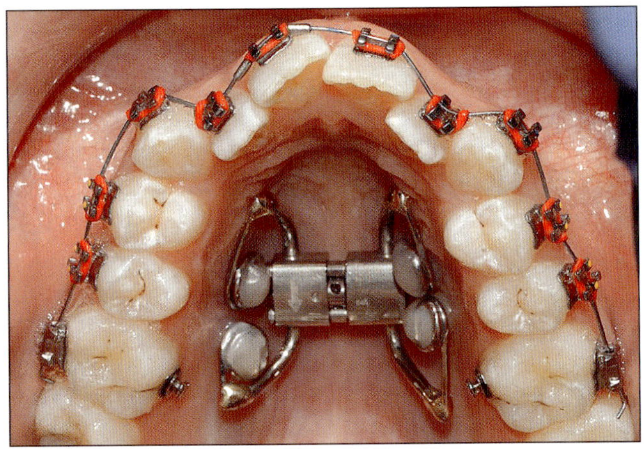

그림 8-4. 임시 고정원을 이용한 확장장치.

술이 동반되어야 한다. 수술적 구개확장술은 외과적 시술 이후에 확장장치를 활성화하게 된다. 그림 8-3은 성인 환자에서 피질골 절단술을 통한 외과적 시술로 골편을 분리한 후에 사용될 수 있는 장치를 보여준다. 또한 그림 8-4는 골격 변화를 얻기 위해 임시 고정원을 사용한 장치를 소개하고 있다.

구개확장술의 임상적응증

1970년 Hass는 구개확장술이 유용하게 쓰일 수 있는 5가지의 임상 상황을 제시하였다.[2] 여기에는 수술을 동반하거나 동반하지 않은 Ⅲ급 부정교합 케이스, 상악골의 상대적, 절대적 성장부전, 불충분한 비강 공간, 성장이 완료된 구개열 환자, 그리고 논란의 소지가 있지만 발치 시 안모 부조화의 우려가 있는 크라우딩 케이스가 포함된다.

이를 바탕으로 임상에서 구개확장을 위한 여러 가지 술식이 쓰이고 있다. 치아를 고정원으로 하거나 치아와 조직을 고정원으로 하는 장치들이 주로 이용되며, 준급속 혹은 완속 구개확장술(약 1.00 mm/week, 450~900 g의 지속적인 약한 힘)과 급속구개확장술(0.5 mm/day, 10~20 lbs의 악정형력)이 흔히 사용되어 왔다. 2가지 방식 모두 목표로 하는 확장량을 달성하는 데 비슷한 양의 치성 변화와 골격 변화를 보인다. 이러한 술식은 본래 사춘기 이

전과 사춘기의 환자에게 쓰인 반면 수술적 급속구개확장술은 상악골의 봉합이 융합된 성인 환자에게 사용되어 왔다.[3] 최근에는 임시고정원을 이용하여 성인 환자에서 골격 확장을 하려는 시도가 있었지만, 그 효과에 대해서는 아직 알려진 바가 많지 않다.

구개확장을 위한 여러 술식을 사용하는 데 있어 고려해야 할 사항이 최근에 제시되었다.[4,5] 여기에는 유치열기에서 급속구개확장술을 지양하고 대신 완속구개확장술을 사용하는 것이 포함되는데 급속구개확장술이 어린 환아에게 쓰였을 때 안모에 심미적인 문제를 일으킬 수 있기 때문이다. 초기와 후기 혼합치열기 이후부터 상악골의 봉합이 융합되는 10대 중반까지는 급속구개확장술로 좋은 결과를 얻을 수 있다. 사춘기 이전의 환자에서는 완속구개확장술과 급속구개확장술 모두에서 상당한 양의 치열궁 확장이 가능하다. 이때 변화량의 절반에서 3분의 1은 골격 확장에서 기인하고 나머지 절반에서 3분의 2는 경사 이동 등의 치성 변화에서 기인한다. 구개확장은 청소년기의 급성장기가 종료될 때까지 시행될 수 있다. 급속구개확장장치의 사용은 상악골 봉합의 분리를 통해 골격 변화를 증가시키는 동시에 경사 이동 같은 치성 변화는 제한하는 수단으로 여겨졌었다. 하지만 급속구개확장술 후에 봉합 가장자리에서 일어나는 골침착의 속도가 느리기 때문에 안정기 동안 생각보다 많은 양의 치아 경사 이동이 일어나게 된다.[6]

연령에 따른 구개확장술의 적절한 쓰임을 설명한 대표적인 2개의 논문이 있다. 하나는 Geran 등[7]의 논문으로 평균 10세 8개월의 환자들에게 치성 고정 아크릴 스플린트를 이용해 시행한 준급속구개확장술(0.25 mm/day)을 소개하였다. 다른 논문에서는 McNamara 등[8]이 Hass 장치를 이용해 평균 12세 2개월의 환자들에게 시행한 급속구개확장술(0.5 mm/day)이 설명되었다. 이 두 연구의 장기 추적 관찰 결과를 살펴보면 치료받지 않은 같은 연령대의 대조군보다 사춘기 이후에 교정적으로 매우 좋은 결과를 보이는 것으로 나타났다. 하지만 아쉽게도 대조군과 비교한 치주적 영향에 대한 평가는 이루어지지 않았다.

급속구개확장술은 성장이 완료된 환자, 개방교합 환자 그리고 상악 구치부 협측에 이미 골손실이 있는 환자에서는 금기시된다. 상악골의 봉합이 융합된 성인 환자에서는 일반적으로 외과적 방법이 동반된 구개확장술이 쓰여 왔다. 이런 술식을 위해서는 다양한 LeFort 형식의 골절단술이 상악의 정중선에 적용되며 증례에 따라서는 익상돌기의 분리가 필요하기도 하다.

급속구개확장술의 잠재적인 치주적 문제

비교적 최근에 발표된 2개의 systematic review에 따르면 교정치료를 받은 환자에서 약간의 치은 퇴축 경향성이 보고되었다.[9,10] Bollen 등[9]의 문헌고찰은 모든 종류의 교정치료를 대상으로 한 반면, Joss-Vassalli 등[10]은 전치 각도를 중점적으로 살펴보았다. 두 문헌 모두 교정치료 후 발생하게 되는 치은 퇴축에 대한 근거를 찾았지만, 이러한 결과가 가지는 임상적 의미나 근거의 영향력에 대해서는 신중함을 보였다. 또한 두 문헌 모두 구개확장 케이스를 중점으로 살펴보지 않았다. 골탐침으로 치조정골 높이를 측정한 후향적 연구에 따르면 완속구개확장 환자군이나 치료받지 않은 대조군과 비교했을 때 급속구개확장술을 받은 환자군에서 치조정 골 높이의 감소가 보였다. 하지만 저자들은 이러한 점이 중대한 의미를 가지지는 않는 것으로 보았다.[11]

치은 퇴축과 골손실

구개확장의 가장 흔한 후유증 중 하나로 치은 퇴축과 열개형 골 손실이 있다. 개[12]와 원숭이[13-15]를 이용한 동물연구에서 밝혀졌듯이 치조골 내의 치아 이동에는 한계가 있다. 이 연구들에 따르면 치아가 교정력으로 인해 골 틀 밖으로 이동하였을 때 경사 이동이나 순측으로의 치체 이동을 동반한 치조골 손실이 일어나며 종종 치은 퇴축도 일어날 수 있다. 치아를 골 틀 안으로 다시 이동시킬 경우 열개형 골 손실이 어느 정도 완화되었다. 이런 현상은 특히 위생 상태가 철저하게 관리된 동물에게서 자주 목격된 반면 치은 퇴축은 복구되지 않았다. Danz 등[16]은 쥐를 대상으로 한 더 최근의 연구에서 힘이 치은 퇴축과 골 두께 감소에 미치는 영향에 대해서 구체적으로 알아보았다. 이 동물 연구에서 열개형 골 손실은 치아 이동 시 일반적인 힘이 가해지든 약한 힘이 가해지든 비슷하게 발생하는 것으로 보고되었다.

CBCT를 이용한 구개확장의 임상 연구

콘빔 전산화 단층 방사선사진 촬영(CBCT) 같은 방사선학적 기술이 발전하면서 골 틀과 관련하여 교정치료를 더욱더 면밀하게 분석하는 것이 가능해졌다. Timock 등[17]은 치조정 부위의 골 높이와 두께를 평가하는 데 있어 CBCT의 정확성과 신뢰도에 대해 연구하였다. 연령에 따른 적절한 구개확장술로 좋은 결과를 얻을 수 있다고 알려진 반면,[4] 구개확장술이 협측 골의 두께와 치조정 골 높이를 감소시켜 치아를 치은 퇴축의 위험에 노출시킬 수 있다는 증거가 갈수록 많이 나오고 있다.[18–21] 이러한 연구들은 급속구개확장술부터 완속구개확장술까지 다양한 종류의 장치와 술식을 포함하여 사춘기 이전 환자부터 사춘기 환자까지 대상으로 하였는데 지루할 정도로 일관된 결과를 보인다.

더 나아가 치은 퇴축은 완속구개확장술부터 급속구개확장술까지 모든 종류의 구개확장술에서 나타났으며 심지어는 여러 종류의 수술적 구개확장술에서도 관찰되었다.[22–25] CBCT가 상용화되면서 임상적으로 퇴축이 일어나지 않은 경우에도 골 손실을 확인할 수 있는 수단으로 사용되고 있다.[26–29] 아쉽게도 구개확장술이 치주조직에 미치는 영향을 중점으로 장기간 추적 관찰한 연구는 존재하지 않는다. Fields와 Proffit[4]은 적합한 환자에게 적합한 술식을 사용해서 구개확장을 했을 경우 골손실과 그에 따른 치은 퇴축을 방지할 수 있다고 주장하였지만, 현재로서는 구개확장술의 적합성과 부적합성의 경계가 모호하다.

그럼에도 불구하고 분명한 것은 환자의 나이가 증가하고 상악골 봉합이 융합되면 악정형 장치를 이용한 성공적인 골확장의 가능성이 낮아지게 된다는 것이다. 또한 치아의 경사 이동과 치조골의 굽힘 현상이 불가피하게 증가한다. Vanarsdall[30]에 따르면 이런 종류의 교정적 이동은 협측 치조골을 얇게 할 뿐만 아니라 임상 치관의 정출과 협측 치조정 높이의 감소를 야기한다. 이런 사실은 상악 치열궁 확장을 원하는 임상가들의 주의를 요한다.

구개확장의 한계에 대해 보다 명확하게 알아보려는 시도에서 Vanarsdall과 Secchi[31]는 골격성 횡적 부조화가 구개확장에 있어 치은 퇴축과 임상적 부착 상실에 대한 취약성을 판단하는 데 가장 중대한 위험요소로 작용한다고 하였다. 그들의 보고에 따르면 상·하악의 부조화가 5 mm 이상인 경우 시간이 흐름에 따라 치은 퇴축이 일어나며 이러한 문제는 구개확장으로 인해 심화될 수 있다. 또한 상악골의 횡적 골격 성장은 15세 무렵 완료되기 때문에 청소년기 이전의 확장장치 사용으로 일어나는 치열궁의 폭경 증가는 50%의 골격 변화와 50%의 치아 경사 이동으로 이루어진다. 반면 청소년기 환자에서는 골격 요소가 확장량의 35%만을 차지하며 치성 요소는 65%로 증가한다.[31] 구개확장 증례에서 치주 표현형과 치은 생체형[32]이 장기적인 치주적 영향에 미치는 중요성에 대한 분석이 아직 필요하다. 조직의 두께가 치은 퇴축에 대한 취약성에 중요한 역할을 하는 것으로 보이기 때문에 이 부분은 추후 성과를 기대할 수 있는 연구분야로 생각된다.[33]

치근흡수

급속구개확장술을 받은 사람에게서 상악 소구치의 협측 부분에 치근흡수가 명확하게 확인되었다.[34,35] 두 연구진 모두 발치 전의 유지 기간에 따라 치근흡수가 치관측 부분에서 어느 정도 회복되는 것을 관찰하였다. 반면 치근첨단부 쪽에서는 명확한 회복 패턴이 보이지 않았다. 다른 동물연구에서도 비슷한 치근흡수 부작용이 발견되었다.[36]

인접면 치조골의 골 손실

인접면 치조골의 골 손실은 동물연구와 인체연구에서 모두 보고되었고 조절되지 않는 치주염이 있는 경우 모든 종류의 교정적 치아 이동에서 발생할 수 있는 문제점으로 널리 여겨지고 있다.[30] 모든 종류의 구개확장에서 위험요소로 작용하지만, 특히 여러 수술적 구개확장 증례에서 발생한 골손실에 대해 명확하고 반복적인 기록이 존재한다.[25,37,38] Cureton과 Cunein[37]은 더 나아가 중절치 사이의 치근 근접도에 대한 고려가 필요하며 외과적 시술 전에 교정적으로 치근을 이개시켜야 심미 영역에 회복 불가한 중대결함을 야기하는 비대칭적인 피질골 절단을 방지할 수 있다고 하였다.

향후 고려

여러 구개확장 술식을 이용한 전향적 임상 시험에 대한 장기적인 추적 관찰의 부족은 여전히 문제점으로 꼽힌다. 게다가 치주 표현형 혹은 치은 생체형으로도 알려진 치은 조직 두께의 고려하에 구개확장술을 살펴보는 연구가 존재하지 않아 이 부분에 관한 이해가 부족하다.[39,40] Müller와 Eger[39]가 사용한 초음파 검사, CBCT DICOM 파일과 바륨 코팅 스텐트의 구강 스캔을 통합하는 방법,[41] 그리고 더 이색적인 방법인 광간섭 단층촬영[42] 등의 기술을 이용하여 비침습적으로 연조직의 두께를 정확하게 측정할 수 있다. 이런 기술은 다양한 치은 생체형에서 구개확장이 갖는 한계를 밝히는 데 도움을 줄 수 있다. 또한 CBCT 데이터의 적극적인 활용으로 연조직 두께에 대한 평가와 함께 치열궁 내 치아의 협설측 위치를 파악하여 치아가 치조골 중앙에 위치하도록 최적화할 수 있다.

더 흥미로운 방법으로는 교정치료 전 골유도재생술을 통해 치은 생체형을 변화시키거나 급속 골형성 교정치료의 일부로 증대술을 시행하는 방법이 있다.[43] 이러한 방법을 통해 치조골의 두께 감소 및 협측 골의 높이 상실을 줄일 수 있는데, 특히 성장이 완료되어 구개확장에 있어 골격 확장보다는 치아 경사 이동과 치조골의 굽힘 현상을 보이는 환자들에게서 그러하다.[44-46] 실제로 골재생이 이루어진다는 것을 보여줄 인체 조직편이 한정적이기 때문에 이러한 접근의 실현 가능성을 알아보기 위해서는 이 분야에 더 많은 연구가 필요하다. 또한 더 많은 장기 추적 관찰과 무작위 대조 연구가 요구된다.

참고문헌

1. Angell E. Treatment of irregularity of permanent or adult teeth. Dent Cosmos 1860;1:540–544.
2. Haas AJ. Palatal expansion: Just the beginning of dentofacial orthopedics. Am J Orthod 1970;57:219–255.
3. Lee SC, Park JH, Bayome M, Kim KB, Araujo EA, Kook YA. Effect of bone-borne rapid maxillary expanders with and without surgical assistance on the craniofacial structures using finite element analysis. Am J Orthod Dentofacial Orthop 2014;145:638–648.
4. Fields HW Jr, Proffit WR. Treatment of skeletal problems in children and preadolescents. In: Fields HW Jr, Proffit WR, Sarver, DM (eds). Contemporary Orthodontics. St Louis: Elsevier, 2013:476–480.
5. Kokich VG, Kokich VO. Interrelationship of orthodontics with periodontics and restorative dentistry. In: Nanda R (ed). Esthetics and Biomechanics in Orthodontics. St Louis: Elsevier, 2015:560–581.
6. Cobourne MT, DiBiase AT. Orthodontics and orthognathic surgery. In: Handbook of Orthodontics, ed 2. Edinburgh: Elsevier, 2016:475–476.
7. Geran RG, McNamara JA Jr, Baccetti T, Franchi L, Shapiro LM. A prospective long-term study on the effects of rapid maxillary expansion in the early mixed dentition. Am J Orthod Dentofacial Orthop 2006;129:631–640.

8. McNamara JA Jr, Baccetti T, Franchi L, Herberger TA. Rapid maxillary expansion followed by fixed appliances: A long-term evaluation of changes in arch dimensions. Angle Orthod 2003;73:344–353.
9. Bollen AM, Cunha-Cruz J, Bakko DW, Huang GJ, Hujoel PP. The effects of orthodontic therapy on periodontal health: A systematic review of controlled evidence. J Am Dent Assoc 2008;139:413–422.
10. Joss-Vassalli I, Grebenstein C, Topouzelis N, Sculean A, Katsaros C. Orthodontic therapy and gingival recession: A systematic review. Orthod Craniofac Res 2010;13:127–141.
11. Greenbaum KR, Zachrisson BU. The effect of palatal expansion therapy on the periodontal supporting tissues. Am J Orthod 1982;81:12–21.
12. Karring T, Nyman S, Thilander B, Magnusson I. Bone regeneration in orthodontically produced alveolar bone dehiscences. J Periodontal Res 1982;17:309–315.
13. Batenhorst KF, Bowers GM, Williams JE Jr. Tissue changes resulting from facial tipping and extrusion of incisors in monkeys. J Periodontol 1974;45:660–668.
14. Engelking G, Zachrisson BU. Effects of incisor repositioning on monkey periodontium after expansion through the cortical plate. Am J Orthod 1982;82:23–32.
15. Wennström JL, Lindhe J, Sinclair F, Thilander B. Some periodontal tissue reactions to orthodontic tooth movement in monkeys. J Clin Periodontol 1987;14:121–129.
16. Danz JC, Bibby BM, Katsaros C, Stavropoulos A. Effects of facial tooth movement on the periodontium in rats: A comparison of conventional and low force. J Clin Periodontol 2016;43:229–237.
17. Timock AM, Cook V, McDonald T, et al. Accuracy and reliability of buccal bone height and thickness measurements from cone-beam computed tomography imaging. Am J Orthod Dentofacial Orthop 2011;140:734–744.
18. Garib DG, Henriques JF, Jandon G, de Freitas MR, Fernandes AY. Periodontal effects of rapid maxillary expansion with tooth-tissue-borne and tooth-borne expanders: A computed tomography evaluation. Am J Orthod Dentofacial Orthop 2006;129:749–758.
19. English JD, Akyalcin S, Peltomaki T, Litschel K. Oral hygiene: Possible problems and complications. In: Mosby's Orthodontic Review, ed 2. St Louis: Mosby, 2015:265–270.
20. Corbridge JK, Campbell PM, Taylor R, Ceen RF, Buschang PH. Transverse dentoalveolar changes after slow maxillary expansion. Am J Orthod Dentofaial Orthop 2011;140:317–325.
21. Domann CE, Kau CH, English JD, Xia JJ, Souccar NM, Lee RP. Cone beam computed tomography analysis of dentoalveolar changes immediately after maxillary expansion. Orthodontics (Chic) 2011;12:202–209.
22. Northway WM, Meade JB Jr. Surgically assisted rapid maxillary expansion: A comparison of technique, response, and stability. Angle Orthod 1997;67:309–320.
23. Carmen M, Marcella P, Giuseppe C, Roberto A. Periodontal evaluation in patients undergoing maxillary expansion. J Craniofac Surg 2000;11:491–494.
24. Handelman CS, Wang L, BeGole EA, Haas AJ. Nonsurgical rapid maxillary expansion in adults: Report on 47 cases using the Haas expander. Angle Orthod 2000;70:129–144.
25. Williams BJ, Currimbhoy S, Silva A, O'Ryan FS. Complications following surgically assisted rapid palatal expansion: A retrospective cohort study. J Oral Maxillofac Surg 2012;70:2394–2402.
26. Rungcharassaeng K, Caruso JM, Kan JY, Kim J, Taylor G. Factors affecting buccal bone changes of maxillary posterior teeth after rapid maxillary expansion. Am J Orthod Dentofacial Orthop 2007;132:428.e1–428.e8.
27. Landes CA, Laudemann K, Schübel, et al. Comparison of tooth- and bone-borne devices in surgically assisted rapid maxillary expansion by three-dimensional computed tomography monitoring: Transverse dental and skeletal maxillary expansion, segmental inclination, dental tipping, and vestibular bone resorption. J Craniofac Surg 2009;20:1132–1141.
28. Sygouros A, Motro M, Ugurly F, Acar A. Surgically assisted rapid maxillary expansion: Cone-beam computed tomography evaluation of different surgical techniqes and their effects in the maxillary dentoskeletal complex. Am J Orthod Dentofacial Orthop 2014;146:748–757.
29. Baka ZM, Akin M, Ucar FI, Ileri Z. Cone-beam computed tomography evaluation of dentoskeletal changes after asymmetric rapid maxillary expansion. Am J Orthod Dentofacial Orthop 2015;147:61–71.
30. Vanarsdall RL. Orthodontics and periodontal therapy. Periodontol 2000 1995;9:132–149.
31. Vanarsdall RL, Secchi AG. Periodontal-orthodontic interrelationships. In: Graber LW, Vanarsdall RL, Vig KWL (eds). Orthodontics: Current Principles and Techniques. Philadelphia: Mosby, 2012:807–841.
32. Cook DR, Mealey BL, Verrett RG. Relationship between clinical periodontal biotype and labial plate thickness: An in vivo study. Int J Periodontics Restorative Dent 2011;31:345–354.
33. Webbström JL. Mucogingival considerations in orthodontic treatment. Semin Orthod 1996;2:46–54.
34. Barber AF, Sims MR. Rapid maxillary expansion and external root resorption in man: A scanning electron microscope study. Am J Orthod 1981;79:630–652.
35. Odenrick L, Karlander EL, Pierce A, Kretschemar U. Surface resorption following two forms of rapid maxillary expansion. Eur J Orthod 1991;13:264–270.
36. Vardimon AD, Graber TM, Pitaru S. Repair process of external root resorption subsequent to palatal expansion treatment. Am J Orthod Dentofacial Orthop 1993;103:120–130.
37. Cureton SL, Cuenin M. Surgically assisted rapid palatal expansion: Orthodontic preparation for clinical success. Am J Orthod Dentofacial Orthop 1999;116:46–59.
38. Laudemann K, Petruchin O, Nafzger M, et al. Long-term 3D cast model study: Bone-borne vs. tooth-borne surgically assisted rapid maxillary expansion due to secondary variables. Oral Maxillofac Surg 2010;14:105–114.
39. Müller HP, Eger T. Gingival phenotypes in young male adults. J Clin Periodontol 1997;24:65–71.
40. Müller HP, Eger T. Masticatory mucosa and periodontal phenotype: A review. Int J Periodontics Restorative Dent 2002;22:172–183.

41. Gallucci GO, Finelle G, Papadimitriou DE, Lee SJ. Innovative approach to computer-guided surgery and fixed provisionalization assisted by screw-retained transitional implants. Int J Oral Maxillofac Implants 2015;30: 403–410.
42. Ajdaharian J, Dadkhan M, Sabokpey S, et al. Multimodal imaging of the effects of a novel dentifrice on oral biofilm. Lasers Surg Med 2014;46:546–552.
43. Brugnami F, Caiazzo A. Orthodontically driven corticotomy: Tissue engineering to expand basal bone, modify the periodontal biotype and lower the risks of orthodontic damage to the periodontium. In: Orthodontically Driven Corticotomy: Tissue Engineering To Enhance Orthodontic and Multidisciplinary Treatment. Ames, IA: Wiley, 2015:189–218.
44. Einy S, Horwitz J, Aizenbud D. Wilckodontics—An alternative adult orthodontic treatment method: Rationale and application. Alpha Omegan 2011;104:102–111.
45. Wilcko MT, Wilcko WM, Pulver JJ, Bissada NF, Bouquot JE. Accelerated osteogenic orthodontics technique: A 1-stage surgically facilitated rapid orthodontic technique with alveolar augmentation. J Oral Maxillofac Surg 2009; 67:2149–2159.
46. Wilcko WM, Wilcko T, Bouquot JE, Ferguson DJ. Rapid orthodontics with alveolar reshaping: Two case reports of decrowding. Int J Periodontics Restorative Dent 2001;21:9–19.

제9장

임상 치관연장술

Surgical Lengthening of the Clinical Crown

Spyridon I. Vassilopoulos
Phoebus N. Madianos
Ioannis Vrotsos

치아 또는 치근에서 수복 가능 여부를 결정할 때, 치열궁에서의 배열이나 치주-근관 예후 외에도 남아있는 치질의 양은 중요한 요소이다. 치조골 상방의 잔존 치질량이 불충분할 때 전장수복물은 실패하기 쉽다. 치질의 양이 부족하면 유지력(retention)과 저항력(resistance)이 감소하여, 기능 중에 수복물이 탈락하기 쉽다. 때로는 치아 삭제(preparation) 시 slot이나 groove, pinhole 등으로 유지력을 증강시킬 수 있지만, 다른 옵션으로 수술적 혹은 교정적 술식을 통해 임상 치관의 3차원적 길이(dimensions)를 증가시키는 방법을 고려할 수 있다.[1] 이번 장에서는 외과적인 접근 방법만을 다룰 예정이다.

치관연장술식은 병적인 상황이나 외상, 혹은 보철, 심미, 교정적 필요성 등을 원인으로 여러 임상적 상황이 적응증에 해당한다(Box 9-1, 그림 9-1).

술전 계획

치관연장술을 시행하기 전에 치주, 근관 및 수복에 대한 예후를 평가해야 한다. 우선 잔존 치질의 양, 치주적인 조건, 근관 상태, 치근의 길이와 형태를 평가하기 위해 임상적인 검사를 시행하고 구강 내 치근단 방사선 촬영을 시행한다(그림 9-2).[2] 특히 심미적 요소가 중요한 상악 전치부에서 치관연장술을 시행할 경우에는 사전 치아 삭제와 시술용 가이드 제작을 위해 진단 캐스트를 이용하는 것이 좋다. 이러한 진단 단

Box 9-1. 치관연장술의 적응증

병리적 혹은 의원성 상태

- 치은 변연 높이 혹은 연하의 우식증
- 치은연하로 연장된 치아 파절
- 치조골정과 가까운 이전에 수복된 보철물 변연
- 과도한 교합 마모가 있는 치아
- 치은 과성장(그림 9-1)
- 치근 천공 혹은 치근흡수(치조정측)

보철적 상태

- 적절한 유지를 얻기 어려운 양의 치은 연상 치질
- 적합한 수복을 위한 악간 공간을 얻기 힘든 치아

심미적 상태

- 짧은 임상적 혹은 해부학적 치관(그림 9-1)
- 비대칭적인 치은 변연 윤곽

교정적 상태

- 짧은 임상적 치관이 교정적 부착을 방해하고 이어서 구강 위생 관리를 방해하는 경우(그림 9-1)

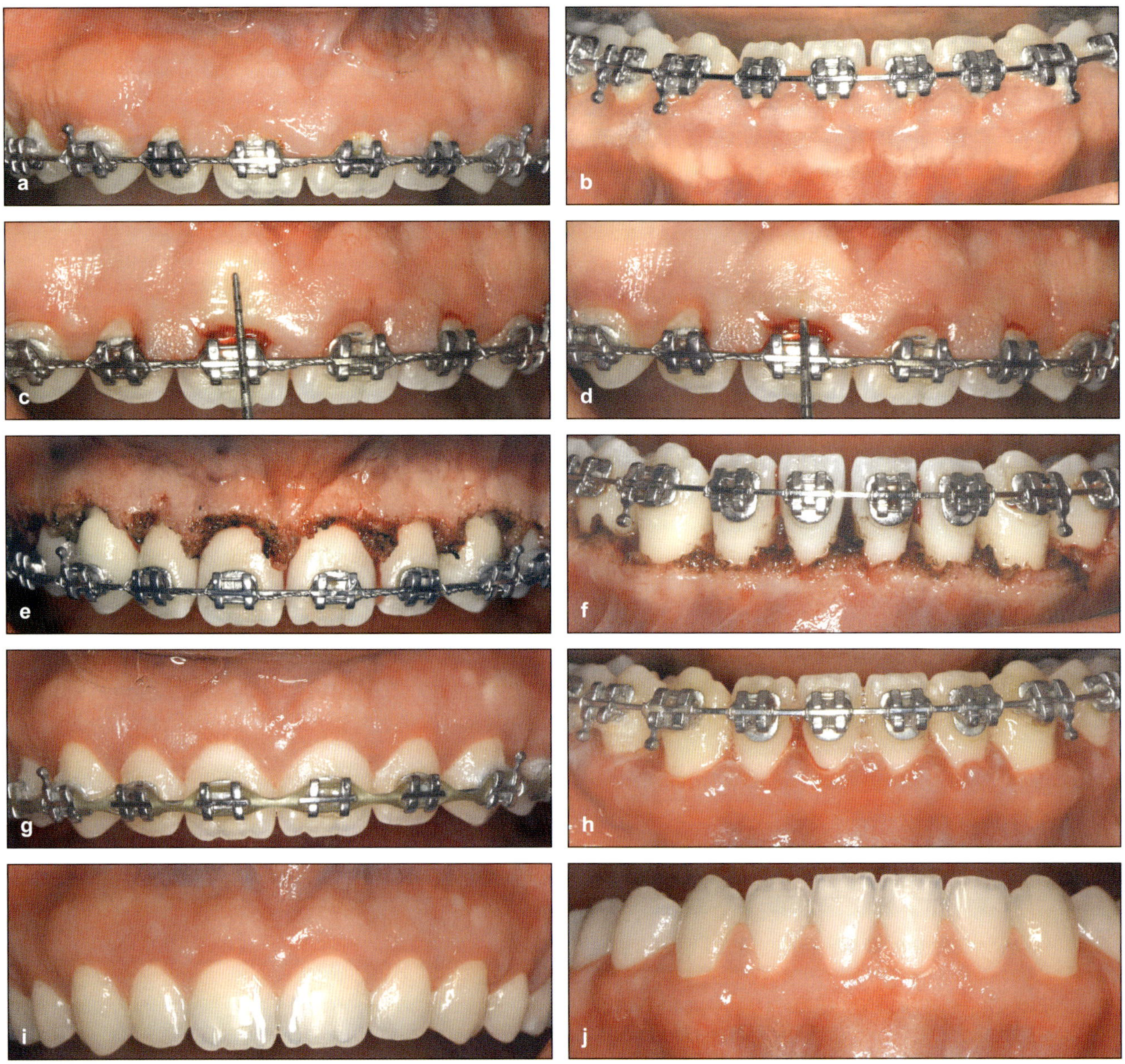

그림 9-1. 치은 과성장의 치관연장술. **a, b,** 술전 상태. **c,** 임상적 치관의 일부분이 성장과잉된 치은조직 하방에 숨겨져 있다. 이는 교정 요소 주위로 적절한 구강 위생 관리를 방해한다. **d,** 치조골 높이 측정. **e, f,** Blade나 Nd:YAG를 사용하여 임상적 치관을 노출시키기 위해 외과적 치관연장술을 시행한다. **g, h,** 치유된 모습. **i, j,** 교정장치 제거 후.

계에서 다음의 요소들을 고려해야 한다.

수복을 위한 치질의 최소 요구량

수복을 위해서 건전한 치질을 적정량만큼 노출시켜야 하는 경우가 있다. 치조골을 삭제하여 이 목적의 치관연장술을 하기도 하는데, 이때 정상적인 치아-치은 부착관계(dentogingival junction)의 재확립이 가장 중요한 요소이다. 이를 생물학적 폭경이라 하며, 치조골 상방의 결합조직 부착과 접합상피의 합으로 구성된다.[3]

Gargiulo 등[4]은 치조정과 치은변연(gingival margin) 사이의 평균거리를 2.73 mm로 보고했으며, 범위는 2.17~3.05 mm라고 하였다. 이들은 결합조직의 부착 길이가 0.44~1.56 mm(평균값 1.07 mm), 상피 부착 길이가 0.71~1.35 mm(평균값 0.97 mm), 그리고 치은열구(Sulcus) 깊이가 0~2.79 mm(평균값 0.69 mm)로 보고하였다. Vacek 등[5]도 인간 사체 표본을 조사하여 결합 조직 부착의 경우 0.77 mm, 상피 부착의 경우 1.14 mm의 평균값을 보고했다.

최근의 systematic review에서는 생물학적 폭경이 보편적이지 않기 때문에, 실제 임상에서 치료 시 평균값을 목적으로 할 수 없다고 결론지었다.[6] 피험자 간 혹은 피험자 내에서 상당한 차이가 보고되어, 임상 증례에서는 치주 탐침과 치조골 탐침(transgingival probing)으로 생물학적 폭경의 길이를 개별화하여 참고해야 한다. 치은염 환자나 부착 상실, 만성 치주염 상태의 환자에서 생물학적 폭경은 감소한다고 알려져 있다.[4,6-8] 그럼에도 불구하고, 생물학적 폭경이 침범될 경우에 동물실험에서 ligature로 유도된 실험적 치은염과 유사하게 지속적인 염증반응을 일으킨다. 수복물 변연을 치조정에 아주 근접하게 배치하면 치조골 상방의 결합조직 부착이 침범되어 이로 인한 염증반응이 발생한다. 이러한 외상성 만성 염증은 치조골의 흡수까지 야기할 수 있다.[9]

여러 연구자들은 치조정과 수복물 변연 사이의 최적 거리로 평균 생물학적 폭경인 2.04 mm에 1~2 mm의 길이를 치관 방향으로 추가해야 한다고 한다.[3,10,11] 이는 치은연하 수복물 변연에 의해 유발되는 치주 부착 손실의 위험을 줄이고 치아의 적절한 수복을 위해 치관에서 치조정까지의 거리를 최소 3~4 mm로 설정해야 한다는 의미이다.[12] 치은연상 치질이 거의 남아 있지 않거나 치수의 완전성이 손상된 경우 전장관 치아 수복을 위해 근관 치료, post 및 core 제작이 동시에 진행되어야 한다(그림 9-2). 또한 ferrule의 형성을 고려하여 치관연장술을 시행해야 하는데, ferrule은 기능적인 지렛대 힘, pin 혹은 post의 쐐기 효과 및 측면 합착력을 상쇄하여 실활치아의 파절 저항을 증가시키는 것으로 알려져 있다.[13,14] Sorensen과 Egelman[15]에 따르면 최고의 ferrule 디자인을 위해 전장관의 360° 전체에서 지대치의 shoulder까지 최소 1 mm 길이의 상아질이 노출되어 평행한 벽을 형성해주어야 한다. 이 1 mm의 부가적인 치질의 노출은 앞서 언급한 3~4 mm의 길이에 추가적으로 제공된다. Wagenberg 등[16]은 post와 core 수복된 치아의 경우 치유 후 임상 치관이 5.0~5.5 mm 노출되어야 한다고 하였다. 그러나 5 mm 이상의 치질을 노출시키기 위해 광범위하게 치조골 삭제가 필요한 경우, 이로 인해 생체 역학적 치아 구조/지지가 손상될 수 있으므로 대안을 고려해야 한다(그림 9-3).

술후 치관-치근 비율

치관-치근 비율은 이제 치아 예후의 결정 요인이라 말할 수는 없으나, 치주 지지가 심하게 손상되어 치관-치근 비율이 1인 경우, 치아는 가망 없는 치아(hopeless tooth)로서 고정성/가철성 부분 의치 혹은 임플란트 보철물로의 대체를 고려해야 한다.

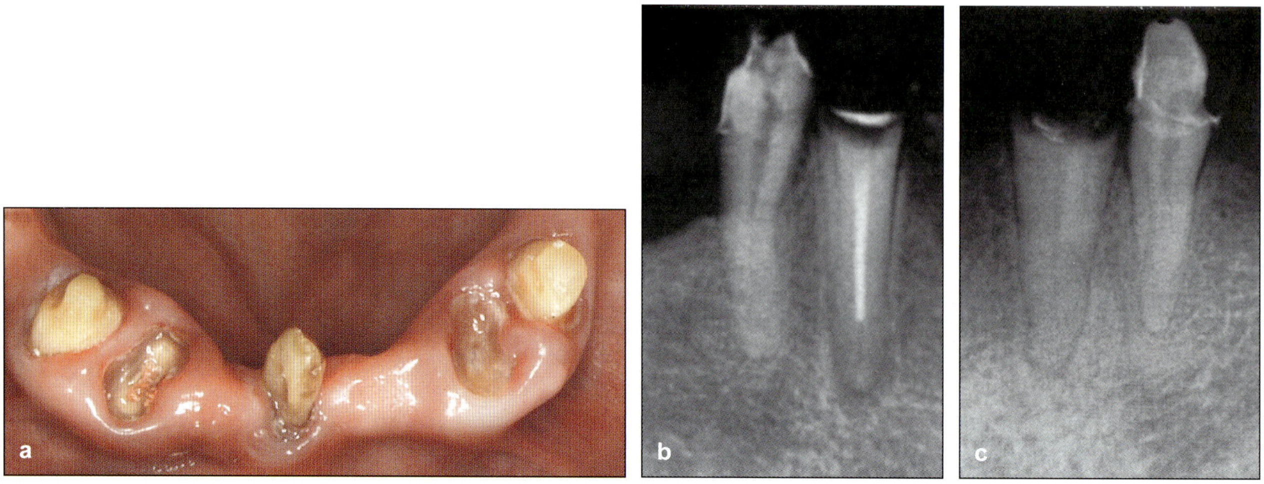

그림 9-2. 파절 및 치은연하 우식을 동반한 하악 치아들. 우측 하악 중절치가 불량한 예후로 인해 발거되었다. a, 치료 전 상태. b, c, 남은 치아들의 치근단 방사선사진.

치아분지부 위치 및 해부학적 고려사항

다근치에서 치근 trunk의 길이(백악법랑질경계에서 치근 분지부까지의 거리)는 분지부를 노출시키지 않고 치조골을 삭제할 수 있는 한계 위치이다. 분지부 노출 시 치태 조절이 어려워 치아우식이나 치주질환의 위험을 증가시킨다.[17]

인접치아

건전한 치아 구조를 노출시키기 위한 치조골 삭제가 인접 치아의 예후를 해치게 해서는 안 된다.

악간 공간

악간 공간은 치주지지를 외과적으로 삭제하는 양에 영향을 미친다. 수직 고경이 충분하면 치조골을 덜 삭제해도 된다.

심미적 고려사항

상악 전치부의 외과적 치관연장술은 심미적 위험을 항상 내포하며, 특히 입술선이 중간 혹은 높은 경우 더욱 그러하다. 이런 경우 치은선이 불규칙해지거나 자연스러운 잇몸 모양을 위하여 인접치까지 치관확장술을 확대하는 것을 고려해야 한다.[18]

Tarnow 등[19]은 접촉점에서 치조정까지의 거리가 5 mm 이상일 때 치간 사이에 black triangle이 나타난다는 것을 보고하였다. 그래서 최종 전장관의 모양(contour)을 조정하여 비심미적이고 넓어진 embrasure 등의 심미적 위험을 줄일 수 있다. 전장관의 인접치와의 접촉부를 늘리고 넓히면 black triangle을 방지하고, 새롭게 치간유두 형태를 만들어 줄 수 있다. 심미적으로 까다로운 증례에서는 surgical stent는 새로 만들 전장관 변연의 위치를 협측 혹은 치간측으로 예측할 수 있어 유용하다(그림 9-5b 참조). 이는 수복(보철)을 담당하는 치과의사와 수술을 하는 외과의사 간의 긴밀한 의사소통의 방편으로 활용되며, 심미적으로 까다로운 사례를 성공적으로 처리하는 데 필수적이다.[20]

외과적 치관연장술

치관연장술을 위해 치조골을 삭제할 필요가 없는 경우

에는 우선적으로 치은절제술을 선택하는 것이 좋다. 외과적 과정은 외과도로 외사면 절개를 하거나, 고속의 둥근 다이아몬드 버 또는 레이저를 사용하여 수행할 수 있다. 이러한 경우, 특히 치은 연하 수복 변연이 있는 경우 최소 3 mm의 부착 치은 높이를 유지하도록 주의해야 한다(그림 9-1 참조).[21]

생물학적 폭경을 위해 치조골 삭제가 필요한 경우, 판막을 거상하는 접근 방식으로 해야 한다. 외과적 절차는 내사면 절개를 시행하되, 각화 치은의 너비에 따라 치은열구 내에 형성하거나 변연에서 약간 띄워서 한다. 무치악 부위가 관련 치아의 근심 또는 원심에 위치하는 경우, 가장 많은 부착치은이 있는 부위와 그 하방의 치조골 부위를 따라 삼각형 또는 선형 쐐기 절개를 이용해야 한다. 삼각형 쐐기 절개를 선택하면 삼각형의 기저부가 치아 옆에 위치된다.[22] 삼각형 끝과 치아 사이의 거리 또는 두 개의 평행 절개 사이의 거리(linear wedge technique)는 무치악 영역에서 조직의 치관에서 치근단 방향의 두께에 의해 결정된다(그림 9-3a, b).[23]

협설면의 전층 점막골막 판막을 치은점막경계부(muco-gingival junction)까지 거상하고, 치관연장술을 시행할 부위의 근심과 원심으로 적어도 하나의 치아까지 판막이 연장해야 한다(그림 9-3c). 부분층 판막 거상을 위한 절개도 수행할 수 있으며, 판막을 치은점막경계부(mucogingival junction)를 넘어 치근단 쪽으로 확장한다. 이는 잔존하는 치은의 치근단-치관 방향(apicocoronal) 너비가 작을 때(3 mm 미만) 이용하여 치은점막경계부를 치근단부로 이동시킨다.[24] 치조골 삭제와 치조골 성형술은 치근 표면이 손상되지 않도록 주의하면서 계속적인 주수하에 버나, chisel, piezoelectric 장치를 사용하여 수행된다(그림 9-3d~g). 치아주변 환상형(circumferentially)으로 삭제할 치조골의 양은 예상되는 수복물 변연의 치근단 방향으로의 연장 범위와 백악법랑질경계에서의 profile 및 인접한 부위의 뼈 구조와 같은 해부학적 요인에 의해 결정된다.[25] 흥미롭게도 Herrero 등[26]에 의하면 경험이 풍부한 치주 전문의조차도 치관연장술을 시행하는 동안 3 mm 생물학적 폭경을 routine하게 얻어내지 못한다는 것을 보고하였다. 치조골 구조의 생리적 형태는 골 수술 시 반드시 염두에 두고 있어야 하는데, 하방의 골 구조가 상부에 있는 연조직에 영향을 미치기 때문이다. 건강한 치주를 지닌 치아에 치관연장술을 수행한 후에도 reverse architecture가 유지되면 과도한 치은조직이 치유 단계에서 다시 자라 올라와(rebound) 수술 결과에 부정적인 영향을 미칠 수 있다. 상악 전치부에서 치간측 골 높이는 협측/구개측 골정에 대해 치관측이어야 하며, 수술 후 치간 유두에 대한 적절한 지지를 제공해야 한다. 이것은 심미적인 부위에서 치은 변연부(gingival margin)의 조화로운 scalloping을 보장하며, 반면 구치부에서는 더 평평한 gingival profile이 허용된다.[27]

수술 후 판막의 변연은 치조골정에서 3 mm 이상 치관 방향으로 위치해서는 안 된다. 이 거리를 침범하게 되면 정상적인 골연상 조직의 dimension이 생물학적 폭경 원칙에 따라 스스로 재확립되는 경향이 있기 때문에 연조직 재성장이 발생할 수 있다. 부착 치은의 술전 폭이 적은 경우(3 mm 미만), 열구 내 절개와 근단변위판막술을 수행해야 한다. 전체 치은조직들(apparatus)은 치조골정에 대해 근단측으로 재배치될 수 있으며, 결과적으로 상처 치유 후 부착 치은의 너비가 보존 및/또는 잠재적으로 증가할 수 있다.[28]

원하는 위치에 판막을 봉합하고 안정화시키는 것은 치관연장 성공의 주요한 요소이다(그림 9-3h, i). 판막을 최적의 위치로 고정시키기 위해 다양한 봉합법을 사용할 수 있다. 판막의 근단 변위가 필요한 경우, 골막을 포함하는

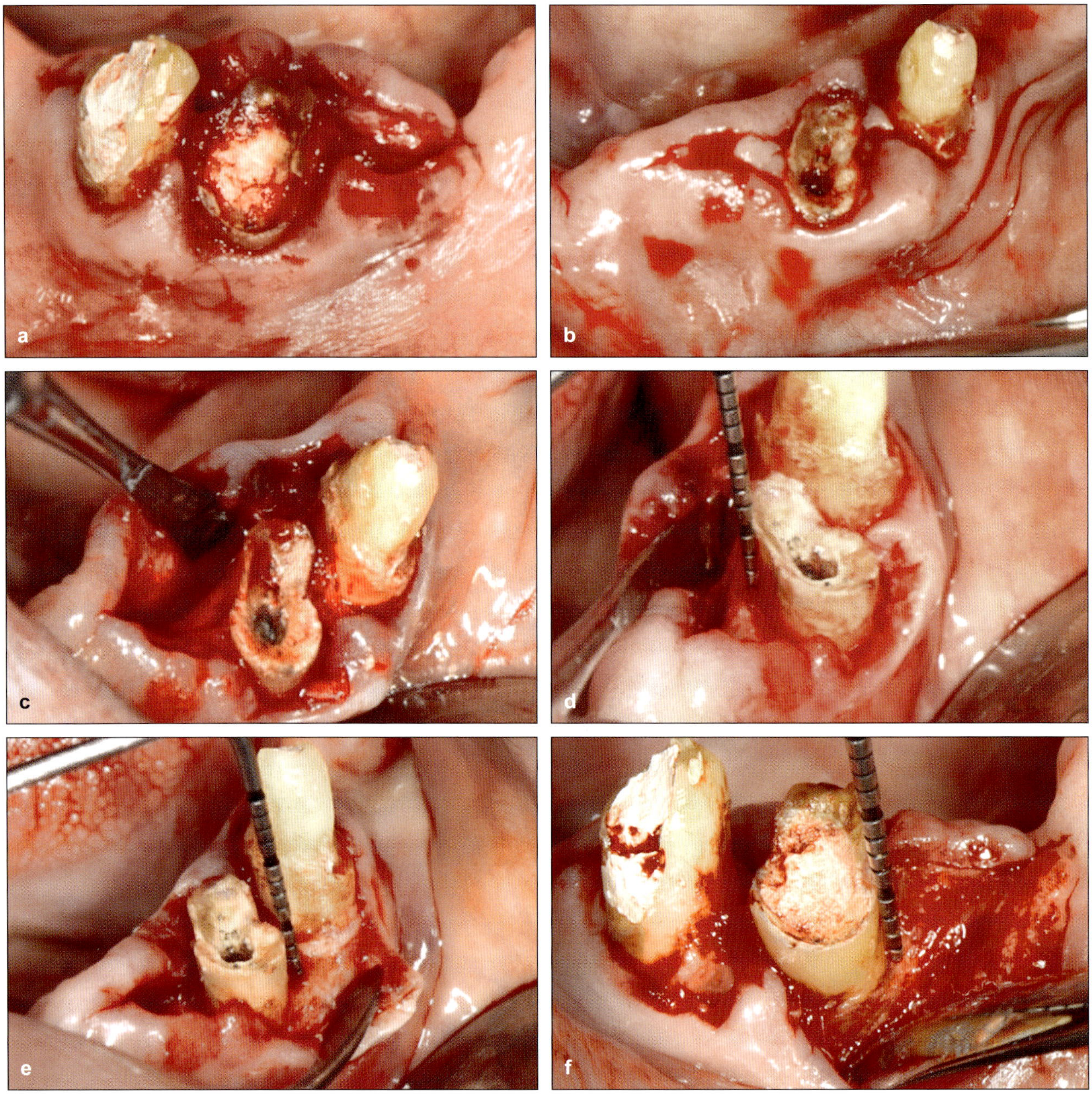

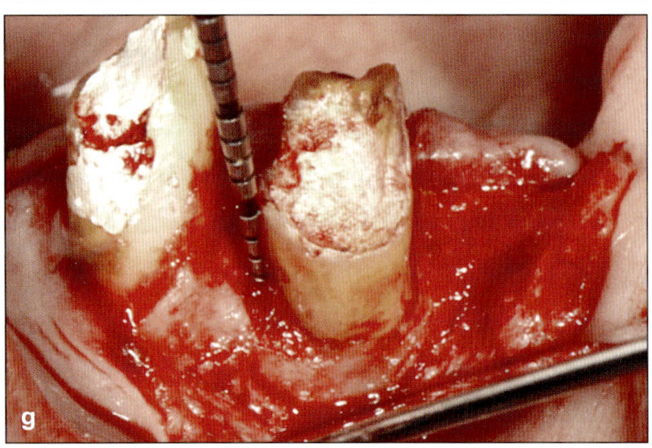

그림 9-3. 그림 9-2에서 보인 환자의 치관연장술 과정. **a~c,** 판막조직을 거상하여 임상적 치관을 노출시킨다. **d~g,** 치조골 성형 과정에서 생물학적 폭경 수립을 위한 적절한 치아 주위 구조를 만들기 위해 측정이 시행된다. *(계속)*

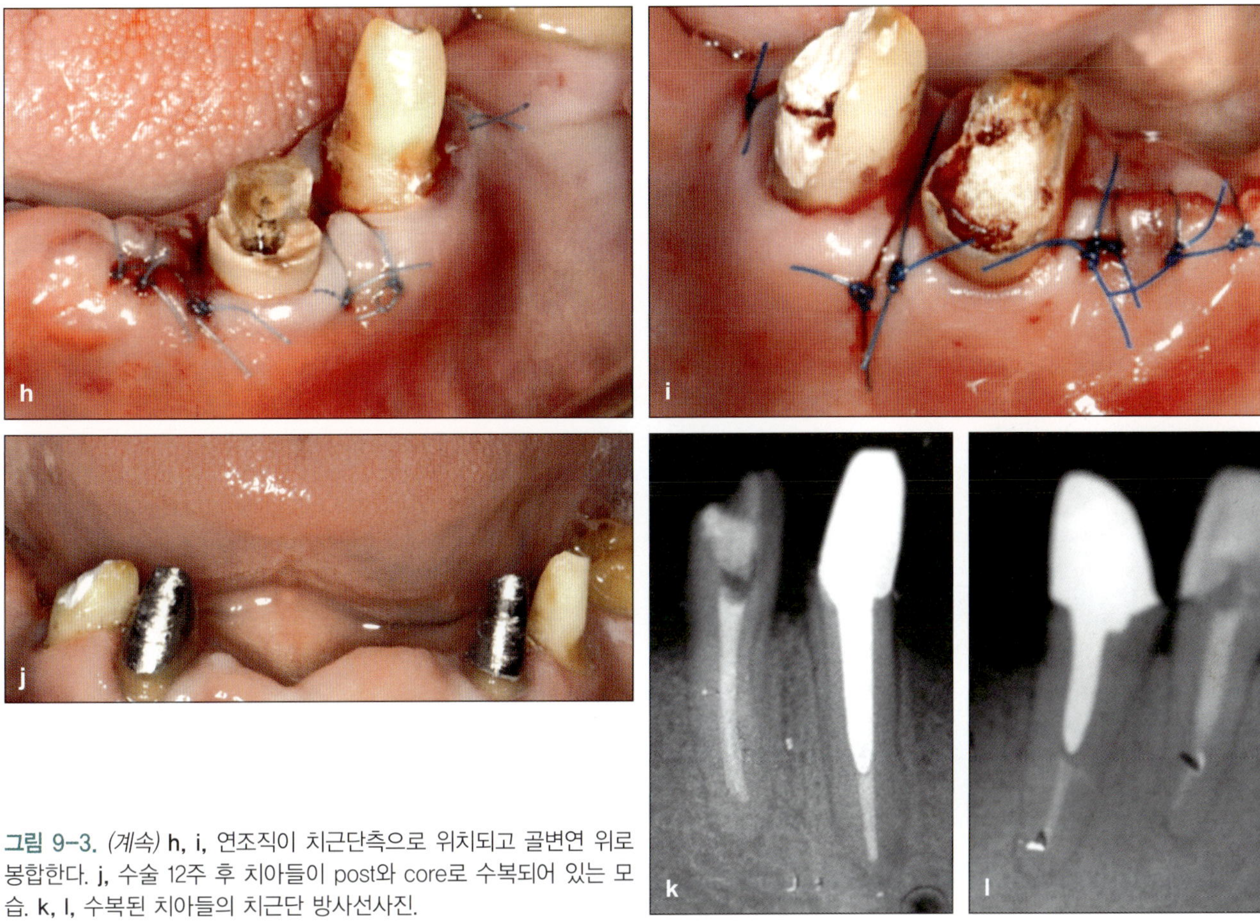

그림 9-3. *(계속)* **h, i,** 연조직이 치근단측으로 위치되고 골변연 위로 봉합한다. **j,** 수술 12주 후 치아들이 post와 core로 수복되어 있는 모습. **k, l,** 수복된 치아들의 치근단 방사선사진.

수직 누상 봉합(vertical mattress suture)으로 치은을 치근단 방향으로 위치시키고 및 안정화한다. 임상의의 선호도에 따라 surgical dressing을 적용할 수 있다. 환자는 구강소독제로 매일 입안을 헹구도록 술후 주의사항을 지시받는다(예: 0.12% chlorhexidine gluconate 1일 2회). Dressing과 봉합사는 수술 후 7일 후에 제거한다(그림 9-3j~l).[24,29]

치유과정에서의 변화

치관연장술 후 치유되는 동안 치은 및 치조골 높이의 변화는 치은 변연부(gingival margin)의 최종 위치에 영향을 준다. Brägger 등[30]은 치관연장술을 시행한 85개 치아, 25명의 환자 그룹을 추적하였고, 수술 직후 1.3 mm, 술후 6주에 1.5 mm, 술후 6개월에 1.4 mm의 유리치은 변연부(free gingival margin: FGM)의 평균 치근단 방향으로의 변위를 측정했다. 수술 후 6주~6개월 사이에 유리치은 변연부은 38%의 부위에서 변화되지 않은 상태를 유지한 반면, 33%는 1~3 mm의 치관측 변위를 보였고 29%는 1~4 mm의 추가 치은 퇴축을 나타냈다. 이러한 결과는 수술 후 6개월 동안 증례의 1/3에서 연조직이 최대 3 mm까지 rebound하여 치은연하 수복물 마진을 생성하는 위험을 증가시켰음을 시사한다. 반면에 거의 1/3의 사례는 수술 후 6개월 동안 최대 4 mm의 추가 치은 퇴축을 보여 수복물이 전치부 심미 영역에 위치할 때 심미적 위험이 높아졌다. Lanning 등[31]은 또한 수술 3개월 후 이러한 결과를 확인했다. 연조직의 수직적 회복은 환자의 치

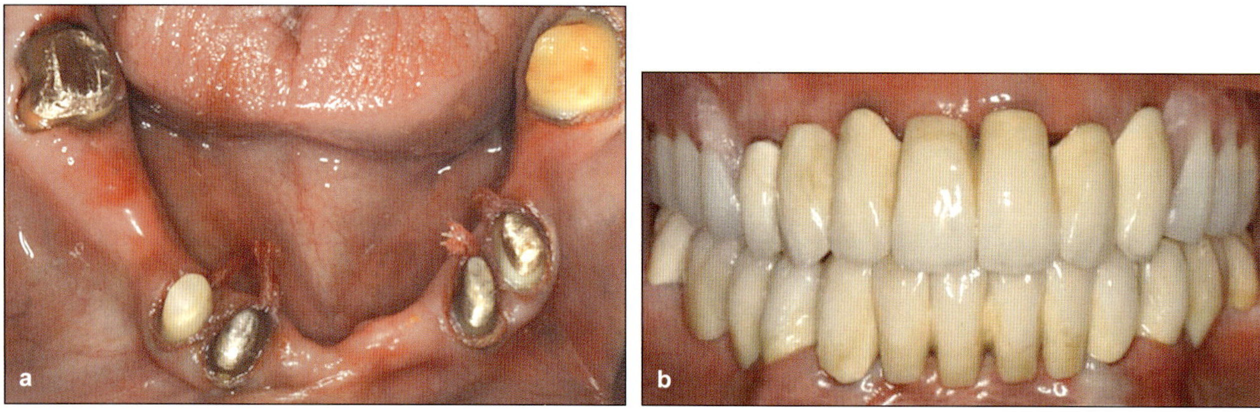

그림 9-4. 그림 9-2와 9-3과 동일한 환자. a, 수술 6개월 후 하악 치아들의 최종 치아 삭제와 인상(치은압배사를 넣은 상태). b, 수술 1년 후의 최종 보철 상태.

주적 biotype과 관련이 있을 수 있다. 즉, 치은과 치조골이 두꺼울수록 표준화된 치관 연장 술식 후 유리치은 변연부가 원래 위치로 되돌아 올(rebound) 가능성이 더 커진다.[32] 치조골정 level에 판막을 위치시키면 종종 수술 후에 연조직이 치관 쪽으로 재위치되는 현상이 발생한다(평균 3mm). 판막의 변연이 새롭게 확립된 치조골정에 대해 치관측으로 위치되면, 골연상 연조직에서 수직적인 증가가 일어나 다시 되돌아가는 정도가 감소하는 것이 관찰되었다. 연조직의 외과적 위치 설정이 유리치은 변연부의 향후 위치 확립을 결정한다는 결론이 얻어졌다.[28,30]

기존의 통상적인 프로토콜은 치아의 최종 수복 전에 4~6주의 경과 관찰 기간이 필요하지만, 치관연장술 후 크라운 또는 부분 의치 작업이 예정된 심미적 영역에서는 이 기간을 수술 후 최소 6개월로 연장해야 한다(그림 9-4).[30,31]

Gummy smile을 위한 심미치관연장술

환자 미소의 심미적 영역은 입술 형태와 프레임으로 특징지어진다. 높은 입술 선(high lip line)은 윗입술의 아래쪽 경계에서부터 치은변연부(gingival margin)까지 크게 연장된 치은(≥3 mm)을 보여 주어 'gummy smile'을 만든다(그림 9-5a). 높은 입술 선(high lip line)은 정의상 항상 매력적이지 않은 것은 아니다. 치아들의 수치적인 비율과 입술 및 주변 연조직과의 관계가 조화로운 미소를 형성하지 못할 때만 심미적 우려가 제기된다.[33]

과도하게 치은이 드러나는 원인을 진단하고 결과적으로 치료적 접근을 결정하는 임상적인 기준 중 하나는 전치의 임상 치관의 길이/너비 비율이다.[34] 표 9-1은 gummy smile과 관련된 임상적인 조건과 치료 방법의 선택을 요약한 것이다. 많은 임상적인 상황에서 이러한 조건들의 조합이 가능하다.

완전히 맹출하고 치주적으로 건강한 치아를 가진 성인의 경우 유리치은 변연부는 백악법랑질경계의 치관 방향으로 2~3 mm에 위치한다. 맹출 이상(altered eruption)은 치은변연(gingival margin)이 해부학적 치관의 많은 부분을 덮는 정상적인 발달의 변형이다. 치은변연의 지연된 치근단측 이동으로 인해 짧고 땅딸막한 치아의 형태가 나타난다.[35]

부착 치은의 양은 맹출이상(altered eruption)을 2가지 유형으로 구분한다. Type 1에서는 유리치은 변연부에서 치은점막경계까지 측정된 부착 치은의 양이 적절하거나 과도한 반면, Type 2에서는 부적절한 양의 치은이 존재한다. Types 1과 2는 A와 B라는 2가지 하위 범주로 더

표 9-1. Gummy smile과 관련된 임상적 상태와 이의 치료 옵션들

상태	치료
정상 크기와 모양의 치아(정상 길이/넓이 비율)	
수직적 상악 과성장	악교정 수술과 교정치료
짧은 혹은 과다하게 유동적인 윗입술	성형 수술, 보튤리눔 독소 주사
임상적 치관이 해부학적 치관보다 짧은 경우(작은 길이/넓이 비율)	
과도한 절치 마모와 보상적 맹출	교정치료, 혹은 필요시 보철적 재건과 치주 수술(치관연장술)
상악 전치의 지연 맹출	수술적 치관연장술(주로 수복치료를 요구하지 않음)
짧은 해부학적 치관(작은 길이/넓이 비율)	
짧은 해부학적 및 임상적 치관	수복치료를 위한 수술적 치관연장술

세분화된다. 이 하위 분류는 치아의 백악법랑질경계에 대한 치조골정의 관계를 나타낸다. Type 1A 및 2A에서 치조골정은 백악법랑질경계에서부터 1 mm 이상 치근단 측에 위치하며, 이는 생물학적 폭경을 형성하기에 충분한 거리이다. 하위 범주 A는 또한 altered passive eruption 이라고도 부른다.

Type 1B 및 2B에서 치조정은 백악법랑질경계에 있거나 매우 근접하게 위치하여 생물학적 폭경의 결합조직 부착을 위한 공간을 감소시킨다. 하위 범주 B는 altered active eruption이라고도 부른다.[36]

국소마취 후 치은열구를 통해 transgingival probing을 하여 bone sounding을 하는 것은 치조골의 level을 추정하고 altered eruption의 하위 분류를 결정하는 정확하고 신뢰할 수 있는 방법인 것으로 보인다(그림 9-5h). 이를 통해 외과의는 치아의 해부학적 치관을 노출하는 데 적합한 술식을 선택할 수 있다. 주요한 목표는 불규칙한 치은 배열을 수정하고 조화로운 치은의 골격(scaffold)을 구축하는 것으로, 심미적으로 이상적인 상황에서 두 중절치 주변의 치은구조는 동일해야 하며 해당 부위의 치은변연(gingival margin)의 가장 근단측 범위는 견치와 동일한 level이어야 한다. 측절치의 유리치은 변연부는 이상적으로 다소 더 절단면 측(0.5~1 mm)에 위치하며 양측이 대칭이다. 소구치 부위의 gingival margin level은 중절치와 견치의 치은변연을 연결하는 연장선에 대하여 다소 치관측에 위치한다(그림 9-5c).

Type 1A에서는 간단한 치은절제술/치은성형술로 해부학적 치관을 충분히 노출시킬 수 있으나, 치간유두를 손상시키지 않도록 주의해야 한다. Type 1B에서는 백악법랑질경계에서 1~2 mm 치근단측으로 치조정의 부가적인 외과적 재배치가 필요하다. 적절한 연조직 collar를 제거하는 내사면 절개와 전층 판막의 거상은 골 윤곽 재형성 술식(골절제술/골성형술)과 이후의 판막의 재배치(그림 9-5i~k)에 사용된다.

Type 2A에서는 전체의 치아치은경계(dentogingival junction)를 재배치하기 위해 근단변위 판막술(부분층 판막 거상 접근법)이 사용되며 골 수술이 필요하지 않다. Type 2B에서 치은의 치근단측 위치는 골삭제를 동반한다.

점막골막 판막이 거상 되었을 때 치간 유두를 보존하기 위해 주의를 기울여야 한다. 골 수술이 완료된 후 치조정의 포물선 형태는 치근의 표면(radicular surface)상에 유

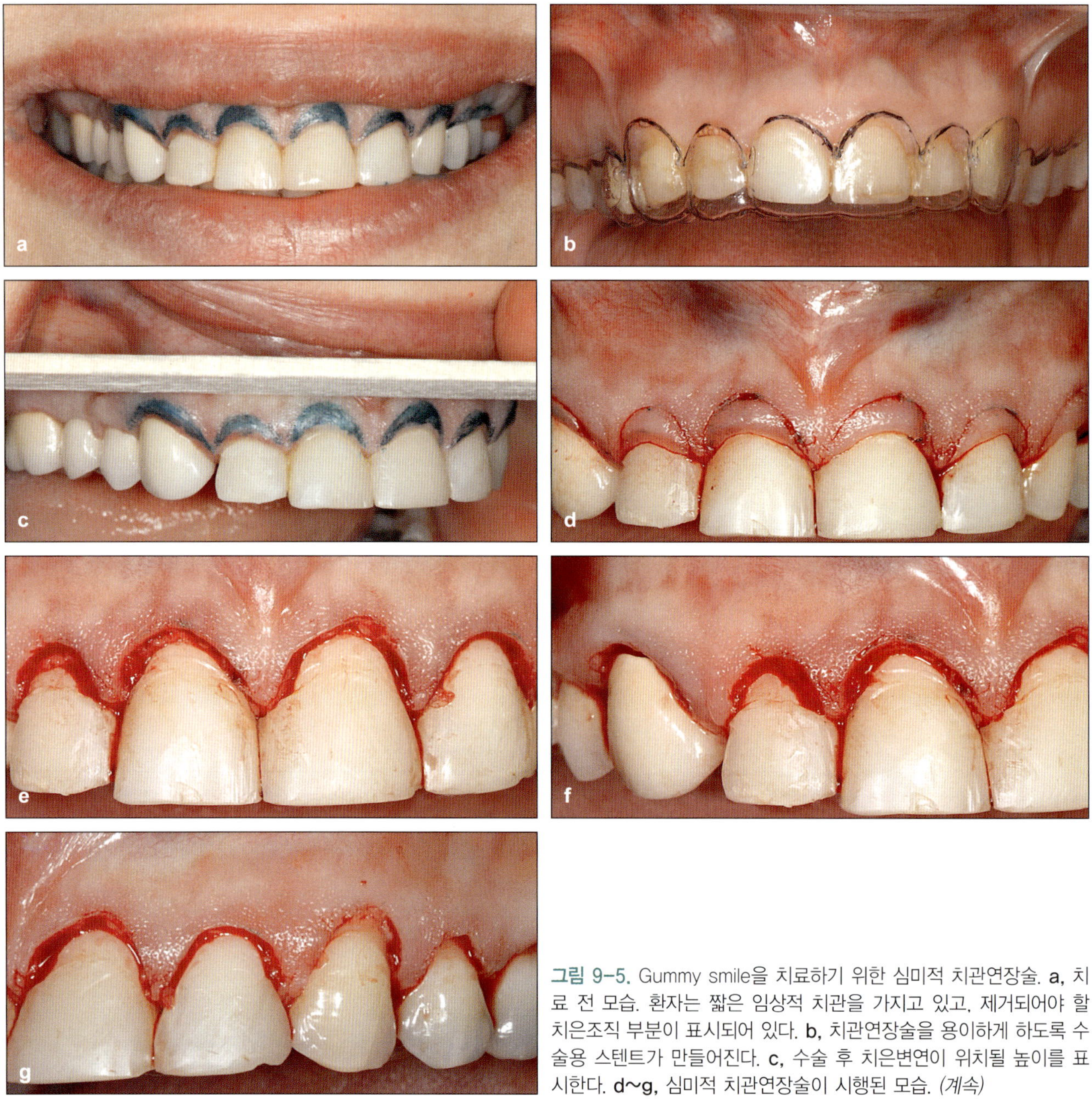

그림 9–5. Gummy smile을 치료하기 위한 심미적 치관연장술. **a,** 치료 전 모습. 환자는 짧은 임상적 치관을 가지고 있고, 제거되어야 할 치은조직 부분이 표시되어 있다. **b,** 치관연장술을 용이하게 하도록 수술용 스텐트가 만들어진다. **c,** 수술 후 치은변연이 위치될 높이를 표시한다. **d~g,** 심미적 치관연장술이 시행된 모습. *(계속)*

지되어야 하며 치아의 백악법랑질경계 윤곽을 모방해야 한다. 치은 조직은 일반적으로 하방의 골의 모양을 따라간다는 것을 기억하는 것이 중요하다.[27]

그림 9–5는 gummy smile을 가진 환자의 심미적인 치관 연장을 보여준다.

결론

임상 치관의 수술적 연장은 특히 상악 전치부에서 보통 까다롭고 복잡한 술식이다. 단일 치아의 치관연장술 시도는 생리학적 골 구조와 인접 치아의 치은 조화를 위험에 빠뜨려 심미적 및 기능적 결함을 초래하기 때문에 심미적 영역에서는 피해야 한다.

어떠한 수술적 개입에 앞서 치료 전 계획과 치열 재건을

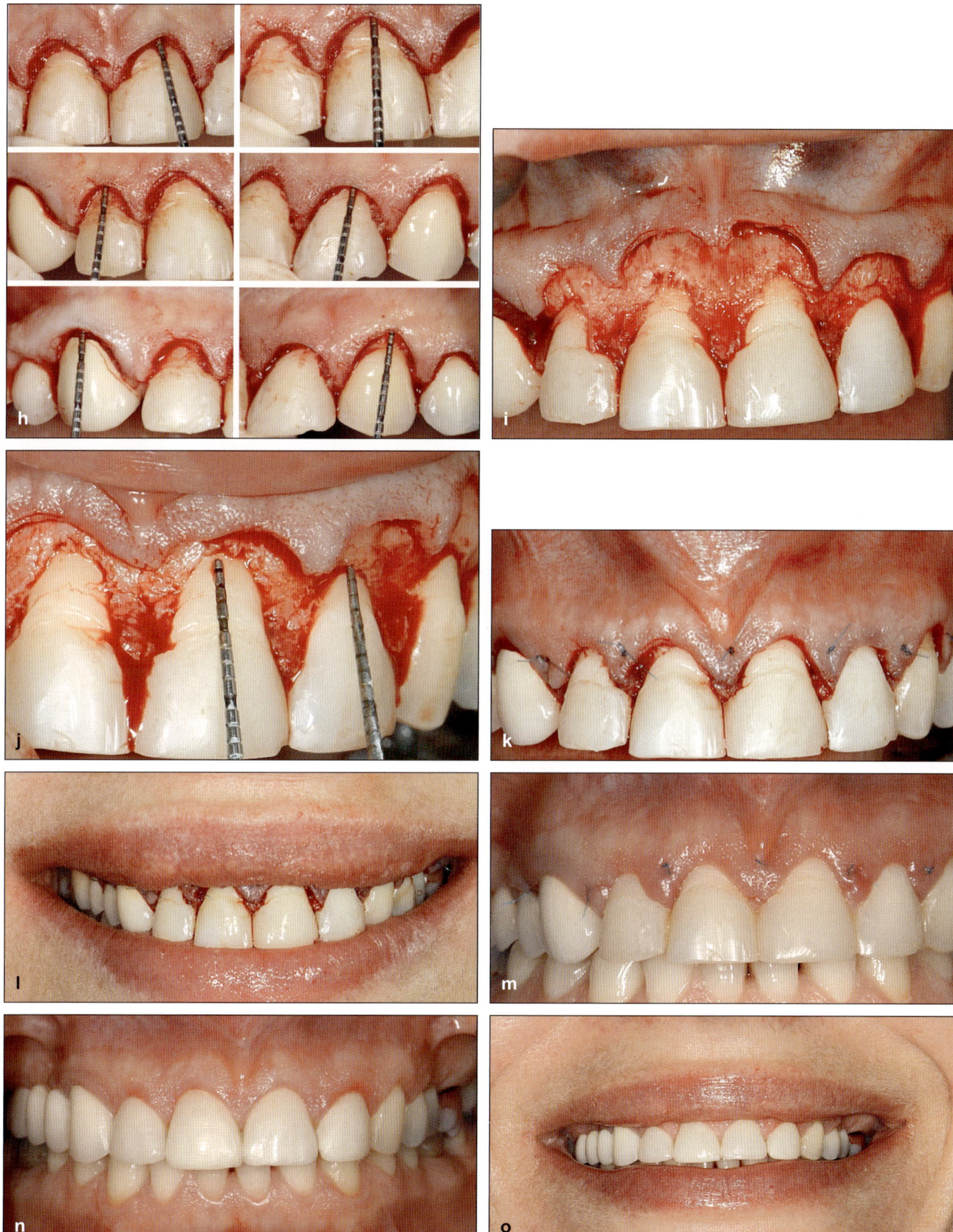

그림 9-5. *(계속)* **h,** 모든 부위에서의 치조골 높이 측정. **i~k,** 전층 판막이 거상되어, 치조골 높이가 측정되고, 판막이 재위치 및 봉합된다. **l,** 수술 직후의 미소. **m,** 수술 2주 후 구내 모습. 특별한 이상이 없는 치유를 보인다. **n, o,** 치료 8개월 후 모습에서 심미적인 미소를 보인다.

위한 포괄적인 접근 방식이 중요하다. 전신적 금기사항을 제외하고, 환자의 치주 상태는 치주치료의 초기 단계와 최종 단계 후에 평가되고 성공적으로 치료되어야 한다. 수술적 치관 연장을 진행하기 위한 결정은 임상 및 방사선학적 재평가 자료를 고려하여 치주-근관 및 수복적인 예후를 확립한 후에 내려진다. 진단 캐스트와 수술 가이드의 제작은 수복(보철) 치과의사와 수술을 시행하는 외과의사 간의 의사소통을 용이하게 하여 장기적으로 유리한 결과를 가져오기 때문에 매우 중요하다.

참고문헌

1. Marzadori M, Stefanini M, Sangiorgi M, Mounssif I, Monaco C, Zucchelli G. Crown lengthening and restorative procedures in the esthetic zone. Periodontol 2000 2018; 77:84–92.
2. Batista EL Jr, Moreira CC, Batista FC, de Oliveira RR, Pereira KKY. Altered passive eruption diagnosis and treatment: A cone beam computed tomography-based reappraisal of the condition. J Clin Periodontol 2012;39:1089–1096.
3. Nevins M, Skurow HM. The intracrevicular restorative margin, the biologic width, and the maintenance of the gingival margin. Int J Periodontics Restorative Dent 1984;4:30–49.
4. Gargiulo A, Wentz F, Orban B. Dimensions and relations of the dentogingival junction in humans. J Periodontol 1961;32:261–267.
5. Vacek JS, Gher ME, Assad DA, Richardson AC, Giambarresi LI. The dimensions of the human dentogingival junction. Int J Periodontics Restorative Dent 1994;14:154–165.
6. Schmidt JC, Sahrmann P, Weiger R, Schmidlin PR, Walter C. Biologic width dimensions—A systematic review. J Clin Periodontol 2013;40:493–504.
7. Al-Rasheed A, Ghabban W, Zakour A. Clinical biological width dimension around dentition of a selected Saudi population. Pakistan Oral Dent J 2005;25:81–86.
8. Novak MJ, Albather HM, Close JM. Redefining the biologic width in severe, generalized, chronic periodontitis: Implications for therapy. J Periodontol 2008;79:1864–1869.
9. Talbot TR, Briggs PF, Gibson MT. Crown lengthening: A clinical review. 1993;20:303–306.
10. Ingber JS, Rose LF, Coslet JG. The "biologic width": A concept in periodontics and restorative dentistry. Alpha Omegan 1977;7:62–65.
11. Rosenberg ES, Garber DA, Evian CI. Tooth lengthening procedures. Compend Contin Educ Gen Dent 1980;1:161–173.
12. Hempton TJ, Dominici JT. Contemporary crown-lengthening therapy: A review. J Am Dent Assoc 2010;141: 647–655.
13. Eismann HF, Radke RA. Postendodontic restoration. In: Cohen S, Burns RC (eds). Pathways of the Pulp. St Louis: Mosby, 1976:640–683.
14. Libman WJ, Nicholls JI. Load fatigue of teeth restored with cast posts and cores and complete crowns. Int J Prosthodont 1995;8:155–161.
15. Sorensen JA, Engelman MJ. Ferrule design and fracture resistance of endodontically treated teeth. J Prosthet Dent 1990;63:529–536.
16. Wagenberg BD, Eskow RN, Langer B. Exposing adequate tooth structure for restorative dentistry. Int J Periodontics Restorative Dent 1989;9:322–331.
17. Ochsenbein C. A primer for osseous surgery. Int J Periodontics Restorative Dent 1986;6:8–47.
18. McGuire MK. Periodontal plastic surgery. Dent Clin North Am 1998;42:411–465.
19. Tarnow DP, Magner AW, Fletcher P. The effect of the distance from the contact point to the crest of bone on the presence or absence of the interproximal dental papilla. J Periodontol 1992;63:995–996.
20. Lee EA. Aesthetic crown lengthening: Classification, biologic rationale, and treatment planning considerations. Pract Proced Aesthet Dent 2004;16:769–778.
21. Maynard JG Jr, Wilson RD. Physiologic dimensions of the periodontium significant to the restorative dentist. J Periodontol 1979;50:170–174.
22. Robinson RE. The distal wedge operation. Periodontics 1966;4:256–264.
23. Pollack RP. Modified distal wedge procedure. J Periodontol 1980;51:513–515.
24. Becker W, Ochsenbein C, Becker B. Crown lengthening: The periodontal-restorative connection. Compend Contin Educ Dent 1998;19:239–255.
25. Kois JC. Altering gingival levels: The restorative connection. Part I:. Biologic variables. J Esthet Dent 1994;6:3–9.
26. Herrero F, Scott JB, Maropis PS, Yukna RA. Clinical comparison of desired versus actual amount of surgical crown lengthening. J Periodontol 1995;66:568–571.
27. Takei H, Yamada H, Hau T. Maxillary anterior esthetics. Preservation of the interdental papilla. Dent Clin North Am 1989;33:263–273.
28. Perez JR, Smukler H, Nunn ME. Clinical evaluation of the supraosseous gingivae before and after crown lengthening. J Periodontol 2007;78:1023–1030.
29. Kramer GM, Nevins M, Kohn JD. The utilization of periosteal suturing in periodontal surgical procedures. J Periodontol 1970;41:457–462.
30. Brägger U, Lauchenauer D, Lang NP. Surgical lengthening of the clinical crown. J Clin Periodontol 1992;19:58–63.
31. Lanning SK, Waldrop TC, Gunsolley JC, Maynard JG. Surgical crown lengthening: Evaluation of the biological width. J Periodontol 2003;74:468–474.
32. Allen EP. Surgical crown lengthening for function and esthetics. Dent Clin North Am 1993;37:163–179.

33. Garber DA, Salama MA. The aesthetic smile: Diagnosis and treatment. Periodontol 2000 1996;11:18–28.

34. Sterrett JD, Oliver T, Robinson F, Fortson W, Knaak B, Russell CM. Width/length ratios of normal clinical crowns of the maxillary anterior dentition in man. J Clin Periodontol 1999;26:153–157.

35. Miller PD Jr, Allen EP. The development of periodontal plastic surgery. Periodontol 2000 1996;11:7–17.

36. Chu SJ, Karabin S, Mistry S. Short tooth syndrome: Diagnosis, etiology and treatment management. J Calif Dent Assoc 2004;32:143–152.

제10장

매복 상악 견치의 치료

Management of Impacted Maxillary Canines

Marianna Evans
Nipul K. Tanna
Chun-Hsi Chung

견치의 정상적인 발육, 맹출, 성숙과 치열궁 내 최종 위치는 정상적인 교합, 기능과 심미적인 면에서 필수적이다. 치열궁의 중요한 기둥석으로서 정상적인 견치 위치는 견치유도 교합을 이뤄 치열의 장기적 안정성에 중요한 역할을 한다. 그러므로 정상적인 맹출 경로와 위치에 이상이 발생하면, 최대의 치료 효과를 얻기 위해선 조기 진단과 외과적, 교정적, 그리고 종종 보철적 치료의 협진이 필요하게 된다.

1962년 Stones[1]와 1967년 Bass[2]에 따르면, 하악 지치를 제외하고 상악 견치가 모든 영구치 중에서 가장 정상적인 위치에서 벗어날 확률이 높은 치아로 보고되었다. 상악 견치의 매복 확률은 인구의 1~3% 정도지만, 인종에 따라 다양한 빈도를 보인다.[3–5] 상악 견치의 구개측 매복이 순측 매복보다 2~3배 더 흔하게 나타난다.[6] 구개측 매복에 있어서 남성보다 여성에서 호발한다는 성별 차이가 있다고 보고되고 있다.[7–9] 인종 간 차이에서는 백인에서는 구개측 매복이 호발하고,[5,10] 아시안에서는 순측 매복이 호발한다고 보고되고 있다.[11] 양측성 매복보다는 편측 매복이 더 호발하고, 양측성은 약 8% 정도로 보고되고 있다.[12]

상악 견치는 발생 단계가 가장 오래 걸리고 맹출 경로도 가장 길다.[13] 상악 견치는 안와(floor of orbit)의 바로 하방인 상악골의 상부에서 발생하므로 긴 맹출 경로를 갖는다. 치관부의 광화(mineralization)는 출생 후 4~5개월 사이에 시작되지만,[14]

치근의 발육은 4~6세에 시작되어 인접 치아들보다 더 늦은 10~11세에 완성된다. 또한 구강 내 맹출 순서도 상악 제1소구치 다음으로 맹출한다. 이러한 여러 요소들이 맹출 장애를 일으키는 데 관여할 수 있다.

원인

상악 견치의 맹출을 방해하는 몇 가지 명백한 병리적 현상들이 보고되어 왔다. 과잉치, 치아종(odontoma), 발육 초기의 외상이력, 구순구개열 등이 견치의 매복을 초래할 수 있다.

이러한 병리적 조건들 이외에 견치의 순측 매복 원인으로는 치열궁 장경 결핍과 연관된 좁은 상악 치열궁이 있다.[15] 그러나 구개측으로 매복된 견치의 경우는 측절치의 결손이나 왜소치 또는 기형 측절치와 연관된 경우가 많다.[15] 2가지 이론이 제안되었는데, 맹출유도 이론(guidance theory)과 유전 이론(genetic theory)이다.[5,16] 맹출유도 이론은 견치의 맹출이 측절치의 치근에 의해 유도된다는 것이다. 상악 전치의 정상 발육이나 맹출 과정에 발생하는 장애가 상악 견치의 맹출에 장애를 초래한다는 것이다. 유전 이론은 유전적인 원인에 기반을 둔다. 영구치의 결손(agenesis)이나 형성이상(malformation) 등의 비정상이 견치의 매복을 야기한다는 것이다. Peck 등[17]은 상악 측절치의 치근이 결여되거나 이상이 있는 경우 상악 견치는 맹출하지 못하고 결국 매복된다고 보고하였다.

상악 치열궁의 폭경과 구개측으로 매복되는 견치 간에 상관관계가 있음을 보고하는 몇몇 연구가 있었다. Peck[18]은 견치의 구개측 매복을 보이는 환자군과 정상군 간에 상악 치열궁의 폭경에 유의차가 없다고 보고하였다. 반면에 Al-Nimiri와 Gharaibeh[19]는 견치 매복군의 횡적 치열궁 폭경이 정상군보다 유의미하게 넓다고 보고하였다. Yan 등[20]은 콘빔 전산화 단층 방사선사진(CBCT)을 이용한 연구에서 상악 치열궁의 골격적 폭경과 견치의 구개측 매복 사이에는 상관관계가 없다고 보고하였다. 그러나 견치의 순측 매복과 횡적 치열궁 결핍 사이에는 상관관계가 있다고 하였다. CBCT를 이용하여 상악 치열궁의 횡적 폭경과 구개측 견치 매복에 대한 Hong 등[21]의 최근 연구에 의하면, 횡적 폭경이 견치의 구개측 매복 발생에 골격적으로나 치열적으로 아무런 영향을 주지 않는다고 보고하였다. 또한 견치의 구개측 매복 환자군에서 영구치의 결손이 더 호발한다고 하였다. 상악 치열궁의 좁은 횡적 폭경과 견치의 순측 매복에 대한 예를 그림 10-1에서 볼 수 있다.

진단

임상적 검사와 연관된 방사선학적 평가가 필수적이다. 전통적으로 치근단 쪽에서 교합면 쪽으로의 촉진과 파노라마 방사선사진이 매복 견치의 위치를 평가하는 데 유용하게 사용되어 왔다. Clark의 법칙[22]을 이용한 치근단 방사선사진이 순측 매복과 구개측 매복을 감별하는 데 전통적으로 사용되어 왔다. Clark의 법칙은 SLOB 법칙(same lingual opposite buccal)으로 불리기도 하며, 촬영대상과 필름(센서)과 X-ray 발생 기간의 위치에 근거한다. 만약 X-ray 발생기를 근원심 쪽으로 움직이면, 구개측/설측에 있는 물체도 X-ray 발생기와 같은 방향으로 움직일 것이며, 반면에 순측에 있는 물체는 반대 방향으로 움직일 것이다(그림 10-2, 10-3).

Lindauer 등[23]과 Ericson과 Kurol[24]은 파노라마 방사선사진에서, 미맹출된 상악 견치 치관의 위치와 인접 상악 측절치 치근의 관계를 평가해서 상악 견치 매복의 조기 확인에 대해 제안하였다. Lindauer[23]는 상악 견치 치관첨이 측절치 치근과 겹칠 경우 구개측 매복이 일어난다고 하였다. 그러나 연구 대상의 22%에서는 견치 치관첨이 측절치 치근의 원심에 위치해서 매복을 확인하지 못한 경우도 있

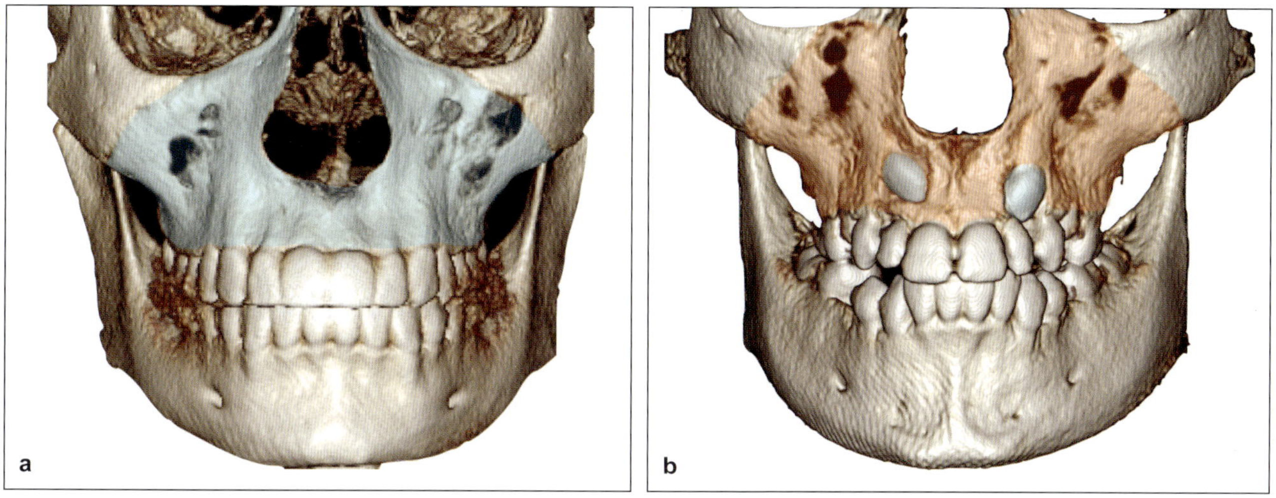

그림 10-1. a, 정상적인 상악골 폭경을 보이는 환자의 CBCT 재구성 이미지. b, 상악골의 횡적 성장부전과 협측 매복 상악 견치를 보이는 환자의 CBCT 재구성 이미지.

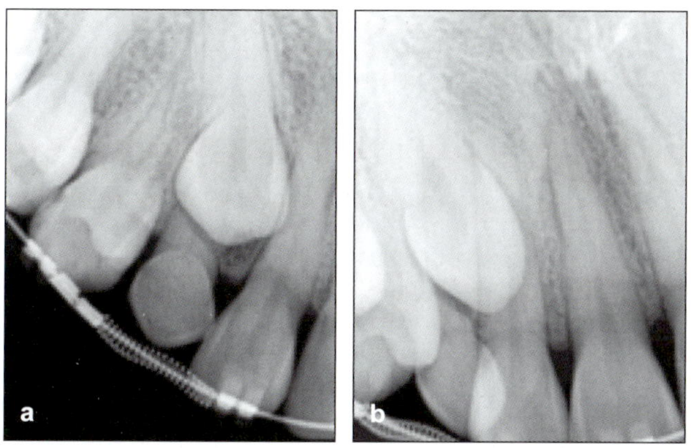

그림 10-2. 구개측 매복 상악 견치의 치근단 방사선사진. a, 표준 평행촬영 방법으로 촬영한 치근단 방사선사진으로 매복 견치가 유견치 치근에 겹쳐져 보인다. b, 엑스선을 근심 쪽에서 촬영한 사진으로 매복 견치가 근심으로 이동하여 측절치의 치근과 겹쳐 보이며, 이럴 경우 구개측 매복을 의미한다.

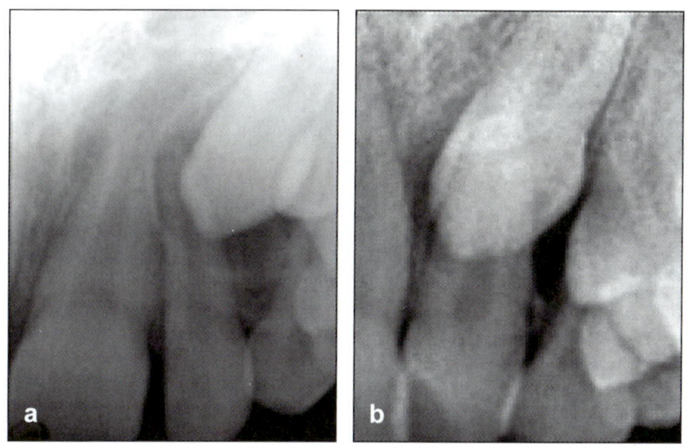

그림 10-3. Clark 법칙에 의해 순측 매복으로 확인된 상악 매복 견치. a, 표준 평행촬영에선 매복 견치가 측절치 치근의 원심쪽 1/2에 겹쳐 보인다. b, 엑스선을 원심 쪽에서 촬영했을 때, 매복 견치가 반대방향으로 이동하여 측절치 치근과 완전히 겹쳐져 보인다.

었기 때문에, 상악 견치 매복의 조기 확인을 위해서는 보다 정밀한 방법이 필요하다고 결론 내렸다.

2차원 이미지는 실제 3차원적 구조물의 심각한 왜곡이 발생되는 제한점이 있고, 특히 치열궁의 곡면에 따라 존재하는 매복 치아의 정확한 위치와 매복 정도를 해석하는 데 잘못된 판단을 유도할 수도 있다. 또한 2차원 이미지에서는 매복된 견치와 인접한 치아의 치근 만곡이나 치근흡수 등을 잘 나타낼 수 없는 한계점도 있다. 최근 기술의 발전으로 저선량 CBCT를 통한 3차원적 진단이 가능하게 되었다. Serrant 등[25]은 최근 연구에서, 이소 매복된 상악 견치의 정확한 위치를 찾아내는 데 있어 기존의 방사선사진들보다 훨씬 유용하다고 보고하였다. CBCT를 통해 임상의는 매복치아와 주위 조직의 왜곡이나 확대 없이 정확히 매복 위치를 판단할 수 있다. 그림 10-4는 CBCT의 장점을 보여 준다. 27세 남성의 파노라마 사진에서는 상악 좌측 중절치와 측절치의 치근과 겹쳐 보이는 견치의 심한 수평

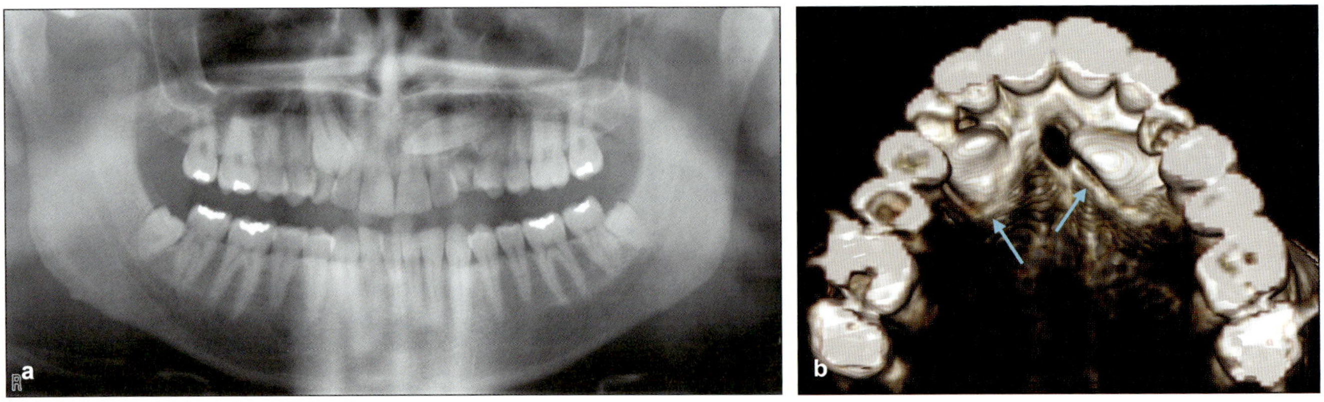

그림 10-4. a, 양측 견치 매복을 보이는 27세 환자의 파노라마 방사선사진. 상악 좌측 견치는 수평으로 매복되어 같은 쪽의 중절치와 측절치의 치근과 겹쳐 있다. 우측 견치는 수직으로 매복되어 있다. b, 같은 환자의 3차원 CBCT 재구성 사진으로 양쪽 견치(화살표) 모두 전치의 치근과 근접하지 않은 수직 매복 양상을 보여준다.

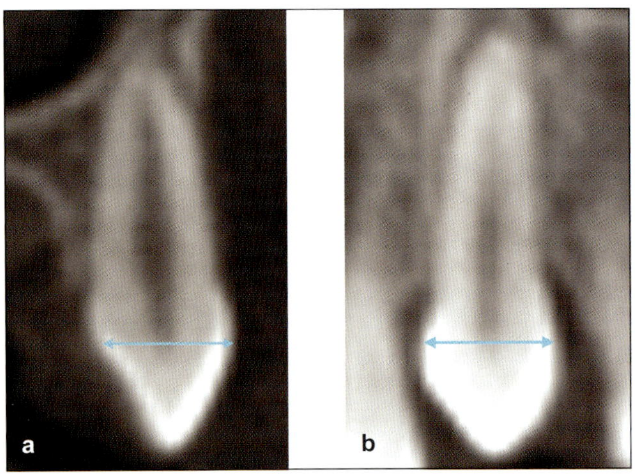

그림 10-5. 미맹출 상악 견치의 치관 폭경(화살표) 측정을 보여주는 CBCT 이미지. a, 협설측 폭경. b, 근원심 폭경.

매복을 볼 수 있다. 반면에 같은 환자의 사진을 3차원으로 재구성한 CBCT상에서는 치열궁 내에서 이상적인 위치를 갖는 구개측으로 매복된 상악 좌측 견치를 알 수 있다.

CBCT를 이용한 매복 상악 견치의 진단

3차원 이미지는 상악 견치의 매복 위치 판단뿐만 아니라, 외과적 접근과 교정치료를 위한 생역학적 치료 계획 수립에도 필수적인 진단 자료가 되었다. CBCT 이미지는 매복된 상악 견치의 위치와 형태는 물론 주위 조직의 해부학적 형태를 확인하는 데 유용하다.

CBCT를 이용한 매복 견치의 치관과 치근 형태 결정

CBCT 영상 기술은 교정치료 시작에 앞서 매복된 상악 견치의 형태와 크기를 정확하게 판단할 수 있게 해준다(그림 10-5). 이런 정보는 선천적 측절치 결손의 경우에서 견치를 측절치로 대신하는 치료에서 치열궁 내 공간 평가에 매우 중요한 정보를 제공한다.

CBCT에서 치근 만곡이나 치주인대의 결손 등이 관찰되면, 매복 견치의 유착이나 이상적인 위치로 배열할 수 없음을 예상할 수 있다(그림 10-6). 이런 진단 정보들은 치료 시작 전에 치아 이동과 관련된 위험성이나 한계에 대해 예측할 수 있게 하여 환자 개인별 최적의 치료계획 수립을 도와준다.

매복 견치와 인접치 치근의 근접도 평가

상악 매복 견치는 외과적 노출이나 교정적 견인 과정에서 인접치아의 치근흡수 위험성을 증가시킨다. Ericson 등[26]은 상악 견치의 비정상적 맹출과 연관된 치근흡수 발생 비율이 총 12%이고, 여자에서 남성보다 4배 정도 호발한다고 보고하였다. 비록 이런 병리학적 흡수의 기전은 정확히 밝혀지지 않았지만, 맹출치아의 과도하게 증식한 치낭

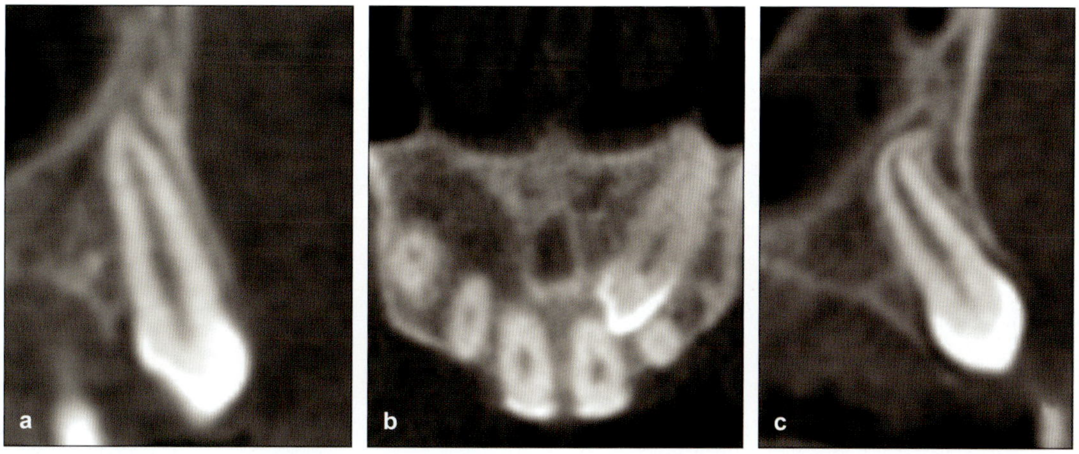

그림 10-6. 서로 다른 치근 형태를 보이는 매복 상악 견치의 CBCT 이미지. a, 곧은 치근 형태, 치근첨 완성, 치주인대 공간이 잘 확인되는 수직으로 매복된 상악 견치로 양호한 배열을 예측할 수 있다. b, 치주인대 공간이 보이지 않고 치근단 부위 만곡을 보이는 상악 견치로 유착이 의심되고 치료 예후도 안 좋을 것으로 예측된다. c, 치주인대 공간은 보이지만 치근 만곡이 있는 매복 상악 견치로 치아 이동의 예후를 판단하기 어렵다.

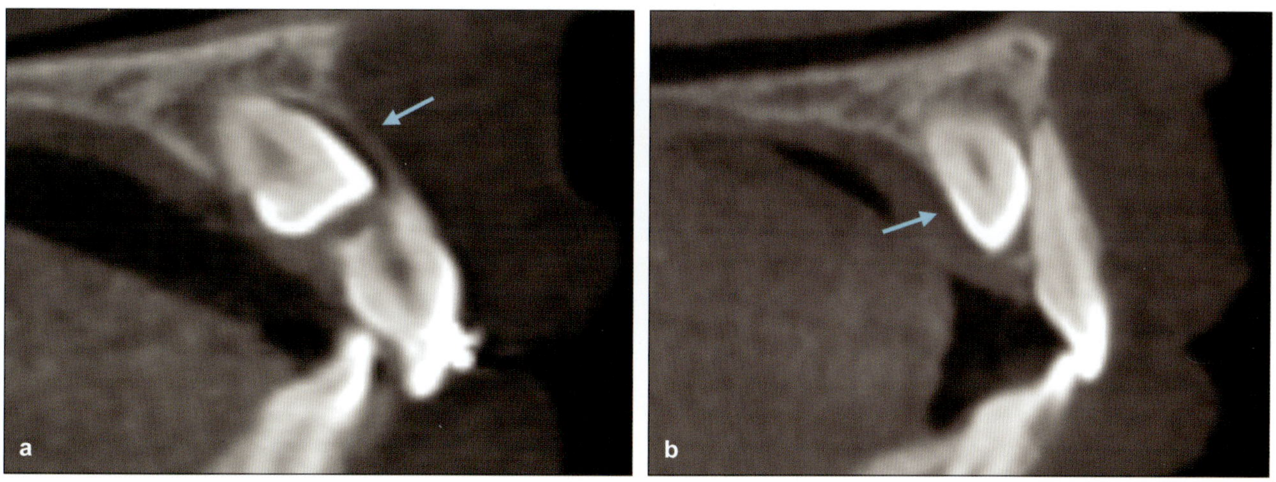

그림 10-7. a, 매복 상악 견치(화살표)에 의해 중절치의 백악법랑질경계까지 심한 치근흡수를 보이는 환자의 CBCT 이미지. b, 다른 환자로 구개측으로 매복된 상악 견치(화살표)가 측절치의 치근을 흡수시키진 않았으나, 매우 근접하게 보이는 CBCT의 시상 단면 이미지.

(dental follicle)에 의한 압력이 흡수와 연관이 있을 것이라는 보고들이 있었다.[26,27] Dağsuyu 등[27]은 CT를 이용한 연구에서 정상적으로 발육하는 상악 견치의 치낭과 비교했을 때 비록 평균보다 크고 종종 비대칭적인 형태를 보이는 비정상적인 치낭을 보이더라도, 미맹출 상악 견치의 치낭 크기와 전치의 치근흡수 간에는 관련이 없다고 보고하였다. 치근흡수는 미맹출 견치의 치관부와 인접한 상악 전치들의 치근과의 직접 접촉이 관련 있다고 하였다.

Yan 등[28]은 CBCT를 이용한 연구에서 매복 견치와 인접 치근의 근접도가 1 mm 미만인 경우 인접 치아의 치근흡수와 매우 높은 관련성을 보고 하였다. Ericson과 Kurol[29]은 CT를 통해 매복 견치와 연관된 측절치 치근흡수 발견률이 대략 50%라고 보고하였다. 그림 10-7은 중절치의 치근흡수(그림 10-7a) 및 견치와 측절치 간의 치근 근접도(그림 10-7b)를 보여준다. 치근흡수의 존재와 정도를 정확하게 인지하기 위해서는 검사 치아의 장축을 따라 시상

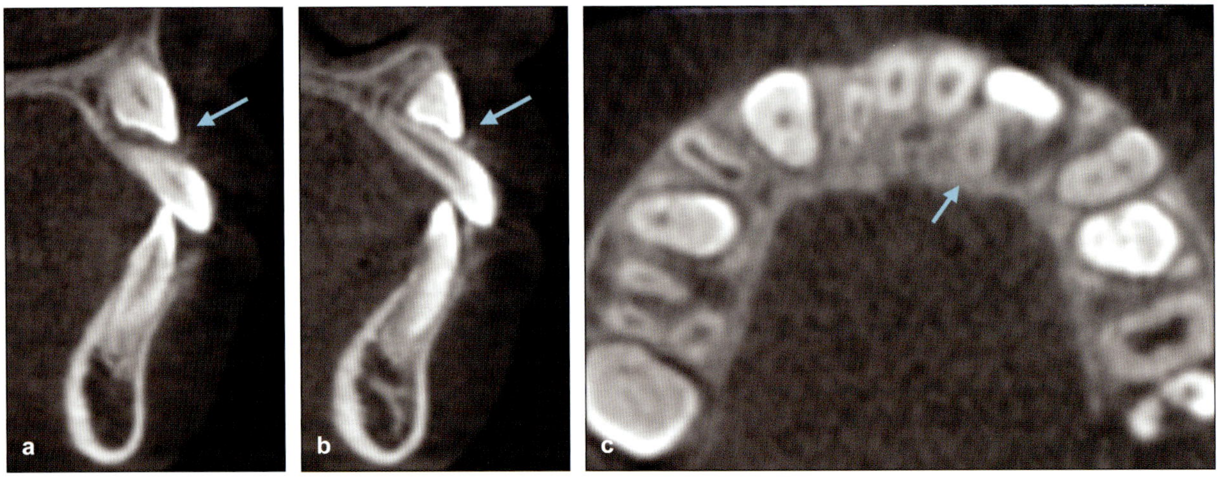

그림 10-8. 상악 좌측의 순측 매복 견치(화살표)를 보이는 12세 소녀의 CBCT 이미지. **a**, 상악 좌측 측절치 원심의 시상단면으로 매복 상악 견치의 치관이 측절치 치근의 순측으로 보인다. 이 제한된 이미지만으론 측절치의 치근이 흡수된 것처럼 잘못 보일 수 있다. **b**, 같은 측절치의 치아 장축을 통과하는 시상단면으로 매복 상악 견치가 순측에 위치하며, 측절치의 치근은 흡수가 없음을 보여준다. **c**, 상악 측절치 치근의 1/2을 지나는 단층면 사진으로 측절치의 치근흡수 소견이 없음을 확인할 수 있다.

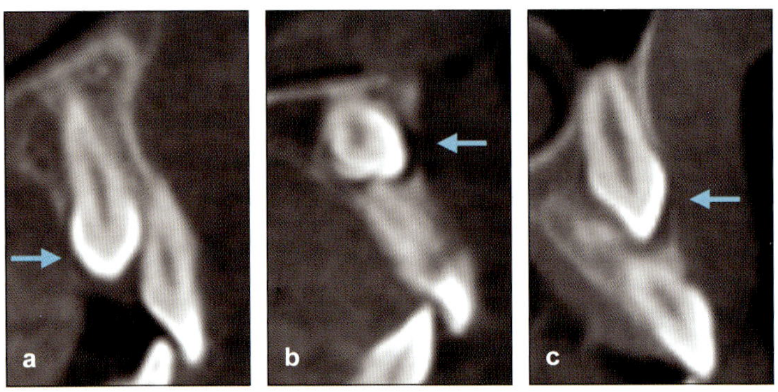

그림 10-9. 3명의 다른 환자에서 순설측으로 위치한 매복 상악 견치(화살표)의 CBCT 이미지. **a**, 구개측 매복. **b**, 치조능 중앙 매복. **c**, 순측 매복.

평면과 관상평면에서의 여러 층을 스크롤하면서 살피는 것이 중요하다(그림 10-8). 그렇게 하지 않으면 매복 상악 견치와 연관된 인접 치아의 치근흡수에 대해 잘못된 진단을 내릴 수 있다(그림 10-8a).

매복 상악 견치의 3차원 설정(3D orientation)

매복된 상악 견치는 시상평면상에서 순측, 구개측 또는 치조능선의 중앙에 위치할 수 있다(그림 10-9). 상악 매복 견치의 위치를 확인하기 위해 CBCT를 사용하면, 교합면(axial), 시상면(sagittal), 관상면(coronal)에서의 포괄적 다면검사가 가능하고, 3차원으로 재구성하여 입체적으로 볼 수도 있다. 매복된 상악 견치의 위치를 한쪽 면에서만 판단하면 위치를 잘못 판단할 수 있다. 예를 들어, 협설측으로 매복된 상악 견치는 관상면 사진만으로는 결정할 수 없다. 그림 10-10에서 볼 수 있듯이, 관상면(그림 10-10e)에서는 양측성으로 구개측으로 매복된 상악 견치를 볼 수 있다. 반면에 교합면, 시상면과 3차원 재구성 사진(그림 10-10a~d)에서는 같은 견치가 순측으로 매복된 위치를 확인할 수 있다.

CBCT 이미지들은 매복된 상악 견치 위치를 시상면과 횡단면(transverse plane)으로 나눠 수직, 수평적 위치를 동시에 보여 줄 수 있어 유용하다(그림 10-11, 10-12). 이

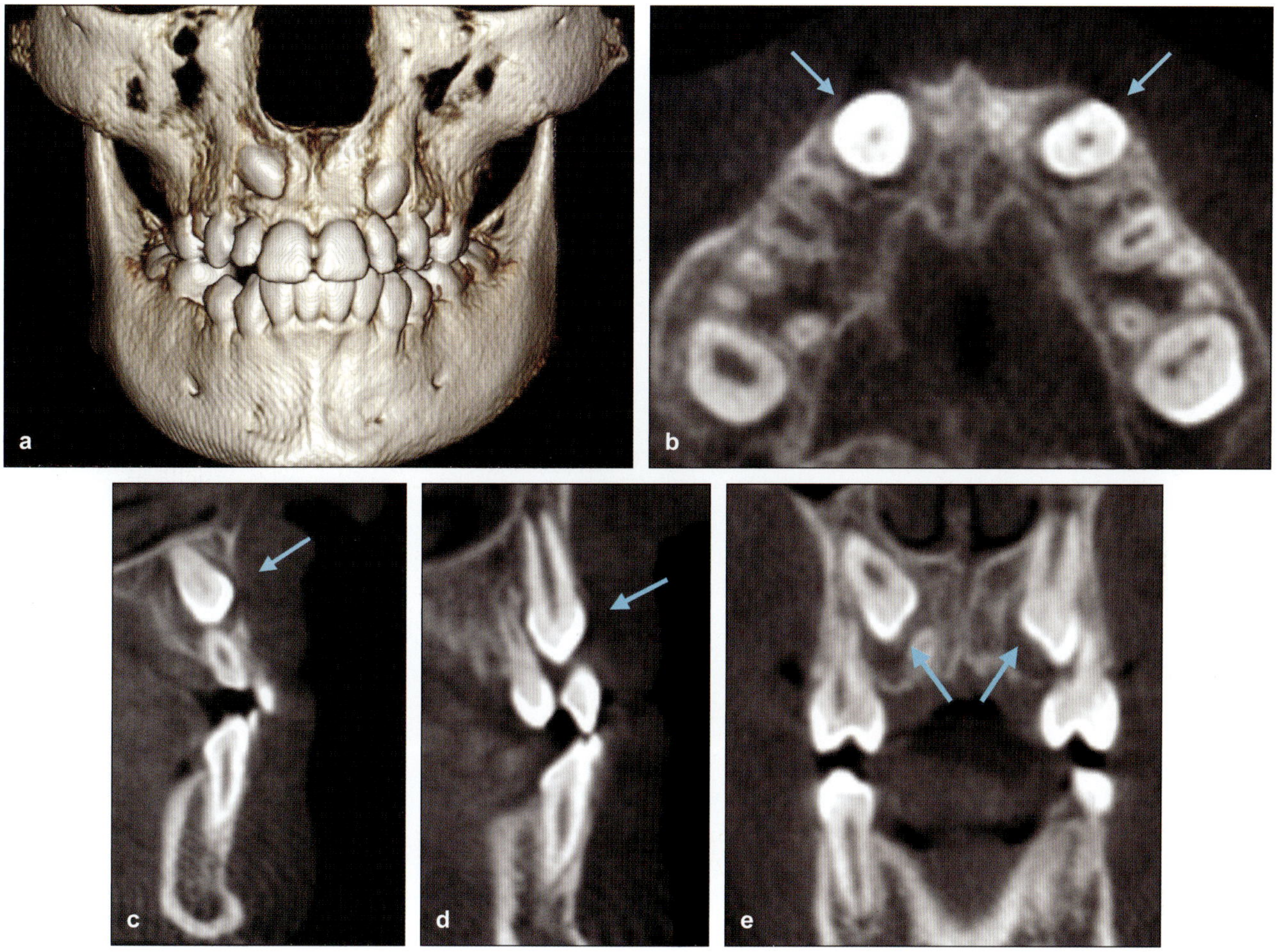

그림 10-10. 양측 상악 견치의 순측 매복(화살표)을 보이는 14세 소년의 CBCT 이미지. **a,** 3차원 재구성 이미지. **b,** 매복 상악 견치의 백악법랑질경계를 지나는 단층면. **c,** 상악 우측 견치의 시상단면. **d,** 상악 좌측 견치의 시상단면. **e,** 상악 제1소구치 근심에서의 관상단면 사진으로 순측 매복 상악 견치의 거짓 구개측 위치 이미지를 보여준다.

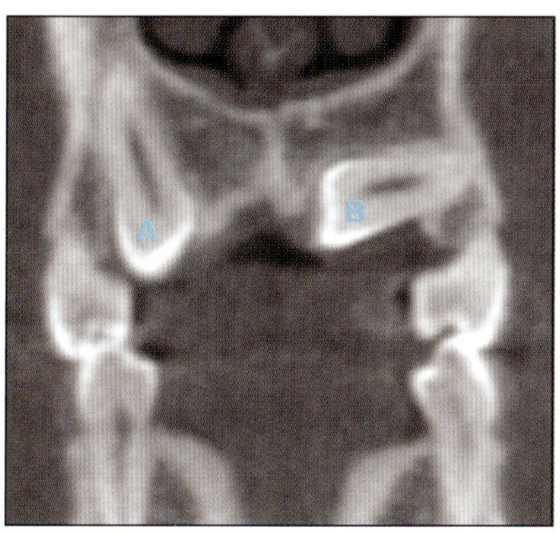

그림 10-11. 14세 환자의 CBCT 관상단면 이미지로 상악 우측 견치는 수직매복(A), 좌측 견치는 수평 매복을 보인다(B).

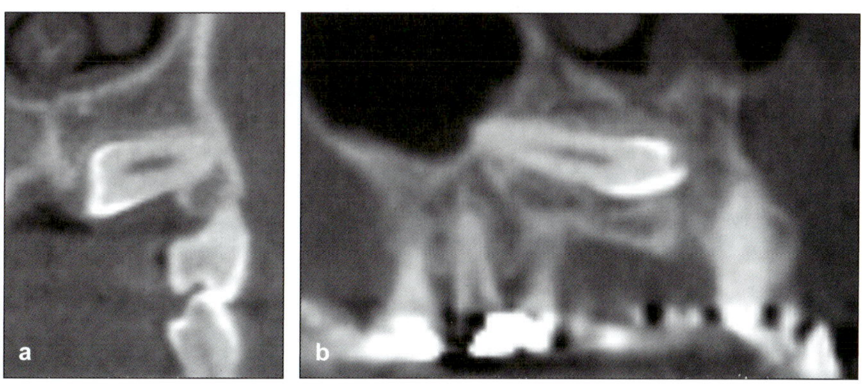

그림 10-12. 상악 수평 매복 견치의 CBCT 이미지. **a,** 제1소구치를 지나는 관상단면에서는 수평 매복된 상악 견치의 순설측 방향을 보여준다. **b,** 시상단면에서는 수평 매복 상악 견치의 전후방 방향을 보여준다.

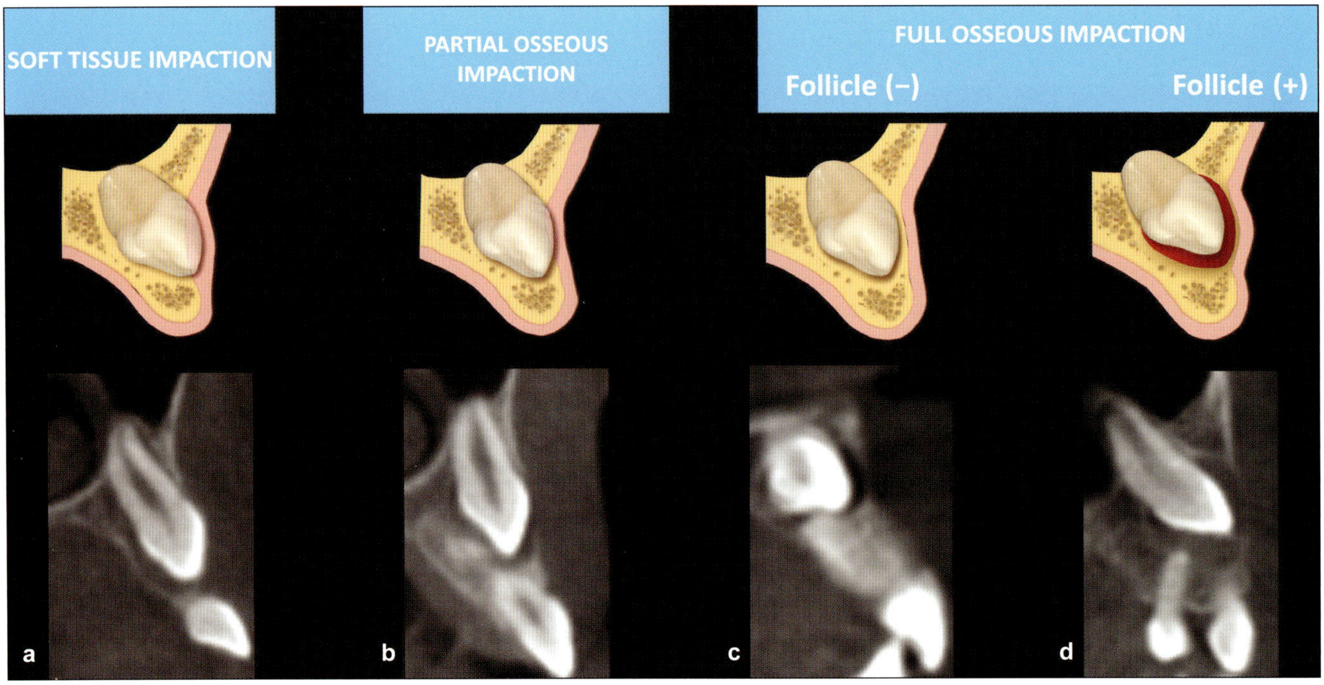

그림 10-13. 매복 깊이. **a**, 연조직 매복. **b**, 구개측 골내 매복은 외과적 노출 시 골제거가 요구된다. **c**, 증식된 낭종이 없는 (F–) 깊은 골내 매복은 매복 치아 치관부를 덮고 있는 골제거가 요구된다. **d**, 증식된 낭종을 갖는(F+) 깊은 골내 매복은 낭성조직의 제거와 노출시킨 치아의 이동 경로에 있는 골의 제거가 요구된다.

런 이미지는 외과적 접근과 생역학적 치료 계획 수립 및 치료 기간 평가에 매우 유용하다.

매복 심도(Depth of impaction)

교정의사나 구강악안면외과의사는 둘 다 치료 시작 전에 상악 견치의 매복 심도를 아는 것이 필수적이다. 상악 매복 견치는 연조직에만 표면적인 매복, 일부분 골내 매복, 전체 깊은 골내 매복 등으로 나뉠 수 있다(그림 10-13). 매복된 위치가 깊을수록 치열궁 내로 끌어내는 데 치료 기간이 오래 걸리고, 연조직으로 다시 덮일 위험이 있으므로 외과적 노출 시 견인용 교정장치 부착이 필요하다. 치료 전에 이런 정확한 정보의 인지는 적절한 외과적 노출 술식 선택과 치열궁 내로의 견인 치료역학 선택에 필수적이다.

매복 상악 견치는 종종 과도하게 증식된 낭종을 동반하기도 한다. 낭종의 크기와 모양은 3차원 이미지로 쉽게 판단할 수 있다(그림 10-14). Ericson과 Bjerklin[30]은 CT를 이용한 연구에서 전통적인 2차원 방사선사진에서 원형 치성낭종 형태로 보이는 것이 3차원 이미지에서도 항상 그대로 일치하지는 않는다고 보고하였다. 대칭적(그림 10-14a, b), 비대칭적(그림 10-14c, d) 모양의 치성낭종을 보고하였다. 과증식한 낭종이 인접 치아의 치근흡수를 야기할 수 있다는 보고들이 있어 왔다.[31] 외과적 노출 전에 낭종의 크기를 인지하는 것이 개방 맹출 술식을 위한 절개 디자인 설계에 도움이 된다. 적절한 외과적 노출이란 낭종의 완전한 제거뿐만 아니라 매복 치아의 치관부 주위 연조직도 포함한다. 더 중요한 것은 낭종 주변 골벽을 적절히 재형성(recontouring)하여 건전한 연조직 피막이 노출된 치관과 인접 골에 잘 적합될 수 있도록 하는 것이다. 매복 견치 주위에 있는 골벽의 불안전한 제거는 치아 이동 동안 장애를 초래한다.

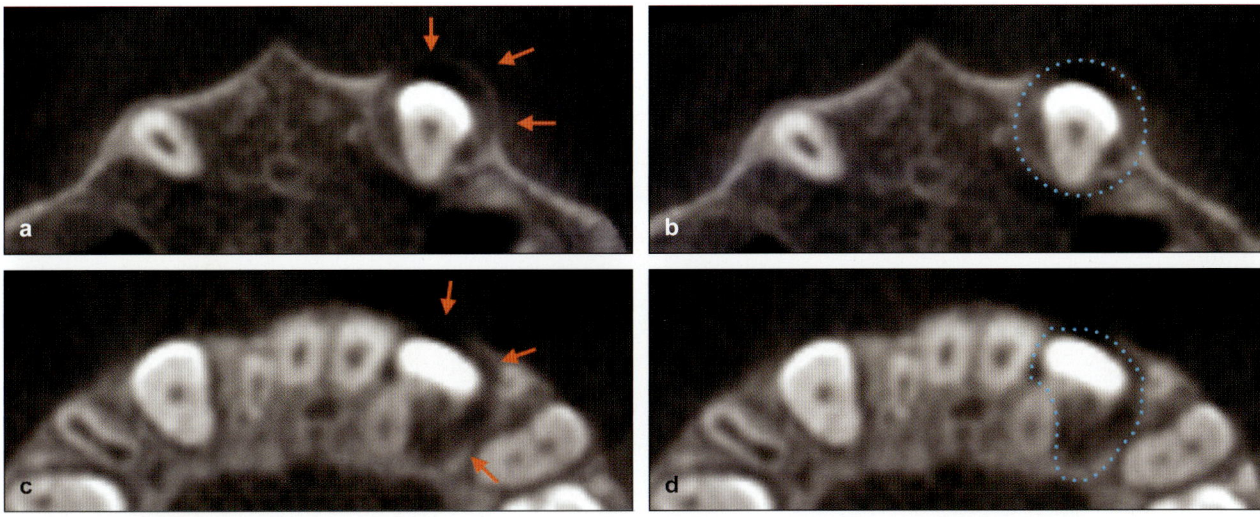

그림 10-14. 대칭적이며 원형 모양(a, b)과 비대칭 모양(c, d)의 과증식한 낭종(화살표와 점선)을 갖는 매복 상악 견치의 CBCT 단층면 사진.

치아 이동의 3차원 시뮬레이션

최근엔 3차원 재구성 소프트웨어(예: Anatomage)는 치료에 앞서 치아 이동을 3차원 시뮬레이션으로 보여준다. 치료 전 가상의 치아 이동 시뮬레이션은 심하게 매복된 경우 매복치아를 살릴 수 있을 것인지 아니면 발치해야 하는지의 결정에 매우 중요한 정보를 제공해 준다(그림 10-15).

3차원 시뮬레이션은 매복된 치아를 치열궁 내 배열하기 위한 공간 부족 상황에서도 유용하게 사용된다. 2가지 중요한 요소의 계산이 가능하다: (1) 매복된 치아를 치열궁 내로 안전하게 견인하기 위한 치근 간 거리(interradicular space), (2) 매복 치아를 치열궁 내 적절한 위치로 배열하기 위한 치열궁 내 공간(intra-arch space). 가상의 셋업은 스프링을 이용한 치열궁 내 공간 확보 방법을 선택할지 아니면 구개 확장을 통한 치열궁 장경 증가 방법을 선택할지 결정하는 데 유용하다. 스프링을 이용한 치열궁 내 공간 확보는 매복 견치의 치관과 인접한 측절치와 소구치의 치근 근접을 일으켜서 치근흡수의 위험성을 증가시킨다. 이런 상황에서는 매복 치아 견인을 위한 치열궁과 치근 사이 공간 확보에 있어, 구개 확장이 더 적절한 접근법이 된다(그림 10-16).

CBCT를 이용한 상악 견치 발육이상의 조기 진단과 예방

상악골의 발육부전뿐만 아니라 상악 견치의 치근 형성 초기 단계에서부터의 발육이상(그림 10-17)은 CBCT 이미지로 정확하게 확인 가능하다.[32,33] 상악골의 횡적 발육부전과 협측으로 매복되는 견치 간에는 매우 강한 연관성이 있음이 보고되고 있다.[20] 따라서 순측 매복 견치의 발생을 예방하기 위해선 상악 견치의 치근 형성이 완성되기 전에 구개 확장을 통해 좁은 상악 치열궁을 넓히는 것이 도움이 된다. Baccetti 등[34]은 예방적인 조기 급속구개확장(RPE)이 구개측으로 벗어난 상악 견치의 자연스러운 정상 맹출 유도에 효과적이라고 보고하였다. 그림 10-18은 심한 상악, 하악의 크라우딩을 동반한 11세 소녀의 증례를 보여준다. CBCT를 이용한 평가에서 상악골의 횡적 발육부전과 상악 좌측 견치의 발육이상이 관찰된다(그림 10-18a). 견치 장축을 통과하는 시상면 이미지(그림 10-18b)에서 치근 발육이 반 정도 완성되었다. 환자는 좁은 상악 치열궁

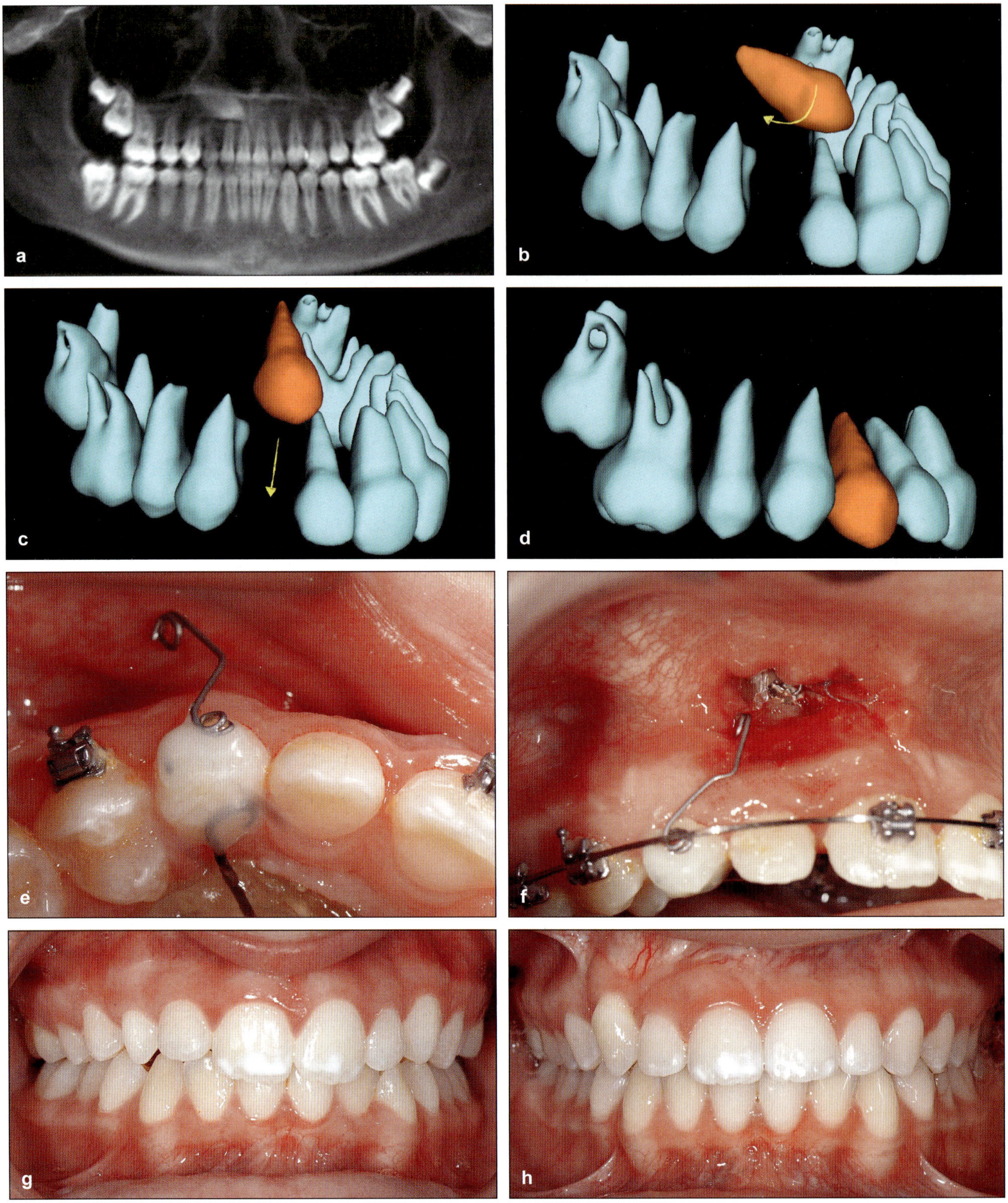

그림 10-15. 전후방 평면에서 심한 우측 수평 매복 상악 견치를 보이는 13세 소녀. **a,** 파노라마 방사선사진에서 우측 수평 견치 매복을 보이고, 매복 견치의 치관부는 중절치와 측절치의 치근 바로 상방에 위치해 있다. **b~d,** 예상되는 치아 이동의 3차원 시뮬레이션(화살표). **e, f,** 유견치에 스프링을 만들어 접착하고 TADs 지지 구개확장장치를 포함한 간접 고정원을 이용하여 상악 견치에 시뮬레이션된 견인력을 임상적으로 적용. **g, h,** 치료 전후 구내 사진으로 매복 견치가 성공적으로 배열되었음을 보여준다.

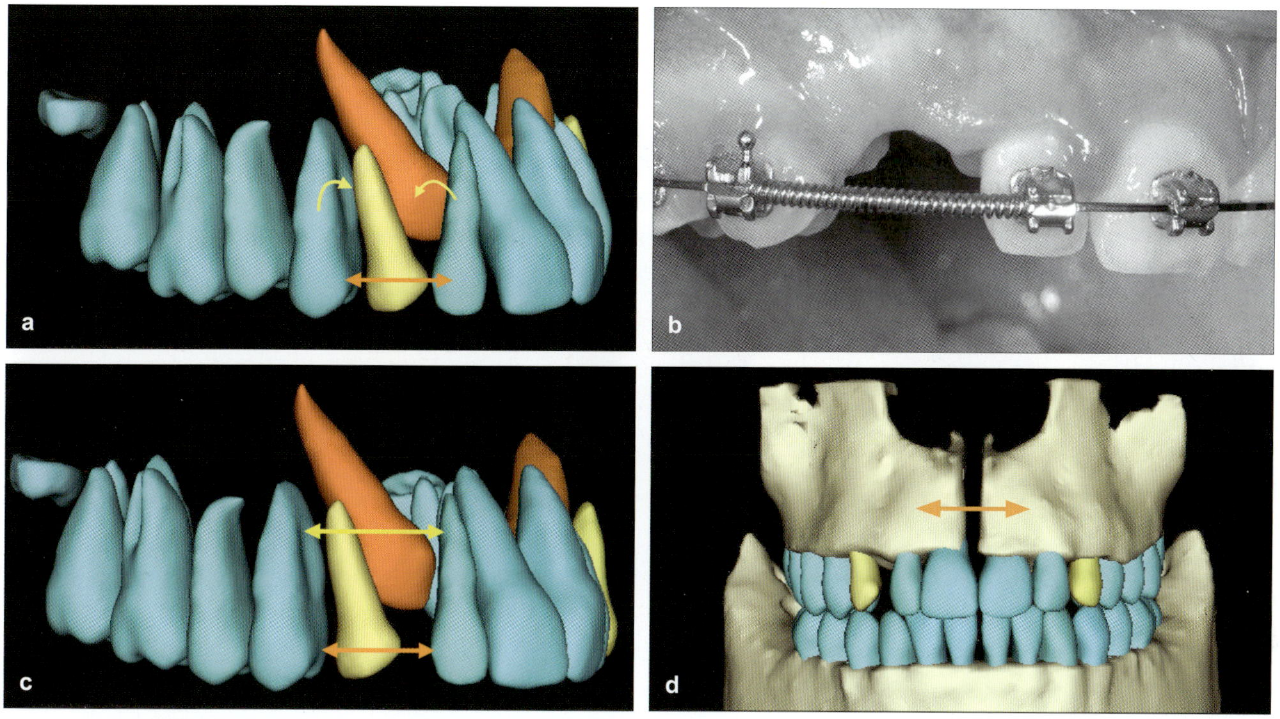

그림 10-16. 매복치를 위한 공간 확보(화살표)의 3차원 시뮬레이션. a, b, 코일 스프링을 이용해서 치열궁 내 공간 확장을 하면 측절치와 소구치의 치근이 매복치아 방향으로 기울어져 모이게 된다. c, d, 상악 구개확장으로 시뮬레이션해 보면 매복된 견치를 위한 치관부와 치근간 공간이 모두 증가한다.

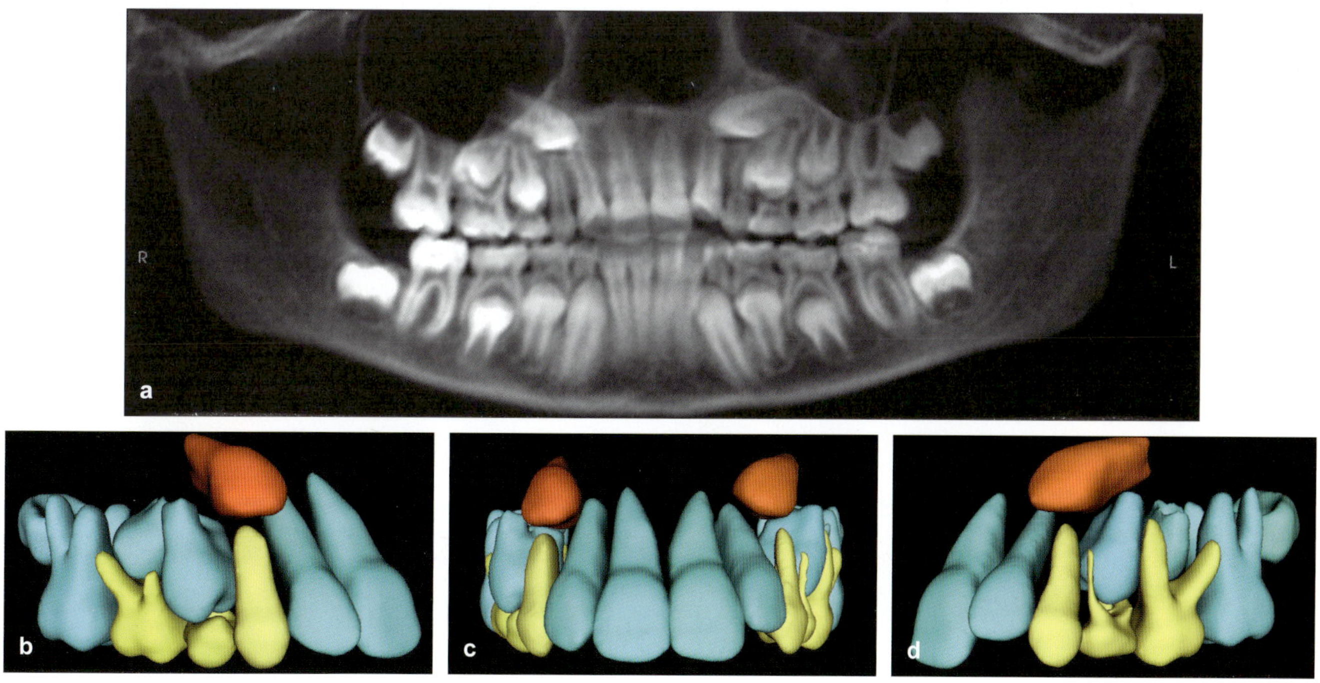

그림 10-17. 상악 견치의 이소맹출을 보이는 8세 소녀. a, 상악 견치의 수평 매복을 보이는 파노라마 방사선사진. b~d, 전후방 방향에서 수평적으로 이소맹출하고 있는 상악 견치의 3차원 재구성 이미지.

확장을 위해 급속구개확장 치료를 받았다. 1년반 후에 촬영한 CBCT에서 상악 좌측 견치가 별도의 외과적 치료 없이 적절한 위치로 맹출 방향이 변한 것을 알 수 있고(그림 10-18c), 구강 내로 자연스럽게 맹출하였다(그림 10-18d).

상악 견치 매복의 3차원적 분류 (3D-guided classification)

CBCT 이미지들은 매복의 복잡성을 결정하는 데 중요한 진단 도구 역할을 한다. Kau 등[35]은 KPG index라는 매복된 상악 견치의 3차원 분류법을 최초로 보고하였다. 이 분류법은 매복된 견치의 치관과 치근이 원래의 치열궁 내 적절한 위치로부터 벗어난 정도를 나타낸다. KPG 지수는 수평평면(x), 수직평면(y), 관상평면(z)에서 3차원적으로 견치의 위치이상을 기준으로 나뉜다. 이 지수를 이용하여 매복 상악 견치는 치료의 난이도에 따라 4가지 범주로 나뉜다: 쉬움(easy), 보통(moderate), 어려움(difficult), 매우 어려움(very difficult). 비록 KPG 지수의 신뢰도를 입증하는 몇몇 연구들이 있었지만,[36,37] 치료 기간과의 연관성에 대한 전향적인 연구들이 필요하다.

Korbendau[38]은 구개측으로 매복된 견치를 다음과 같은 3가지 기준으로 3가지로 분류하였다: (1) 치열궁 내에서 치관의 통상적인 위치, (2) 측절치 치근에 겹쳐진 치관 정도,

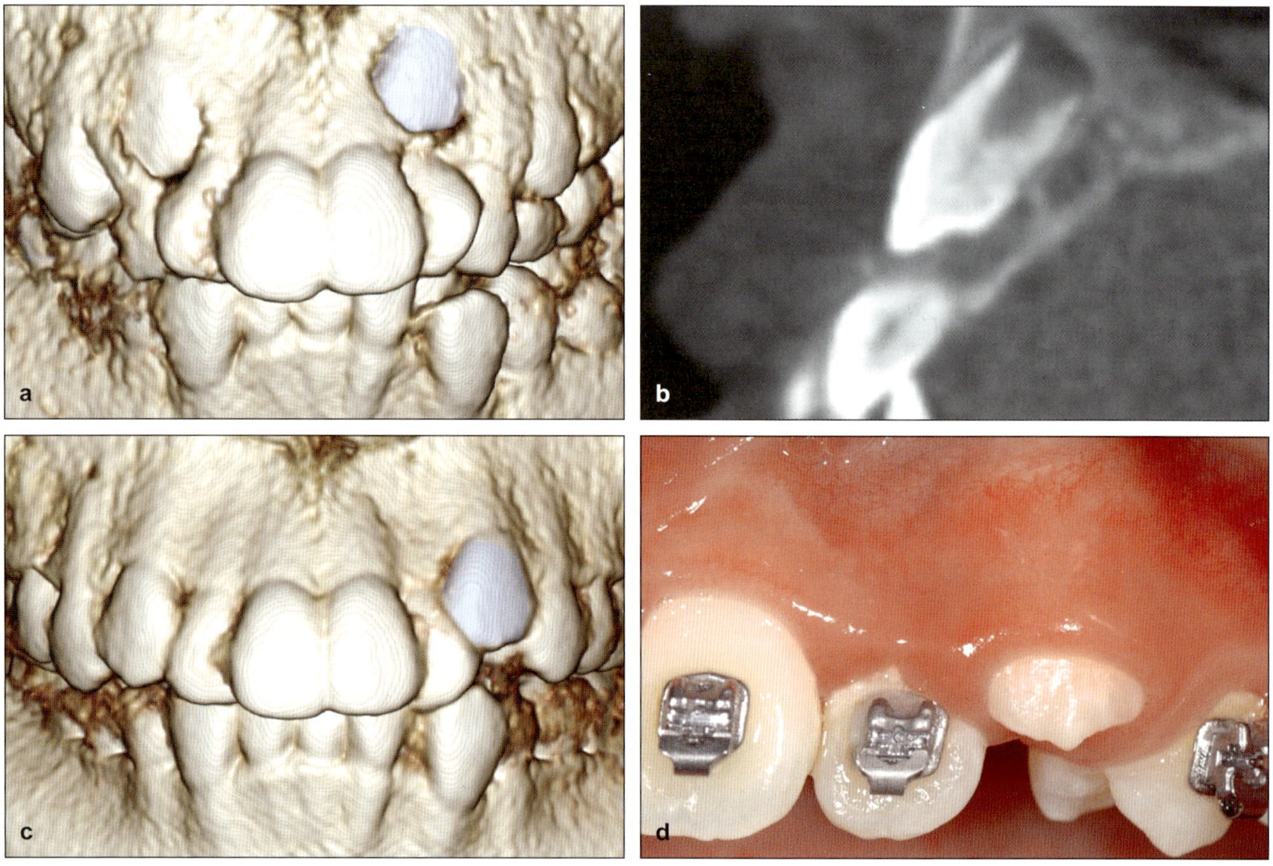

그림 10-18. 상악골의 횡적 성장부전과 치아/치열궁 크기 부조화와 연관된 심한 상악, 하악 크라우딩을 보이는 11세 소녀. **a,** 상악 좌측 미맹출 매복 견치가 좌측 측절치 치근 협측으로 보이는 CBCT 3차원 재구성 이미지. **b,** 상악 좌측 견치를 중심으로 한 시상면 단층으로, 협측으로 위치한 상악 견치의 치근이 1/2 정도 형성된 것이 보인다. **c,** 같은 환자의 1년 반 후 3차원 재구성 사진으로 상악 좌측 견치가 적절한 위치로 발육방향이 바뀐 것이 보인다. **d,** 제 위치로 자연적으로 맹출한 상악 좌측 견치의 구강 내 사진.

(3) 치관의 정중구개봉합 근접도. 이후에 깊은 매복과 얕은 매복 2가지 아분류(subdivision)로 나뉜다.

상악 견치 매복은 외과적인 노출과 교정적 치아 이동 동안 인접치아 치근의 흡수 위험성을 증가시킨다. 매복된 상악 견치 치관부와 인접 치아의 치근 사이의 근접도가 1 mm 미만인 경우 치근흡수와 연관성이 높다.[28] 치근흡수뿐만 아니라, 매복된 상악 견치를 치료하는 동안 견치 및/또는 인접 치아의 치주조직의 퇴축이 발생할 수 있다(그림 10-19). 치주조직 퇴축의 원인은 다양한 요인에 의해 일어나며,[39] 종종 외과적 절제술,[40,41] 과도하고 급격한 견인력 또는 불량한 구강 위생 관리와 연관이 있다. 또한 외과적으로 노출된 견치나 교정용 견인장치가 인접 치아의 치근이나 치아 지지조직에 접촉해서 일어날 수 있다. 이런 합병증을 피하도록 주의를 기울여야만 한다. 교정치료 시작 전과 치료 동안에도 매복 견치와 인접 치아들의 공간적 관계에 대해 이해하는 것이 이런 합병증을 최소화할 수 있다. CBCT를 이용한 3차원 평가와 가상의 치아 이동 시뮬레이션은 이러한 문제와 이로 인해 야기될 수 있는 위험을 인식하는 데 큰 도움이 된다. 이런 합병증을 피하기 위해선 종종 매복된 상악 견치의 조기 노출을 통한 개방형 접근과 인접 치아들로부터 격리시키는 약한 힘을 이용한 치아 이동이 요구된다.

따라서 바람직하지 않은 치주적 문제를 피하거나 최소화하기 위해선, 철저한 임상 검사와 CBCT 검사를 통해 상악 견치 매복을 Type A(고위험군)와 Type B(저위험군)로 나눌 수 있다(그림 10-20, 10-21).

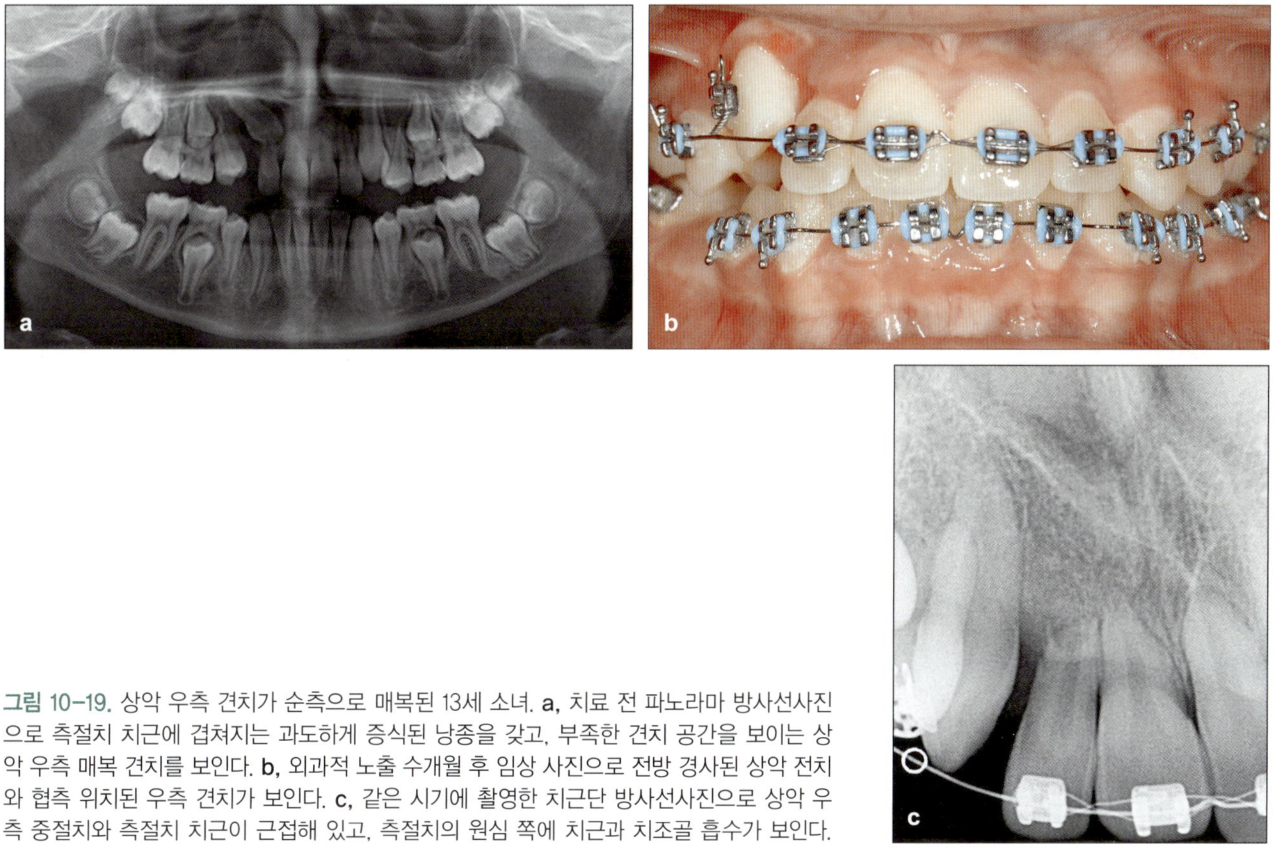

그림 10-19. 상악 우측 견치가 순측으로 매복된 13세 소녀. a, 치료 전 파노라마 방사선사진으로 측절치 치근에 겹쳐지는 과도하게 증식된 낭종을 갖고, 부족한 견치 공간을 보이는 상악 우측 매복 견치를 보인다. b, 외과적 노출 수개월 후 임상 사진으로 전방 경사된 상악 전치와 협측 위치된 우측 견치가 보인다. c, 같은 시기에 촬영한 치근단 방사선사진으로 상악 우측 중절치와 측절치 치근이 근접해 있고, 측절치의 원심 쪽에 치근과 치조골 흡수가 보인다.

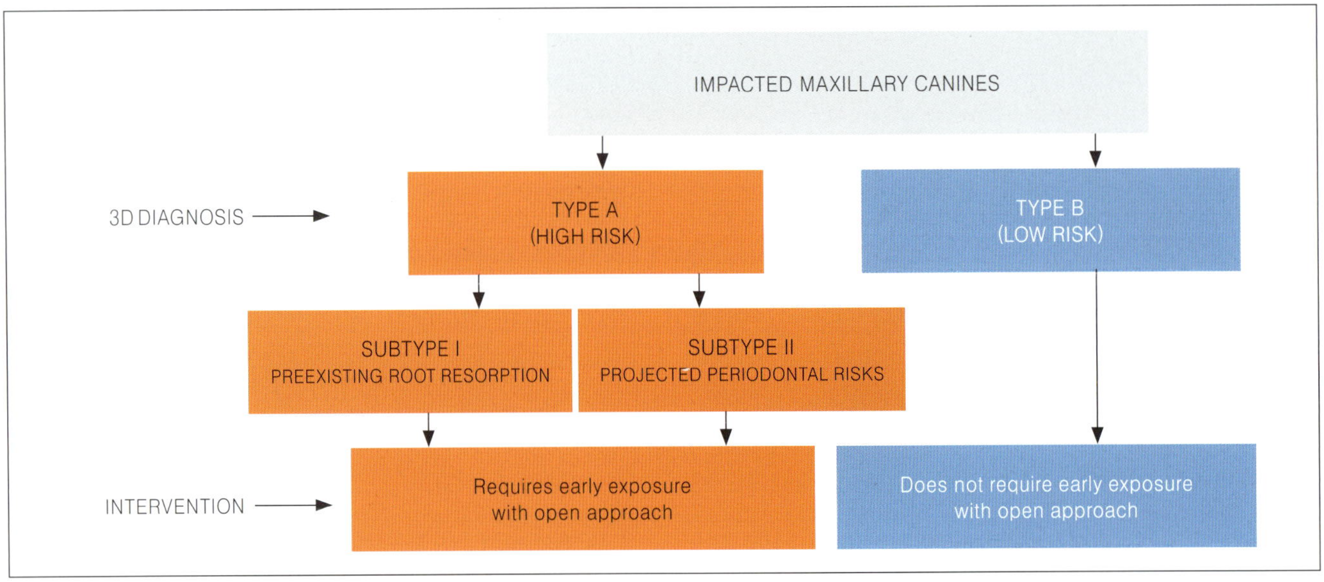

그림 10-20. Dr. Mariana Evans의 매복 상악 견치의 분류: Type A, Type B.

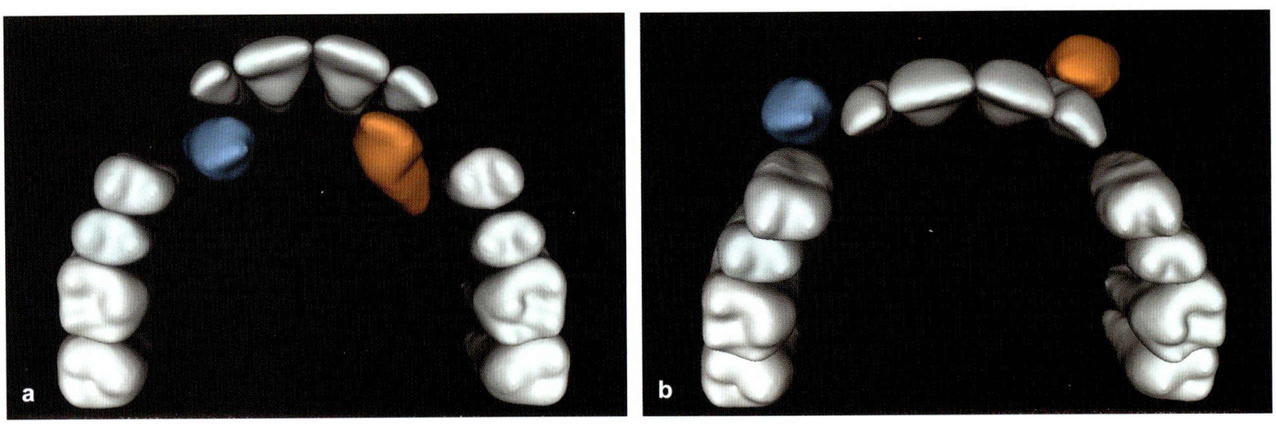

그림 10-21. **a**, 구개측으로 매복된 견치 Type A(빨강)와 Type B(파랑). **b**, 순측으로 매복된 견치 Type A(빨강)와 Type B(파랑). 순측과 구개측 Type A형 매복은 전치부의 치근과 가깝게 근접해 있고, 교정치료 동안 치근흡수의 위험이 높다. 순측과 구개측 Type B형 매복은 인접 치아들로부터 안전한 거리만큼 떨어져 있다.

Type A(고위험군)

이 군은 인접 치아의 치근흡수와 치주조직 파괴 위험성이 높은 군이다. Type A 상악 매복 견치는 이미 존재하는 치근흡수를 동반하는 Subtype I 또는 치근흡수가 일어날 가능성 및/또는 치주 부착의 소실 가능성이 있는 Subtype II로 나뉜다.

Type A 매복은 아래 상태를 포함한다.

- Subtype I: 치료 전 인접치에 치근흡수를 야기한 매복 견치(그림 10-22a)
- Subtype II
  - 인접 치아의 치근과 매우 근접하게 위치한 매복 견치(1 mm 미만)(그림 10-22b)
  - 인접 치아의 치근으로부터 안전한 거리(1 mm 이상)만큼 떨어져 있지만, 치열궁 내로 직접 이동 시 인접 치아와 매우 근접하게 될 매복 견치
  - 처음에는 인접 치아의 치근으로부터 안전한 거리(1

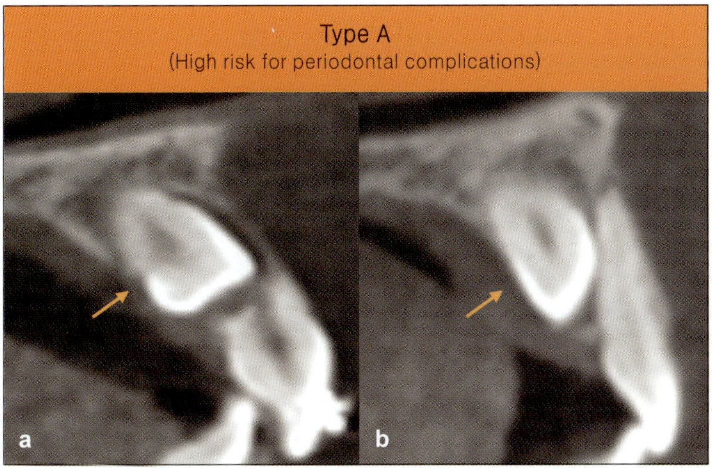

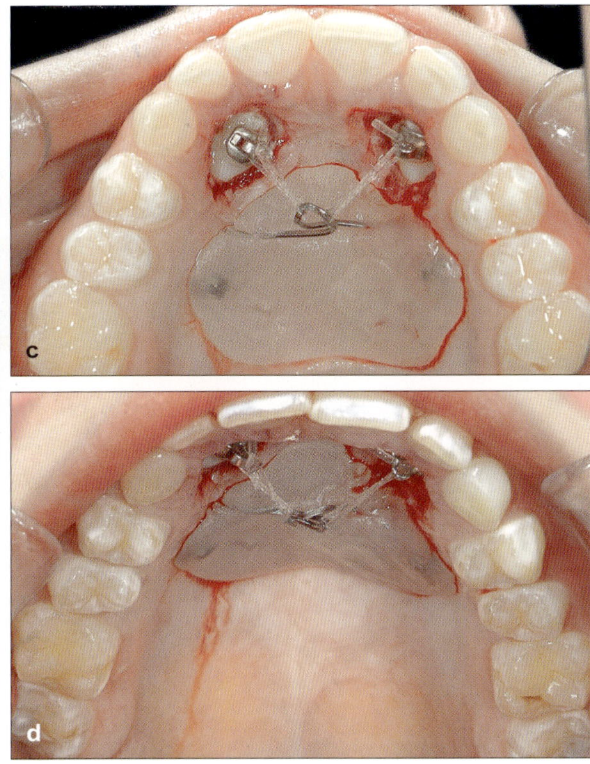

그림 10-22. Type A 매복. **a,** 측절치의 치근흡수를 야기하고 있는 매복 견치(화살표)(Subtype I). **b,** 측절치 치근과 매우 근접해 있지만(1 mm 이하), 치근흡수 양상은 보이지 않는 매복 견치(화살표)(Subtype II). **c, d,** 구개측으로 매복된 Type A형 견치를 개방형 접근법으로 노출시킨 후, 포괄적인 교정치료 시작 전에 전치에서 벗어나도록 원심 쪽으로 견인하고 있다.

mm 이상)만큼 떨어져 있지만, 교정적 배열로 인해 인접 치아와 더 근접하게 되는 매복 견치

– 거대한 치낭(dental follicle)을 갖고 있는 매복 견치

비록 매복된 견치와 과도하게 증식된 치낭과 주변 치아의 치근흡수와의 연관성에는 아직 논란의 여지가 있지만, 낭성 조직 내에는 치근흡수와 골 흡수에 기여하는 골 흡수성 활성화와 백악질 흡수 활성화 물질이 들어 있다.[42,43] 따라서 반증할 만한 다른 연구 증거들이 나오기 전까지는 증식된 낭종을 갖는 매복 견치는 고위험성 Type A로 인식해야만 한다.

Type A 매복은 조기(즉각적인)에 매복 상악 견치의 외과적 노출과 인접 치아로부터 떨어지도록 치아 이동을 해야만 한다(그림 10-22c, d). 개방형 외과적 노출법은 치아 이동에 있어 최대한의 조절을 가능하게 한다. 매복된 치아와 근접한 상악 치아들은 노출된 견치의 치관이 인접 치아 치근으로부터 안전한 거리만큼 떨어질 때까지는 호선에 포함해서는 안 된다. 인접치아와의 근접이 견치 간 너비 부족 등 상악골 열성장과 연관된 경우라면, 매복 견치의 안전한 견인과 치열궁 내로의 배열을 위해서 구개 확장을 통해 충분한 치근간 거리와 치열궁 내 공간 확보가 필요하다.

Type B(저위험군)

저위험군은 교정적 치아 이동 전이나 치료 도중에도 인접치아의 치근흡수나 치주조직 손상의 위험이 낮은 군이다. 이 경우엔 매복된 상악 견치를 외과적 노출 후 바로 원래의 위치대로 안전하게 이동시킬 수 있다(그림 10-23). 이런 상황에서는 견인을 위한 고정원의 준비가 견치 노출의 최적의 시기를 결정하게 된다.

예방적 중재(Preventive intervention)

자연적으로 맹출할 수 있도록 최적의 환경을 만들어 주는 것이 최선의 치료다. 어떤 경우에는 아무런 외과적 중

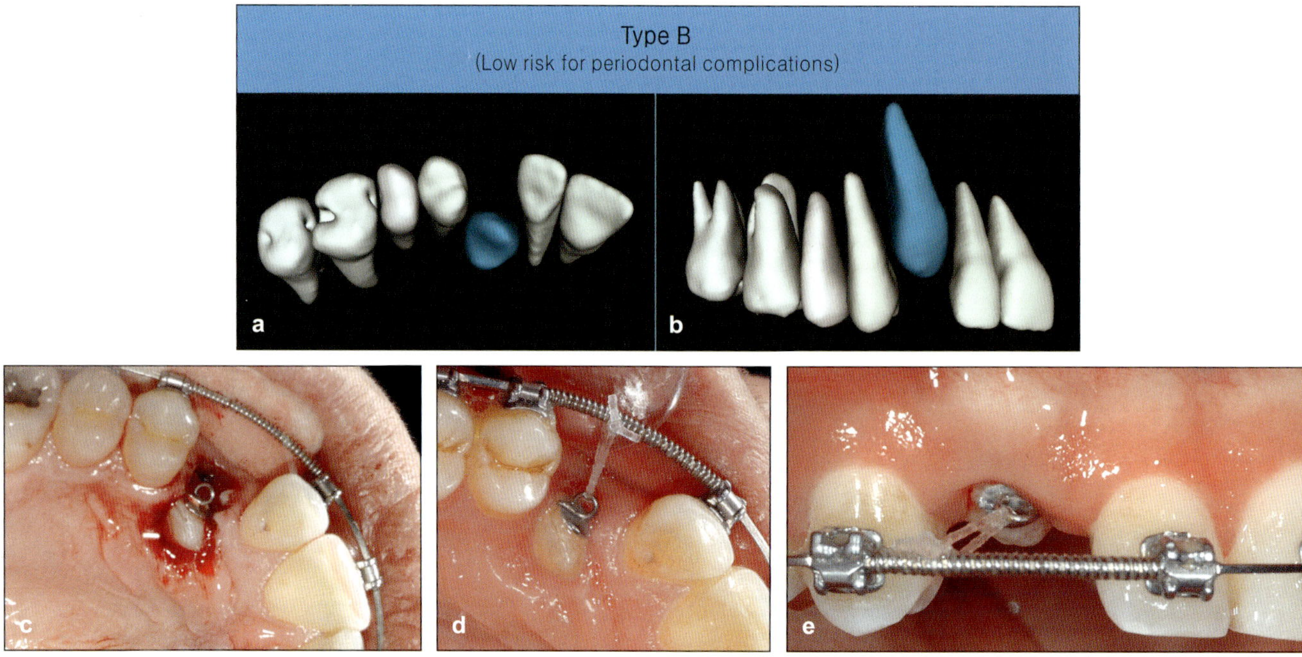

그림 10-23. Type B 매복. **a, b,** 구개측으로 매복된 견치의 3차원 재구성 이미지로, 인접 치아들로부터 안전한 거리를 유지하고 있어 유견치를 발치하면, 치열궁 내 제 위치로의 확실한 방향이 보인다. **c,** 매복 견치를 위한 공간 확보 후 개방형 접근법으로 외과적 노출을 시켰다. **d, e,** 외과적 노출과 유견치 발치 후 치열궁 내로 직접 견인하였다.

재 없이도 치열궁 내 공간이 상악 견치의 생리적 맹출을 허용할 수 있다. Ericson과 Kurol[24]의 선택적 증례에서 유견치의 발치가 이소맹출 중인 상악 견치의 정상 맹출을 유도하는 경우를 보고하였다. 파노라마 방사선사진상에서 이소맹출 중인 상악 견치 치관부가 측절치 정중앙을 넘지 않게 겹쳐져 보이는 경우, 11세 이전에 유견치를 발치하면 91% 경우에서 영구 견치의 맹출 방향이 바뀌어 정상 맹출이 가능하다고 보고하였다. 그러나 파노라마사진상에서 이소맹출 중인 견치의 치관부가 측절치 정중앙을 넘어서 겹쳐 보이는 경우엔 64%만이 성공적으로 정상 맹출하였다고 보고하였다. 또한 매복 견치의 치관부가 상악 측절치 치근의 근심면을 넘어선 경우에는 유견치를 발치하더라도 맹출 방향이 스스로 바뀌지 않았고, 외과적인 중재가 필요하다고 보고하였다. Alessandri Bonetti 등[44]은 유견치의 단독 발치보다는 유견치와 함께 제1소구치를 같이 발치하는 것이 견치의 구개측이나 골내(central) 매복을 예방하는 데 더 효과적이라고 보고하였다.

이전의 그림 10-18에서와 같이 상악 견치간 너비가 좁거나 전치부에 크라우딩을 보이는 등 상악골이 좁은 경우에는 구개 확장이 이소맹출 중인 상악 견치의 맹출 방향 수정과 정상적 맹출에 유용하다.

일반적으로 다양한 증례가 있지만 일단 이소 매복된 상악 견치는 예방적 방법으로 해결하긴 어렵고, 외과적 중재의 필요성이 높아진다.

외과적 치료와 교정적 치료

최우선적으로 임상 검사와 방사선 검사, 환자의 의과적 기왕력을 철저히 살피는 것이 가장 중요하다. 대부분의 경우에서 적절한 진단 후엔 매복치를 치열궁 내 제 위치시키기 위해선 외과적 노출과 교정적 견인이 최선의 치료다. 이런 치료 시에 치주의 경조직과 연조직 건강을 보존하는 적절한 치주조직의 유지를 고려하여야만 한다. 또 다른 고려

요소로는, 환자의 연령, 치료 동기 유발, 구강 위생 관리 상태, 배열을 위한 치열궁 내 공간, 견치의 매복 위치, 치열이 교정치료를 하기 위해 건강한지 등이 포함된다.

만약 외과적 노출이나 적절한 결과를 얻을 만한 시간적 여유가 불가능한 경우라면, 매복 견치 발치 후 소구치를 대신 사용하는 방법이나 유견치를 잔존시켜 사용하거나, 자가이식, 임플란트 치료 등을 고려해 볼 수 있다. 치근 형성이 완성된 수평 매복, 유착, 치근 만곡 등의 경우엔 대부분 치료 경과가 좋지 않고 발치 후 다른 치료 방법이 요구된다. 어떤 경우엔 유착된 상악 견치의 외과적 노출 시 탈구를 시킨 후 곧바로 교정력을 가해 움직일 수도 있다. 그러나 잘못된 외과 노출이나 교정적 견인은 노출된 상악 견치나 인접 치아의 부착치은 상실이나 치근흡수, 치료 기간의 지연을 야기한다.[40]

전통적으로 외과적 술식 전에 치열궁 내에서 치열의 배열과 레벨링, 공간 확보와 적절한 고정원 확보가 선행되어야 한다. 적절한 고정원 확보에는 교정적 견인력에 충분히 견딜 수 있는 견고한 각형 강선와이어 삽입이 요구된다. Type A 매복유형에서는 인접 치아에서의 치근흡수나 부착치은 소실 위험성이 높으므로, 외과적 술식이 반드시 교정적 치아 이동보다 먼저 이뤄져야 한다. 이런 경우 미니스크류(temporary anchorage devices; TADs)가 고정원으로 유용하다. TAD의 크기와 식립 위치는 교정치료와 외과적 술식을 위한 3차원 분석으로 결정할 수 있다.

Kokich와 Mathews[45]는 구개측으로 매복된 상악 견치의 교정적 견인을 위한 외과적 노출을 위한 다른 방식을 제안하였다. 구개측에서 전층 골점막 판막(full-thickness mucoperiosteal flap)을 젖히고, 치관부 법랑질에서부터 백악법랑질경계까지의 골을 제거한다. 그런 다음 판막을 제 위치시키고, 상악 견치를 덮고 있는 판막 부위를 제거한다. 이 방법은 매복 견치가 스스로 맹출하도록 해 준다. 그림 10-24에서는 12세 소년에서 구개측 매복 견치가 저절로 맹출한 것을 볼 수 있다.

순측 매복의 외과적 처치

순측 매복 견치의 경우 다음 3가지 외과적 술식이 가능하다: (1) 치은절제술(gingivectomy/excision), (2) 치근단쪽 이동 판막술(apically positioned flap; APF), (3) 폐쇄형 맹출(closed eruption).[12] 이런 술식은 각각의 적응증, 장점과 한계점 등이 있다. Incerti-Parenti 등[41]은 치은절제술이 APF에 비해 치아치주조직에 좋지 않은 결과를 초래했다고 보고하였다. Cassina 등[46]은 폐쇄형 외과 술식보다 개방형 술식이 유착의 위험성이 적고, 치료 기간도 짧다고 보고하였다.

순측이나 협측의 근조직으로부터 치주조직의 경계가 박리되는 것을 차단하기 위해서는 적절한 양의 부착치은 존재가 필수적이다.[47] Orban과 Sicher[48]는 처음으로 치조점막(alveolar mucosa)과 저작점막(masticatory mucosa)을 정확히 구별하였다. 기계적 스트레스(masticatory mucosa)를 받고 있는 점막하층의 구조적 형태는 정상적으로 같은 강도의 기계적 스트레스(lining mucosa)에 노출되어 있지 않는 부분과 매우 다르다고 하였다. 저작점막은 하부 조직에 매우 치밀하게 붙어 있고, 골에서 탄성 섬유가 거의 없는 표피로 이어지는 치밀한 결체조직의 균일한 그물망 구조를 갖는다. 반면에 치조점막은 일반적으로 하부조직에 단단히 붙지 않고 유동적이면서 탄성섬유가 풍부한 치밀한 결체 조직층이 상대적으로 얇다. 치조점막은 보통 변연조직으로 존재하지 않고, 어느 정도의 염증과 함께 존재한다고 보고되고 있다.[47,49] 염증이 있는 상태에서의 교정적 치아 이동은 부착상실의 위험성이 크다.[47] 치은점막경계(mucogingival junction; MGJ)는 저작점막과 치조점막을 구별해준다. 순측 매복된 상악 견치는 MGJ와 연

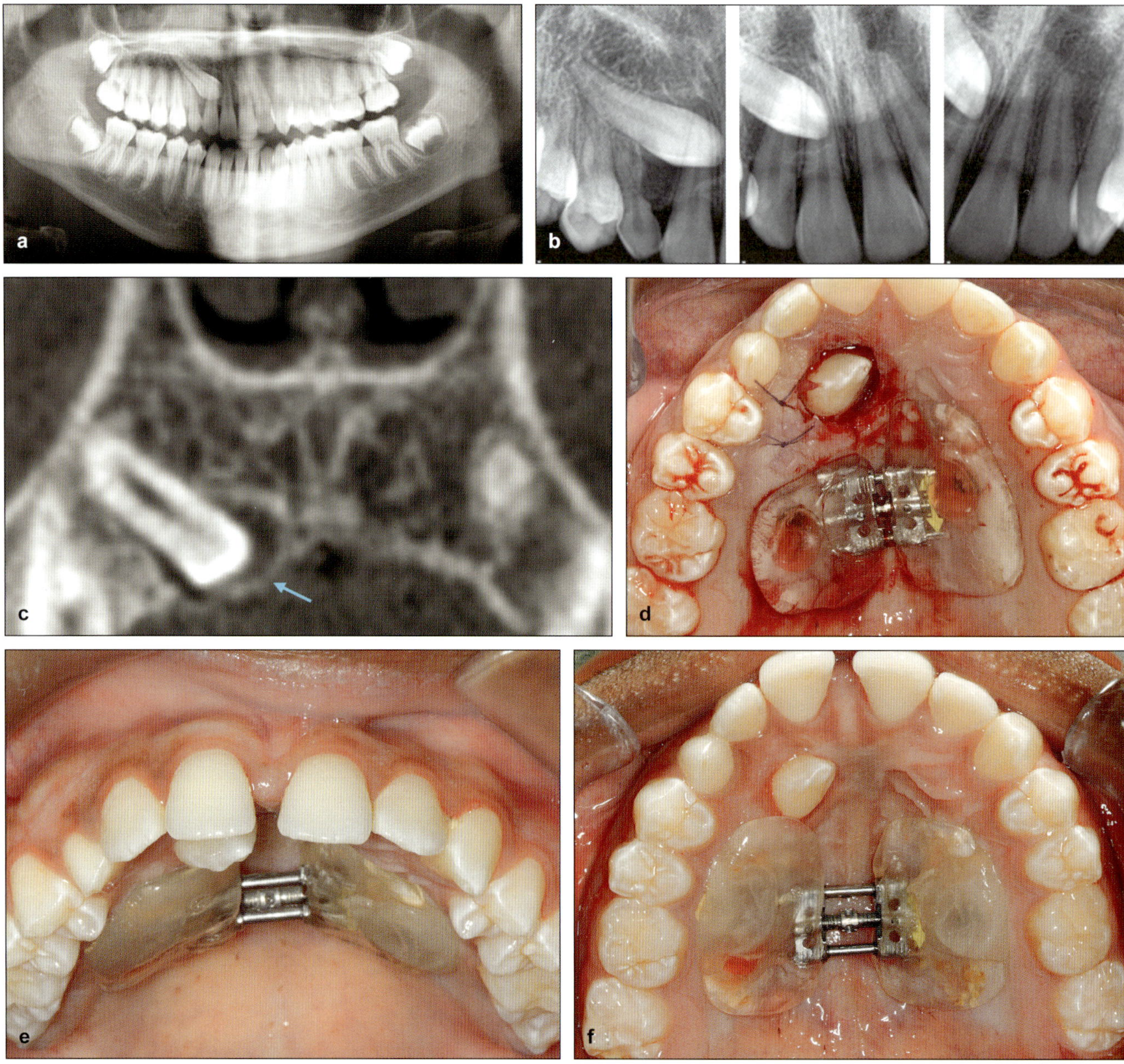

그림 10-24. 매복 상악 우측 견치를 보이는 12세 소년. a, 상악 우측 견치 매복을 보이는 파노라마 방사선사진. b, 치근단 방사선사진. Clark의 법칙을 이용하여 견치가 구개측에 위치함을 알았다. c, CBCT의 관상단면사진으로 매복치의 구개측 위치를 보인다(화살표). d, 치아 이동 전에 TADs 지지형 확장장치를 장착하면서, 개방형 접근법으로 매복 견치를 노출시켰다. e, f, 외과적 노출 2개월 후, 정면과 교합면 사진에서 상악 우측 견치가 구강 내 수직으로 자연 맹출한 것이 보인다. (제공: Dr. Philip Josephs.)

관하여 서로 다른 높이에 위치하게 된다(그림 10-25). 순측 매복 상악 견치의 외과적 노출은 노출될 치아 주변의 치은점막 문제를 피하기 위해 MGJ와의 연관성을 신중하게 고려해야 한다.[45] 이런 목적을 달성 하기 위해, Levin과 D'Amico,[50] Vanarsdall과 Corn[47] 등은 순측 매복치아 노출 시에 치근단쪽 이동 판막술(APF)를 제안했다.

CBCT 영상에서 MGJ 투영 방법

MGJ에 대한 매복된 상악 견치의 정확한 위치를 파악하기 위해선 임상적 평가와 3차원 평가를 동시에 이용한 방

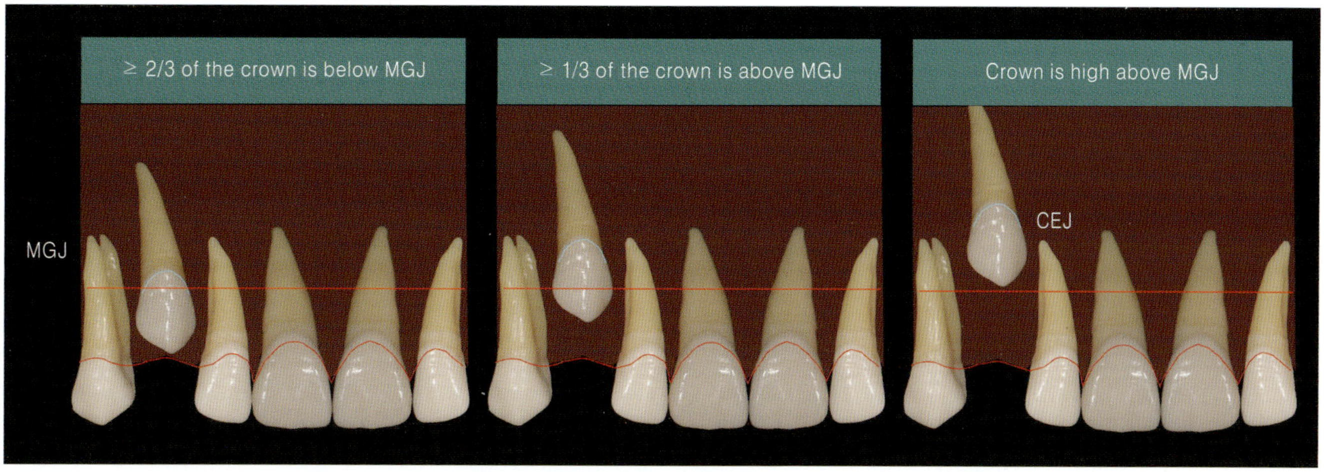

그림 10-25. MGJ와의 관계를 기준으로 분류한 순측 매복 상악 견치의 Kokich 변형 분류법.

법이 반드시 병행되어야 한다(그림 10-26). 첫 번째로 구강 내 임상 검사 시에 매복된 상악 견치 주변의 MGJ를 확인한다. 치주탐침이 MGJ와 인접한 상악 치아의 치관첨 중앙까지의 거리를 측정하는 데 사용된다(그림 10-26a, c). MGJ은 인접치아에 X점과 Y점으로 표시된다. 이 측정치를 3차원 재형성 이미지상으로 옮긴다(그림 10-26b, d). X점과 Y점을 연결한 선이 상악 매복 치아의 위치에서의 MGJ에 투영된다. 마지막으로 투영된 MGJ와 연관해서 상악 매복 치아의 위치를 결정한다. 일단 위치가 결정되면, 가장 적절한 외과적 접근법을 선택한다.

순측 상악 매복 견치의 MGJ로의 투영을 위한 또 다른 방법은 구강 내 3차원 스캔이나 CBCT 스캔 사진의 3차원 중첩을 이용하는 방법이다(그림 10-27). 이 방법은 교정의와 외과의 간에 의사소통을 간단명료하게 해주고 외과적 절개를 정확하게 계획할 수 있게 해준다.

치은절제술(Gingivectomy/Excision)

치은절제술은 매복 상악 견치를 덮고 있는 치은을 절제하는 간단한 술식이다. 비록 이 술식이 최소한의 침습적 방법일지라도, 민감한 술식이다. 상악 견치의 매복 위치나 절개 디자인에 대한 부적절한 접근은 노출시킨 치아를 치주적으로 악화시킨다.

적응증

이 방법은 매복된 치아의 치관부가 치조골로 전혀 덮혀 있지 않고 최소한 치관부의 2/3가 MGJ 하방에 위치한 연조직 매복의 경우에만 적응증이 된다. 이 방법은 순측에 매복되어 있는 상악 견치가 직립 매복되어 있거나 치관부를 3~4 mm 노출시켜도 하방에 부착치은이 충분히 보존될 수 있는 적절한 양의 치은이 있는 경사진 매복의 경우에 시행될 수 있다(그림 10-28).

금기증

치은절제술은 매복 상악 견치의 치관부 1/3 이상이 MGJ 하방에 위치해서 치관부 상방의 치조골 제거가 필요한 경우엔 금기증이 된다. 이런 경우엔 적절한 노출을 위해서 판막절제술을 고려해야 한다.

치료 술식

이 방법에서는 매복된 견치의 백악법랑질경계의 노출

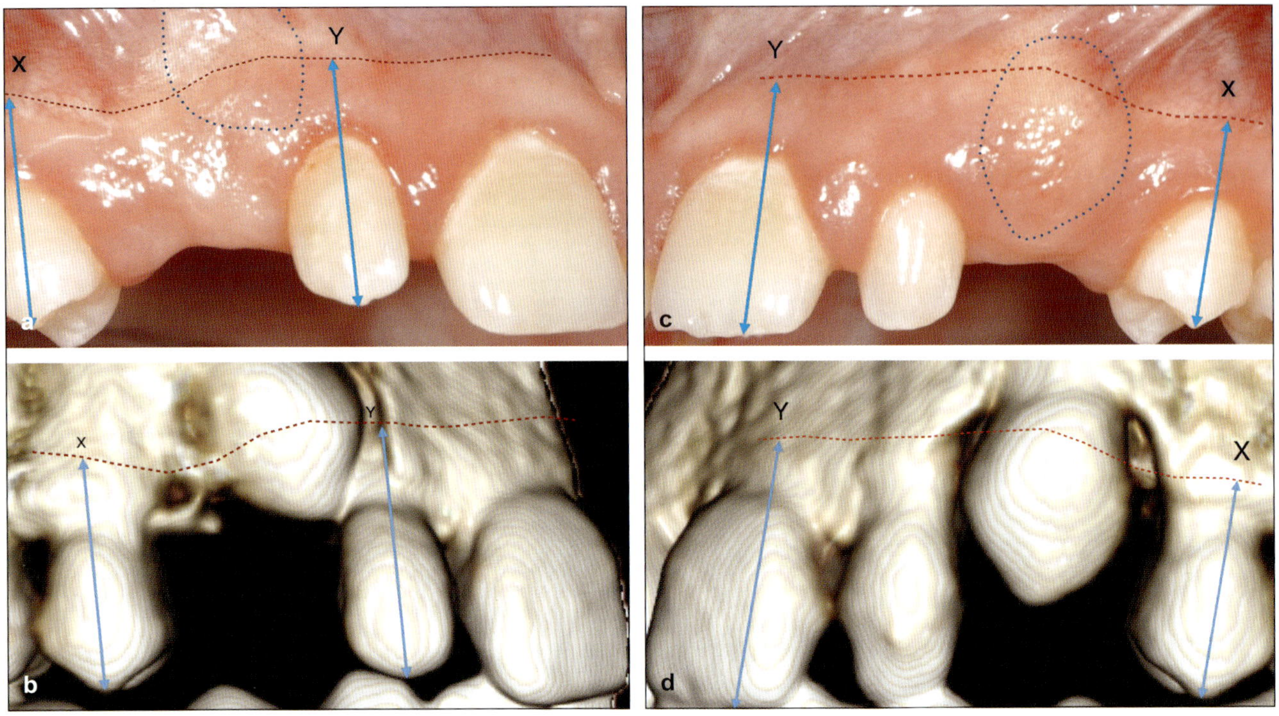

그림 10-26. 임상적 길이 측정을 이용한 CBCT 3차원 재구성 이미지에서의 MGJ 투영법. **a, b,** 순측으로 매복된 상악 우측 견치가 MGJ 하방 1/2 정도에 위치한 것을 확인되었다. **c, d,** 순측 매복된 상악 좌측 견치는 MGJ 하방 2/3 정도로 위치하는 것으로 확인되었다.

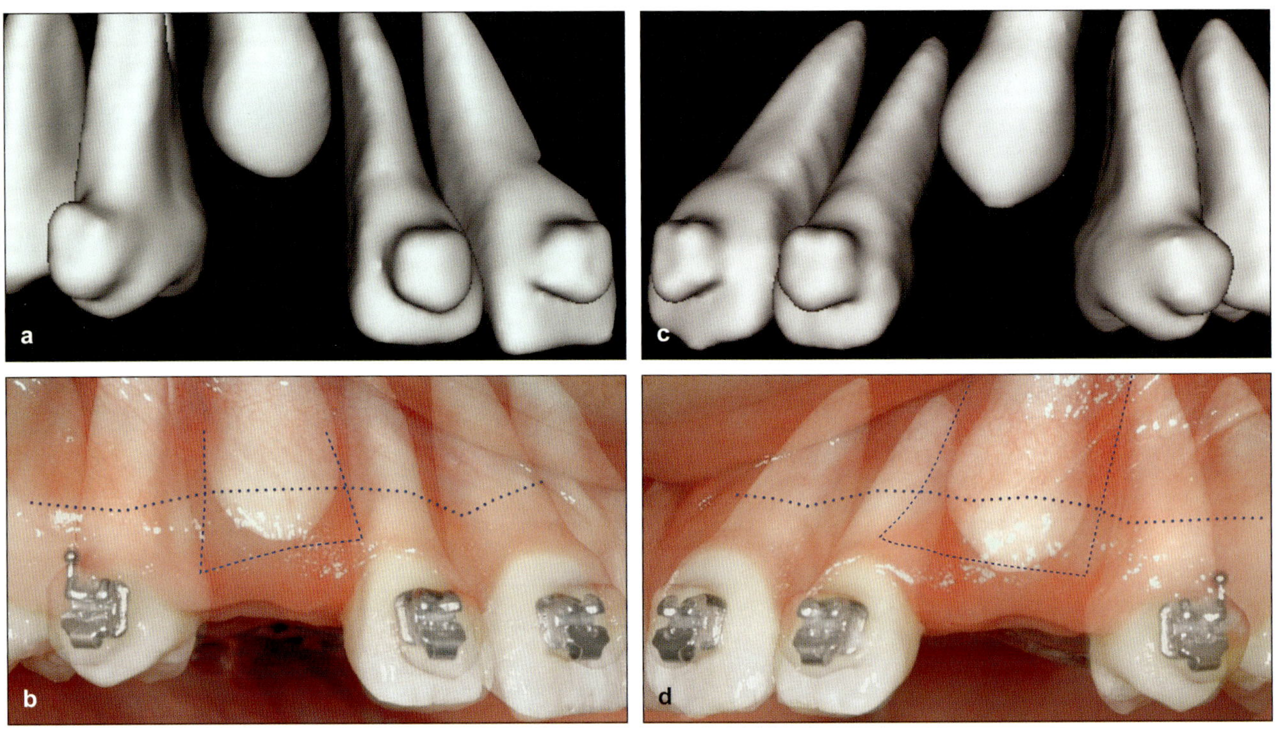

그림 10-27. **a~d,** APF 계획을 위해서 MGJ가 그려진 임상사진과 3차원 CBCT 모델을 중첩하였다.

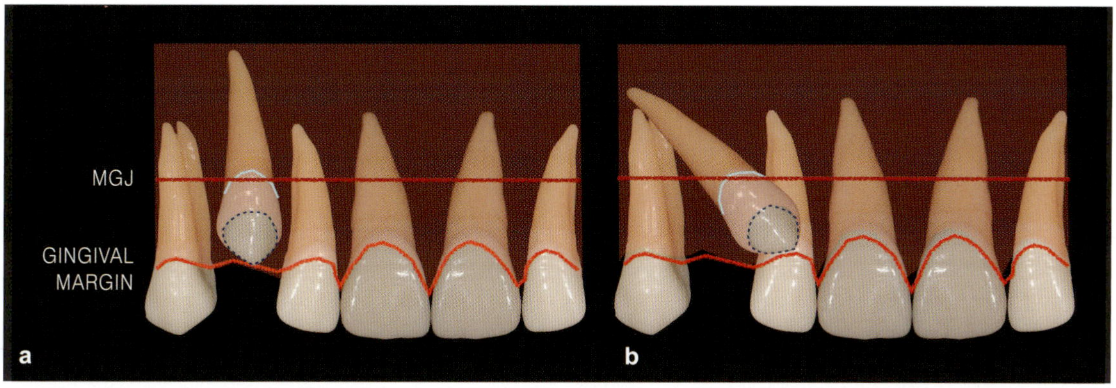

그림 10-28. a, 수직 매복. b, 경사 매복. 두 경우 모두 매복 상악 견치 치관부의 2/3 이상이 MGJ 하방에 위치한다. 치은절제술을 파란색 점선을 따라 시행할 수 있는데, 절개선 하방으로 각화 치은을 3~4 mm 정도 남겨두어야 한다.

을 피하기 위해 매우 주의해야 한다. 치은절제술을 시행하기에 앞서 MGJ으로부터 매복된 상악 견치의 백악법랑질 경계까지의 위치를 정확하게 확인해야만 한다. 이를 위해선 3차원 이미지와 치주 임상 검사가 동반되어야 한다. 치은 점막 문제를 피하기 위해선 노출 부위 하방으로 최소한 3~4 mm의 적절한 치은 폭경이 보존되어야만 한다. 비록 이 술식이 외과용 수술칼로 수행되지만(그림 10-29), 레이저나 전기수술키트(그림 10-30)의 칼을 사용하면 조직 파괴를 최소한으로 줄일 수 있고 리모델링 효과도 있다. 상악 견치가 표층에 얇게 위치하므로, 특히 레이저나 전기수술키트를 사용하면 최소한의 치관부 노출이 요구된다. 치은이 얇을수록 더 적은 양의 치관 노출이 필요하며, 변연 치은은 치유 과정 동안 치근단 쪽으로 리모델링되고 수축된다(그림 10-31). 과도한 치은 절제는 치은이 MGJ까지 수축되어 부착치은 상실과 치은 퇴축을 야기시킨다(그림 10-32). 수술용 칼을 이용한 절개는 연조직이 치관부에 잘 적합될 수 있도록 비스듬한 사면(internal bevel)으로 시행한다. 상악 견치가 치조능 중앙에 위치한 경우 치관첨의 구개측 표면까지 치은 제거가 요구된다.

부착물 접착

노출된 치관부에 부착물을 접착하고, 노출 당일부터 견인력을 가하거나 또는 연조직 치유가 완료된 후 견인력을 가한다.

치근단쪽 이동 판막술 (Apically positioned flap)

노출 상악 견치 주변의 적절한 저작점막을 제공하기 위해 사용하는 이 술식은 부착 치은의 치관부를 치근단 부위를 제외하고 절단부, 근심부, 원심부로부터 유리하는 연조직 줄기 이식(pedicle graft) 개념을 이용한다. 그런 다음 줄기 피판(pedicle flap)을 노출 치관의 치경부 1/3을 덮도록 치근단 쪽으로 재위치시킨다. 이 술식은 가장 고난도 노출 술식이어서 치주조직의 해부학적 지식과 치주성형술의 숙련이 요구된다. 부적절하게 시행된 APF는 비심미적인 치은 퇴축을 야기한다.[39,51]

적응증

이 방법은 매복 견치 치관의 최소 1/2이 MGJ보다 치근단 쪽에 위치할 때 적응증이 된다. APF는 연조직 매복이나 골성 매복뿐만 아니라 Type A와 Type B에서 순측으

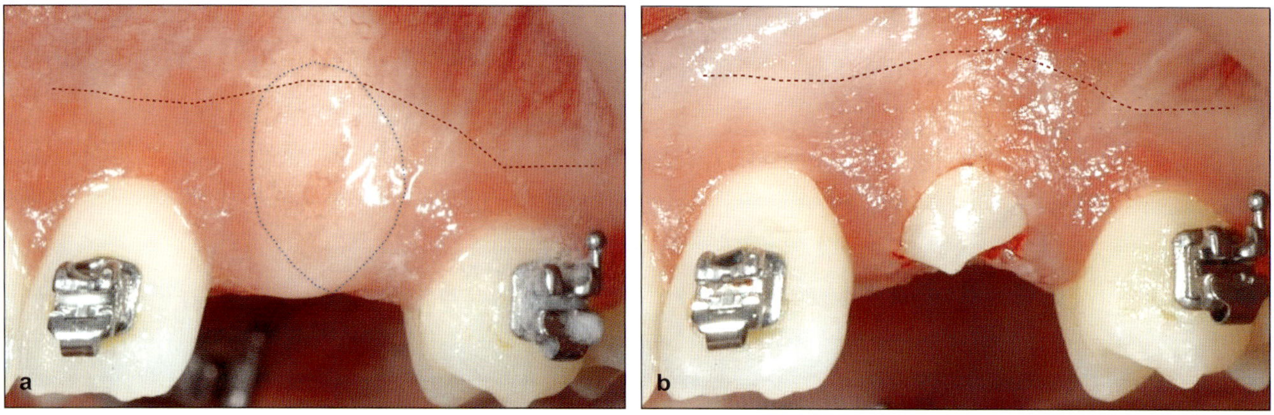

그림 10-29. 얇은 치은 체질과 상악 좌측 견치 매복을 보이는 15세 소년. a, 매복된 상악 좌측 견치의 투영된 치관부 백악법랑질경계는 MGJ보다 약간 치근단쪽에 놓인다. b, 15C 수술용 칼로 치은절제술을 통해 외과적 노출을 시행하였다. 해부학적 치관의 단지 1/3만을 노출시키고, 절개선 하방으로 4 mm의 각화 치은은 남겨두었다.

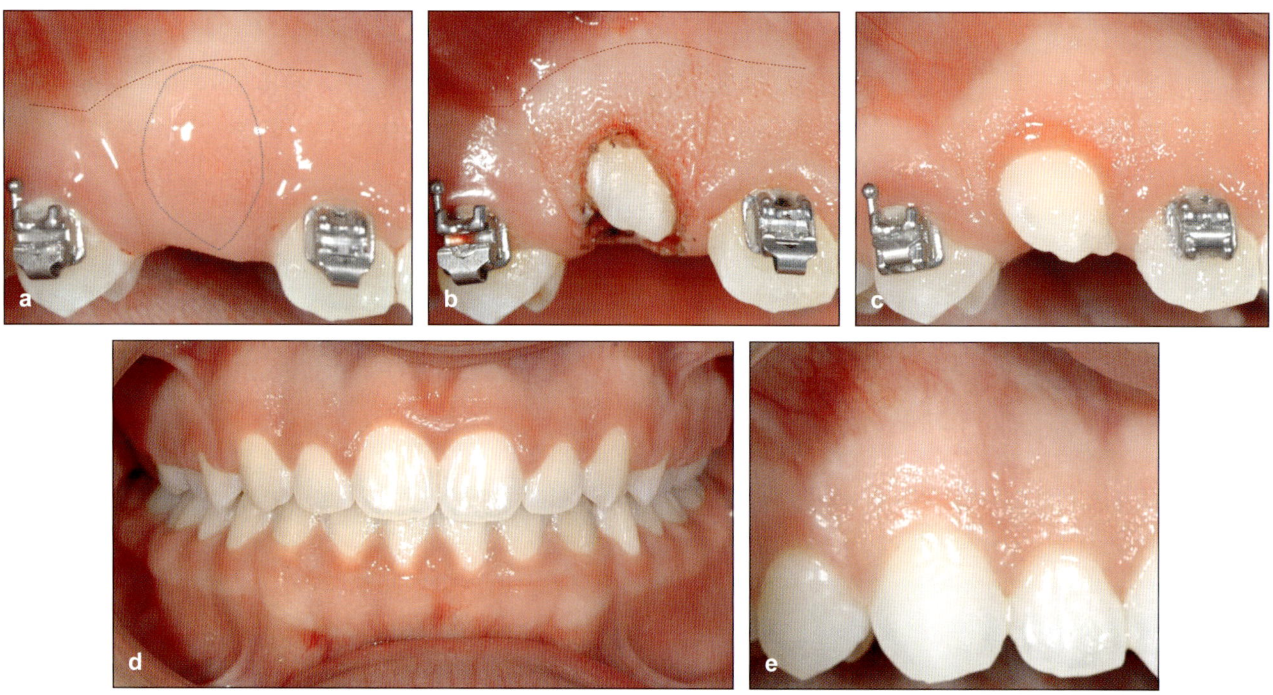

그림 10-30. 두꺼운 치은 체질과 상악 우측 견치 매복을 보이는 13세 소녀. a, 매복 상악 우측 견치의 투영된 치관부 백악법랑질경계는 MGJ보다 약간 치관 쪽에 놓인다. b, 외과용 전기칼을 이용하여 치은을 절제하여 노출시켰다. 부분적으로 노출된 매복 견치 치관부 변연치은이 불규칙함을 볼 수 있다. 단지 해부학적 치관의 1/3만을 외과적으로 노출시키고, 절개선 하방으로 4 mm의 각화 치은을 남겨두었다. c, 치료 1개월 후. d, 1년 후 상악 우측 견치의 변연치은이 반대측과 동일함을 보여준다. e, 3년 후 사진.

로 매복된 상악 견치의 경우에 행해진다.

금기증

이 방법은 원칙적으론 금기증이 없다. 하지만 매복 견치로의 판막 접합도가 떨어지는 높은 전정 매복(vestibular impaction)이나 깊은 골성 매복의 경우엔 매우 어렵다. 이런 경우엔 MGJ와 연관하여 정확한 매복 치아의 위치를 파악하기 위해 3차원 이미지를 이용한 매우 정밀한 치료

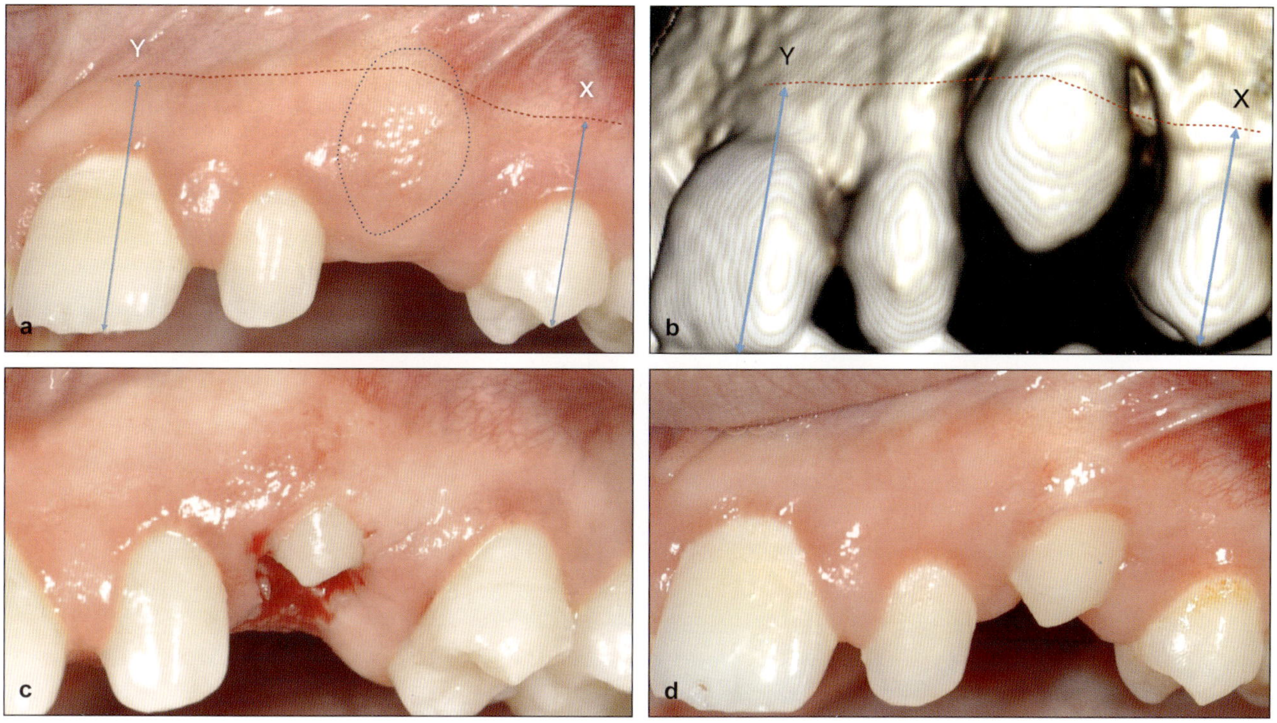

그림 10-31. 얇은 치은 체질과 순측으로 매복된 상악 좌측 견치를 보이는 12세 소년. **a,** 투영된 매복 상악 좌측 견치 치관의 백악법랑질경계는 MGJ보다 약간 치근쪽으로 위치한다. **b,** 투영된 MGJ와 매복 상악 좌측 견치의 3차원 재구성 이미지. **c,** 15C 수술용 칼을 이용하여 치은절제술로 노출시켰다. 단지 해부학적 치관의 1/4만을 외과적으로 노출시켰고, 절개선 하방으로 5 mm의 각화 치은을 남겨두었다. **d,** 수술 2주 후, 절개선 하방의 치은 조직의 리모델링이 잘 일어났고, 치은변연으로부터 3 mm의 각화 치은이 남겨져 있다.

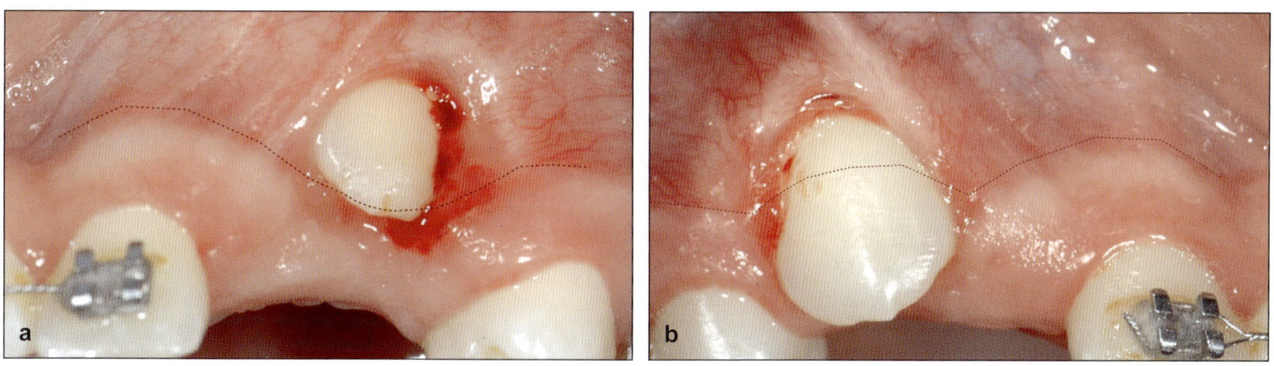

그림 10-32. **a, b,** 이소맹출된 양측 상악 견치의 백악법랑질경계가 MGJ보다 치근쪽으로 위치한 25세 여자 환자. 치은절제술로 부적절한 외과적 노출 후 2개월 후 사진으로, 각화 부착 치은이 부족하여 양측 견치 변연조직에 염증과 출혈의 소견이 보인다.

계획이 필요하다. CBCT로부터 얻는 매복치의 폭경, 치관첨의 협설측 기울기, 회전 정도, 매복 각도, 낭종의 크기와 같은 정보들이 판막의 경사와 폭을 결정하는 데 중요한 정보가 된다.

치료 술식

APF의 성공여부는 전적으로 절개된 변연 부착 치은으로의 혈류 공급과 기질(pedicle) 두께와 절개 디자인 등에 의존한다. 순측 매복 견치의 외과적 노출 시 최적의 판막 접합성과 심미성을 얻기 위해서는 전통적인 봉투 판막

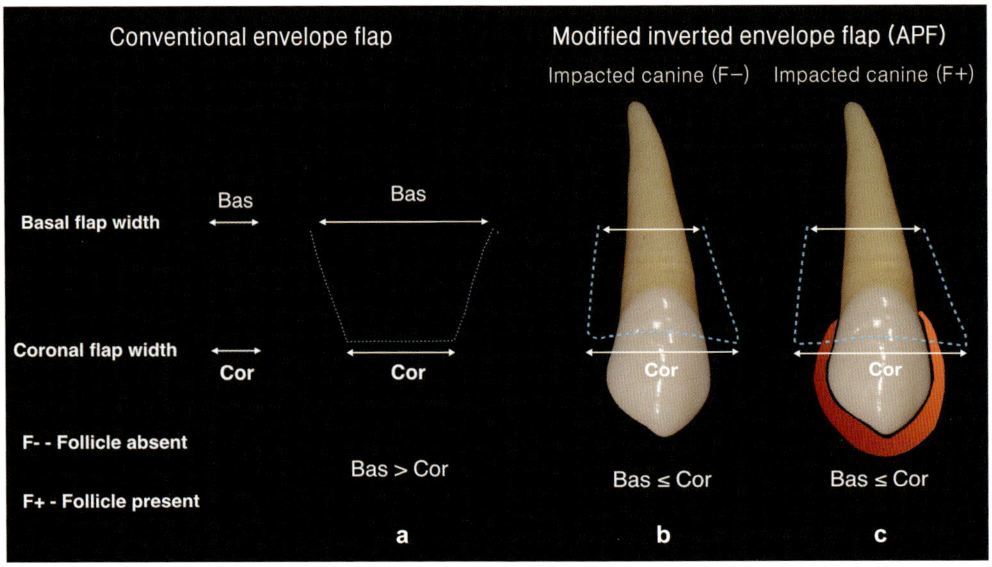

그림 10-33. **a**, 치조능 증강 수술에 사용되는 전통적인 판막 도해로, 판막의 베이스 쪽 폭이 치관부쪽 폭보다 넓다. **b**, **c**, 순측 매복된 상악 견치의 노출을 위한 치근단 쪽 이동 판막(APF)에 사용되는 변형 반전 판막술 도해. **b**, 과증식 낭종이 없는 매복 상악 견치의 경우엔 치관부 근원심 폭경보다 약간 넓은 치관부 판막이 요구된다. **c**, 과증식 낭종이 있는 매복 상악 견치의 경우엔 낭종의 가장 넓은 폭보다 더 넓은 폭경의 치관부 판막이 요구된다.

(envelop flap) 디자인의 변형을 고려해야 한다. 치조능 증강을 위한 전통적인 수술법에 사용하는 판막은 치근 쪽이 넓은데(그림 10-33a), 저자가 제안하는 변형 APF 방법에서는 판막의 폭이 치근 쪽과 치관 쪽이 같거나, 혹은 치근 쪽 폭경이 최소 4~5 mm로 더 좁아야 한다(그림 10-33b). 기질판막은 노출 치아의 치관부 근원심 쪽으로 1.5 mm 정도 충분히 더 넓게 만드는 것이 필수적이다(그림 10-33b). 만약 매복 치아가 거대낭종을 갖는 경우, 판막의 치관부 쪽 폭경은 낭종 폭보다 더 커야지만 매복치아 치관과 인접 치조골벽에 좋은 피막 접합성을 갖게 된다(그림 10-33c). 이런 디자인은 자유로운 회전과 치근단쪽 위치 이동, 그리고 노출된 치관부로의 판막의 좋은 적합성을 허용한다(그림 10-34). 매복 상악 견치가 경사져 있다면, 판막은 무치악 치조능에서부터 시작해서 노출된 치관부 쪽이나 또는 3차원 중첩상 경사진 매복치아와 평행하게 만들어져야 한다. 만약 상악 중절치와 측절치에 충분한 두께의 각화 조직이 있다면, 매복 치아의 바로 하방에서 판막을 만들어 치근단쪽으로 재위치시킨다.

매복 치아의 위치, 크기에 대한 3차원 이미지에 근거하여 치관 쪽, 근원심 쪽에서 15C 수술용 칼로 절개선을 디자인한다. 치조골 쪽에 골막을 남겨둔 채 부분층 판막을 조심스럽게 치근단 쪽으로 형성한다. 세 부분에서의 판막 형성이 완료되면, 외과용 큐렛과 버를 이용해서 매복 상악 견치의 치관부 법랑질을 덮고 있는 연조직과 치조골을 제거한다. 거대 낭종이 있는 경우나 깊은 골성 매복의 경우엔 노출시킬 치관부, 특히 치관첨 부위에 튀어나온 골조각이 남지 않도록 확실히 제거하여야 치아 이동이나 판막 적합에 방해를 피할 수 있다. 매복 상악 견치의 치근 표면 노출을 피하기 위해 매 단계마다 주의를 기울여야 한다. 그 다음 판막을 대략 매복치의 백악법랑질경계 2~3 mm 치관부 쪽으로 옮겨 봉합한다. 노출된 치관부에 잘 적합된 기질판막은 입술 운동 시 움직이지 않고, 종종 봉합도 필요치 않다. 판막과 치근 표면 사이에 혈종이 생기지 않게 주의해야 한다. 드레싱을 붙이는 것이 수술 부위를 보호

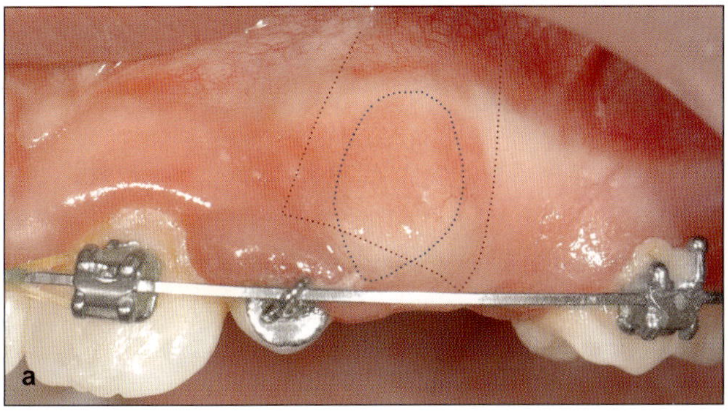

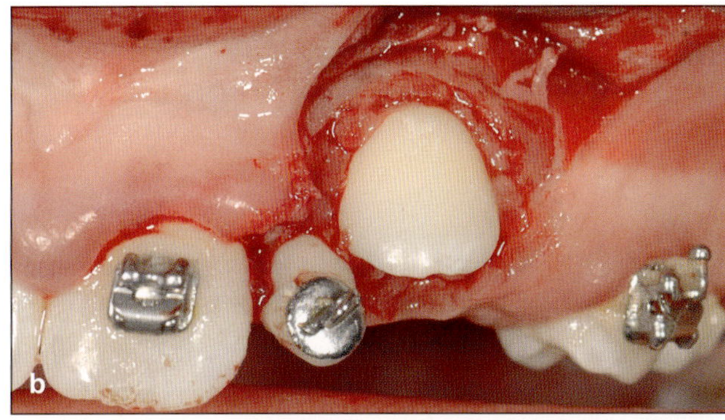

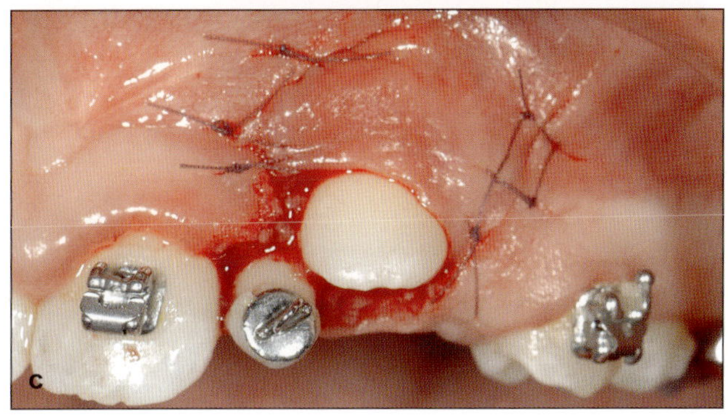

그림 10-34. 상악 좌측 견치의 순측 매복을 보이는 13세 소년. a, b, 순측 판막의 폭을 치근 쪽보다 치관부 쪽을 넓게 하여, 판막의 수동적 치근 쪽 이동과 노출시킨 치아의 치관부에 적합성을 높인다. c, 치근 쪽으로 이동시킨 판막을 비연속 봉합으로 고정한다. 왜소 측절치 쪽의 치은조직도 부분적으로 절제하고 매복 치아의 치관첨이 노출되도록 구개측 치은조직도 절제한다.

하여 판막과 치아 표면 사이 좋은 적합성을 유지해 준다.

부착물 접착

이 방법에서는 보통 수술 시에 브라켓이나 다른 부착물들의 접착을 하지 않는다. 초기 치유 동안은 교정력을 가하기 전 상피화와 연조직의 재부착을 위한 시간을 제공하게 된다. 교정적 부착물 접착은 수술 후 7~10일 후에 붙이고, 약한 힘을 준다. 깊고 높은 위치 매복의 경우엔 수술 당일에 부착물 접착을 해야 하는데, 그 이유는 다음 내원 시 연조직의 증식으로 접착을 할 수 없게 되기 때문이다(그림 10-35).

폐쇄 맹출(Closed eruption)

폐쇄 맹출은 외과적 노출 후 치아에 부착물(gold chain)을 붙인 후 판막을 다시 제 위치시키는 걸 말한다.

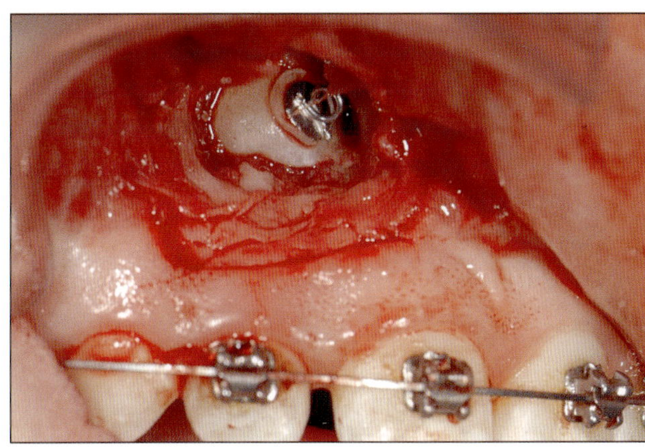

그림 10-35. 깊은 위치에 매복된 상악 우측 견치에 외과적 수술 시에 브라켓을 접착한다.

적응증

이 방법은 인접 치아의 치근과 겹치지 않고 수직적으로 높게 매복된 상악 견치(Type B)를 치열궁으로 직접 맹출을 유도하는 경우 사용된다. Vermette 등[51]에 의하면, 매복 견치의 위치가 MGJ 상방으로 아주 높은 경우 APF로 견치를 노출시키게 되면 안정성이 떨어져서 매복 견치가 다시 함입될 가능성이 크다고 하였다. 따라서 깊은 치조골 매복의 경우에 폐쇄 맹출 방법을 제안하였다.

금기증

매복 상악 견치가 경사져 있고 인접치아의 치근과 겹쳐져 있는 Type A 매복에는 금기증이 된다. 이 경우엔 인접 치아의 치근흡수나 치조골 소실 등의 가능성이 높기 때문에 치열궁으로의 직접 견인이 금기증이 된다. 이런 경우엔 매복 상악 견치를 개방 접근법으로 노출시키고, 인접 치아로부터 측방으로 이동시킨 후 치열궁 내로 이동시키는 것이 좋다.

치료 술식

각화치은상에 절개선을 긋고 협측 판막을 젖힌다. 부분층 판막을 이용하는 APF과 달리 폐쇄 맹출법에서는 매복 상악 견치의 치관부까지 다다르는 전층 판막을 이용한다. 매복 견치 상방의 모든 골을 APF에서와 같은 방법으로 제거한다. 골드체인 부착물을 노출시킨 매복 상악 견치의 치관에 접착한다. 판막을 원래 위치로 되돌린 후 교정력을 가할 수 있도록 골드체인을 절개선을 통해 노출시킨 후 봉합한다. 이 방법에서 부착물을 제거하기 위해선 2차 수술을 해야 하고, 추후 부착물을 재접착한다. Vanarsdall과 Corn[47]은 폐쇄 맹출법이 교정적 이동 속도를 느리게 하는 연조직 상처를 남긴다고 보고하였다. 치아 이동 동안 결체조직도 골드체인 안으로 파고들어서 통증을 유발할 수도 있다.

부착물 접착

이 방법에서는 수술 시에 부착물을 접착해야 한다(그림 10-36).

구개측 매복의 외과적 처치

상악에서의 구개측 매복은 순측에서 보다 자주 일어난다. 구개측 매복의 외과적 처치는 2가지 방법이 있다: 제거(excision)와 폐쇄적 맹출(closed eruption). 최근의 잘 정제된 연구들[52]과 systematic review[46,53]에서는 2가지 방법 모두 비슷한 정도의 심미성과 치주 상태 결과를 얻었다고 하였다. 그러나 개방적 접근이 치료 기간이 더 짧았고 유착의 위험도 더 적었다.

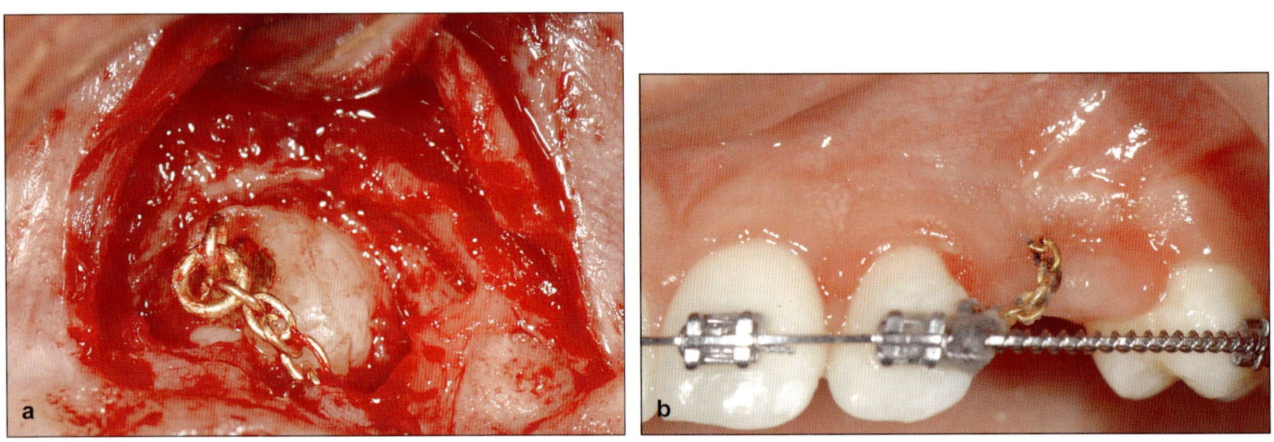

그림 10-36. a, 외과적 노출 시에 부착물을 접착한다. b, 골드체인을 치유 중인 절개선을 통과해 노출시켜서 와이어에 연결한다.

제거(Excision)

적응증

Type A와 Type B 모두 적응증이다.

금기증

이 방법의 금기증은 없다.

치료 술식

제거법에서는 인접 치아의 변연치은으로부터 3 mm 떨어져서 반달절개(semilunar incision)를 긋고, 매복 부위 전후방으로 5 mm까지 확대한다. 전층 골점막 판막(full-thickness mucoperiosteal flap)을 만들고, 매복치 치관부를 덮고 있는 모든 골을 백악법랑질경계까지 제거한다. 판막을 제 위치시키고, 매복 상악 견치의 치관부를 덮는 연조직을 외측 경사 절개(external bevel incision)로 제거하여 연조직이 다시 자라는 것을 막아준다. 비연속성 봉합(interrupted suture)으로 판막을 보호하고 수술 후 출혈을 방지한다. 구개측에 노출된 견치 부위에 치주 드레싱을 붙여서 판막 접합성을 높이고, 조직 증식을 차단하고 치유 기간 동안 환자에게 편안함을 제공한다(그림 10-37).

부착물 접착

부착물은 수술적 노출 시에 붙이거나 또는 연조직 치유가 끝난 후에 붙인다. 깊은 골내 매복의 경우엔 조직으로 덮일 우려가 있거나, 노출 시킨 치아가 거의 동요도가 없고 즉각적인 견인이 필요한 경우엔 외과적 노출 시에 바로 부착물을 붙인다. 그런 경우를 제외하고는 대략 수술 2주 후 연조직 치유가 된 후에 부착물을 붙인다. 이렇게 하면 접

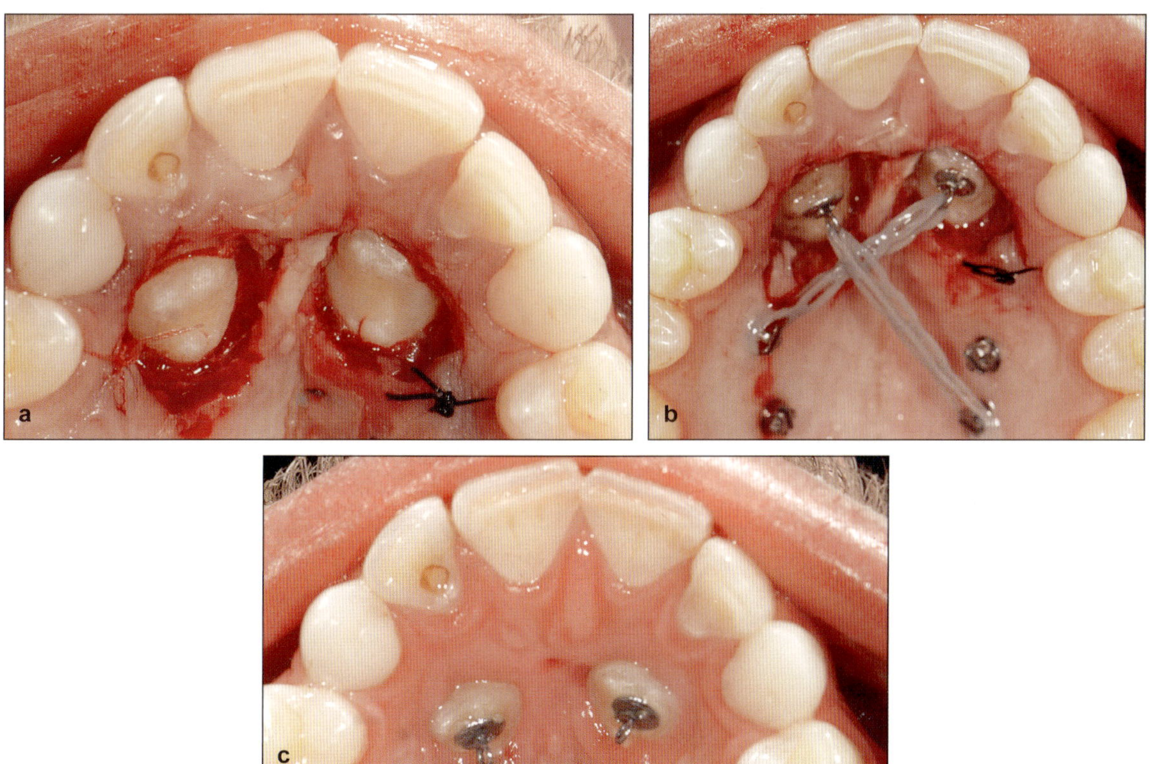

그림 10-37. a, 개방형 접근법으로 구개측으로 노출시킨 상악 매복 견치들. 절개선은 주위 조직이 다시 자라나지 않도록 외측 베벨(external bevel)로 주변을 재형성한다. b, 양측 견치는 TADs를 이용하여 노출 즉시 견인을 시작한다. c, 외과적 노출 1개월 후. 양측 견치 모두 연조직의 재증식 없이 건강한 변연치은으로 치유되었다.

착 시에 훨씬 좋은 접근을 할 수 있다.

일단 치열궁에 가깝게 이동시킨 후 구개측에 노출되어 있는 견치는 종종 치관부가 치열궁으로 이동하면서 눌려 있는 구개측 치은 제거를 위한 2차 치은절제술이 요구된다. 이런 상황은 보통 지정된 위치(정중구개선으로부터 근심쪽)로부터 멀리 떨어져 있던 상악 견치에서 흔히 일어난다.

변형법

만약 유견치가 잔존해 있고 영구 견치가 구개측으로 매복되어 있다면, CBCT 이미지를 통해 이 둘 사이의 근접도를 판단하는 것이 필수적이다. 매복 견치가 잔존 유견치에 매우 근접해 있다면(정중구개선의 원심쪽), 매복 영구 견치를 노출시키는 외과 술식 시에 유견치 발치를 시행해야만 한다. 위에서 언급한 구개측 노출 술식과 더불어 발치와의 연조직과 경조직을 분리시키고, 노출시킨 영구 견치가 치열궁으로 잘 맹출하도록 매복 견치 치관부를 자유롭게 노출시켜야 한다. 이런 방법은 효율적인 치아 이동을 가능하게 하고, 부가적인 2차 치은절제술의 필요를 없애준다. 잔존 유견치가 없고 노출시킨 매복 견치가 인접 치아의 손상 없이 직접 치열궁으로의 견인이 가능한 Type B 구개측 매복의 경우엔, 치은을 제거하고 치열궁 내로의 치아 이동 경로상에 있는 골조직도 제거해야만 한다. 이런 방법은 정중구개선보다 원심 쪽에 위치한 매복 상악 견치의 경우에 적응증이 된다.

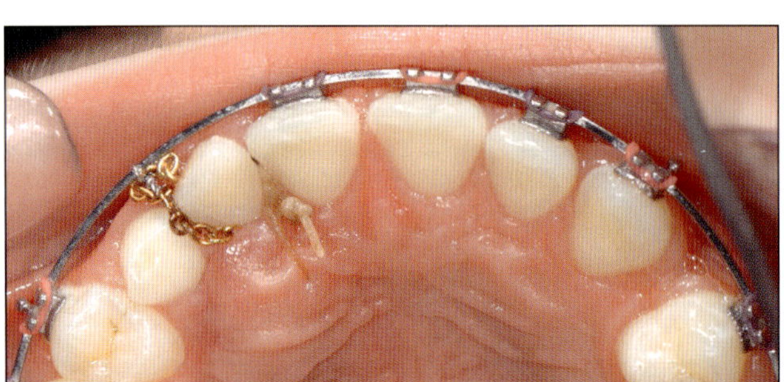

그림 10-38. 폐쇄형 접근법으로 노출시킨 구개측 매복 상악 견치 사진.

폐쇄 맹출(Closed Eruption)

적응증

이 방법은 Type B 매복에서만 적용되는 방법으로, 부착물 탈락의 위험이 없고 인접 치아의 치근 손상 위험이 없어 치열궁 내로 직접적인 치아 이동이 가능한 경우에 해당된다.

금기증

인접치아의 치근 손상 위험이 높은 Type A 매복의 경우엔 금기증이 된다.

치료 술식

이 술식은 전층 골점막 판막을 형성 하고, 매복 치아의 치관부 백악법랑질경계까지 골조직 제거가 필요하다. 그러나 연조직 제거는 필요하지 않다. 와이어나 체인을 묶은 부착물을 매복 상악 견치의 치관부에 접착하고, 판막을 제위치시키고, 와이어나 체인을 절개선을 통해 연조직으로부터 노출시킨다(그림 10-38). 이 와이어나 체인을 통해 교정적 견인력을 가한다. 상악 견치가 맹출하기 시작하면서 계속해서 필요한 만큼 체인을 잘라내면서 견인한다. 만약 이 술식 동안 부착물이 탈락되면, 부착물을 재접착하기 위해 부가적인 2차 수술이 필요하다.

부착물의 접착

수술 시에 부착물을 접착한다.

매복 상악 견치의 외과적 수술 후 교정적 처치

외과적으로 노출시킨 상악 견치는 정상적인 치주인대 없

이는 교정적 치아 이동이 불가능하다. 교정치료 시작 전에 CBCT 이미지로부터 매복 견치의 치근 형태뿐만 아니라 치근 주변 치주인대 공간이 존재하는지에 대한 평가가 필수적이다. 방사선사진상에서 치주인대 공간이 없는 매복 상악 견치는 유착의 가능성이 높다. 치근의 만곡 역시 교정적 견인이 불가능하다. 모든 외과적 술식 시에 반드시 견치의 동요도 평가가 이뤄져야 한다. 동요도가 없는 상악 견치가 외과적 노출 시에 유착이 확인되면, 탈구(luxation)가 필요하고 즉시 견인이 동반되어야 한다. 노출된 상악 견치는 약하고 지속적인 힘으로 견인되어야 한다. 이런 견인은 탄성 고무줄이나 실로 매 2~3주 간격으로 힘을 가해서 얻을 수 있다.

상악 견치 매복의 교정치료는 매우 복잡하고 적절한 치열궁 내 공간 확보와 적절한 고정원 조정이 필요하며, 지속적인 견인력 유지를 위한 특별한 보조장치가 필요하다.

공간 확보에 대한 고려사항

상악 견치 매복은 종종 치열궁 내 공간 부족으로 나타난다. 이런 상황은 상악골의 횡적 성장부전과 동반된 인접 치아들의 크라우딩이나 견치 공간으로의 쏠림을 야기한다. 치열궁 내 견치 공간 부족은 중요한 원인적 요소들에 의해 만들어진다. 상악골의 횡적 성장 부전은 악정형력을 이용한 상악골 확장이 필요하다. 반면에 견치 공간으로의 치아 쏠림은 전통적인 치열궁 내 또는 치열궁 간 메카닉으로 제 위치시키는 치아 이동이 필요하다. 어떤 경우엔 인접 치아(보통 상악 제1소구치)가 매복 견치가 치열궁 내로 이동하는 것을 방해하고 있어 발치가 필요한 경우도 있다. 이런 상황에선 소구치 발치로 얻는 장점이 다른 위험을 감수하는 것보다 더 크다. 소구치 발치는 매복 상악 견치가 노출되어 유착되지 않은 것이 확인될 때까지 연기되어야만 한다. 또한 노출된 매복 견치의 치열궁 내로의 최종적 이동은 견치 공간이 충분히 확보되기 전까진 연기되어야만 한다. 매복 견치와 인접 치아의 근접도가 가까워서 치근흡수 가능성이 높고 부착물의 탈락 위험성이 높은 Type A 매복의 경우엔, 매복치의 노출이 완료되고 견치가 인접 치아로부터 떨어질 때까지 견치를 위한 공간 확보는 연기되어야만 한다.

고정원에 대한 고려사항

상악 견치의 특이한 치근 형태뿐만 아니라 엉뚱한 매복 위치는 교정적 견인에 중요한 저항으로 작용한다. 이런 저항을 견딜 수 있는 단단한 교정적 고정원이 확보되지 않는다면, 원치 않는 치아 이동이 일어난다. 임상적으론 치열궁의 형태 변형, 교합 열림, 고정원 상실과 매복치 인접 치아들의 함입이 일어난다(그림 10-39).

매복 견치 치료를 위한 교정용 고정원은 치아-지지형, 치아-무관 장치, 둘의 조합형 등 3가지로 분류된다(그림 10-40). 견고한 스테인레스 강선을 포함하는 치아-지지형 고정원에는 횡구개호선과 트위스트 호선(그림 10-41), Nance 장치, 치아 지지형 상악 급속확장장치(Hyrax, bonded RPE와 Haas RPE) 등이 있다. 022 슬롯 브라켓을 이용한 교정치료 시에는, 고정원 조절에 0.019×0.025 이상의 스테인리스 스틸 와이어 이용이 추천된다. 018 슬롯 브라켓을 사용할 경우에는 사용 가능한 스테인리스 스틸 와이어가 고정원을 위해 충분히 견고하지 못할 수 있다. 이런 경우에는 바람직하지 않은 치아 이동을 막기 위해 부가적인 고정원 장치가 필요하다. 치아-무관형 고정원 장치에는 TADs와 TADs-지지 RPE 같은 장치가 포함되며, 치열궁 내 고정원 준비가 완료되기 전에 외과적 노출과 교정적 견인을 시작하는 Type A형 매복을 위한 최적의 고정을 제공한다(그림 10-42). 간접 고정원을 포함하는 혼합형 고정원은 와이어를 작동하여 노출된 상악 견치를 이

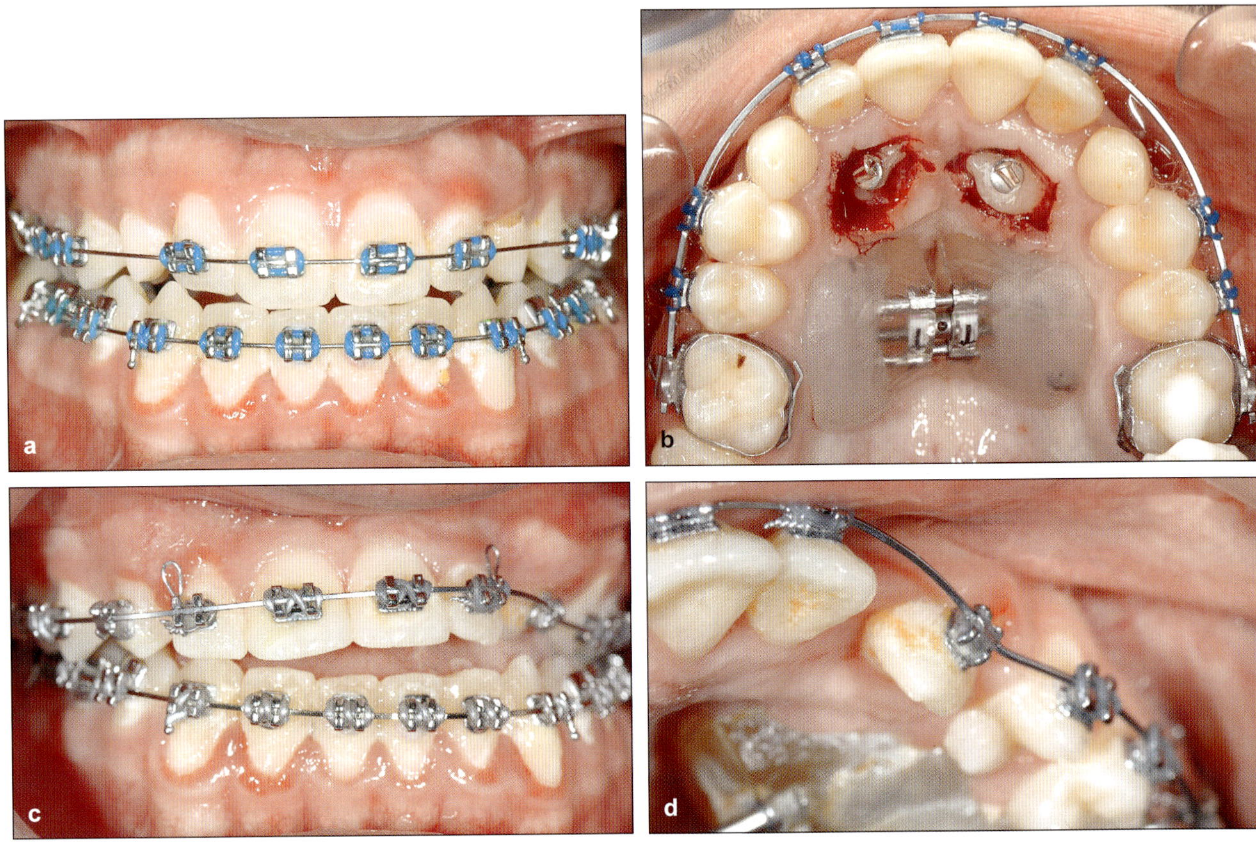

그림 10-39. a, b, TADs 지지 구개확장장치 장착과 구개측 매복 견치의 외과적 노출을 동시에 시행한 좁은 상악 치열궁 폭경을 보이는 21세 남자 환자. c, d, 구개측 견치의 교정적 견인 치료 8개월 후. 상악 좌측 견치의 유착으로 전치부에 개방교합이 발생하였고, 상악 교합평면이 기울어졌다.

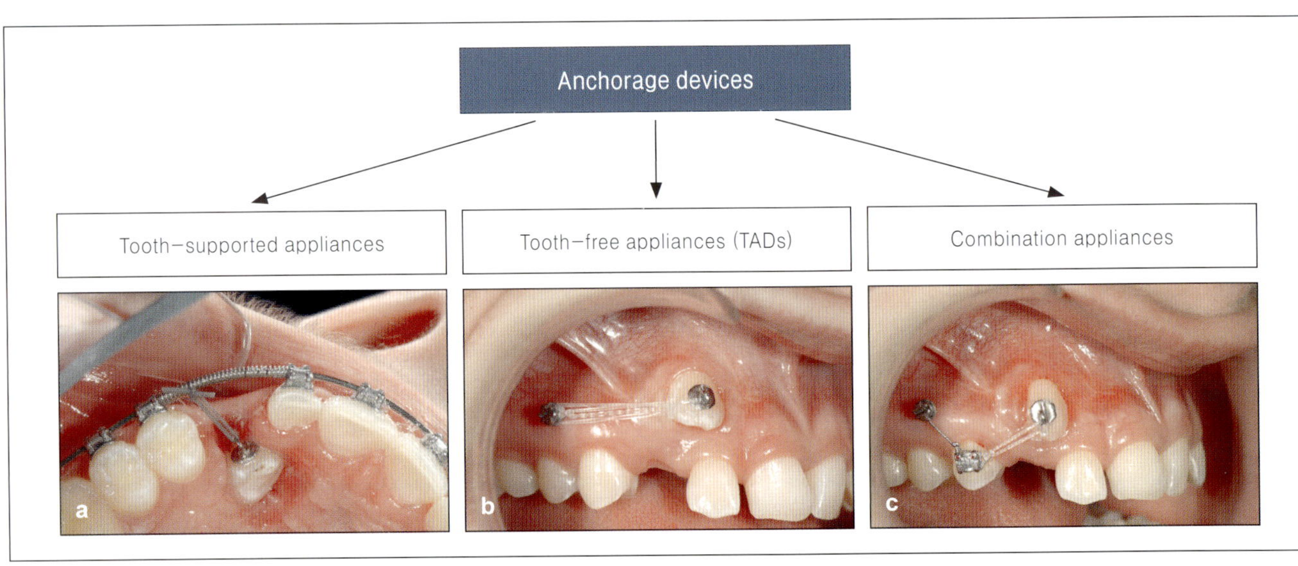

그림 10-40. 매복 견치 처치를 위한 교정적 고정원의 형태. a, 치아 지지형 고정원. 구개측에 위치한 견치를 0.019×0.025 각형 스테인리스 스틸 와이어로 견인하고 있다. b, 치아 무관형 고정원. 순측에 위치한 견치를 TADs를 이용하여 직접 견인하고 있다. c, 혼합형 고정원. 순측에 위치한 견치를 TADs로 보강한 소구치에 연결하여 견인하고 있다.

동시키거나, 또는 불필요한 치아 이동을 막기 위해 TADs에 연결되어 보강되어 있는 치아를 이용해 이동시키는 것을 말한다(그림 10-43).

작동 시 고려사항

매복 상악 견치에 견인력을 가할 때는, 요구되는 치아 이동의 방향을 정확히 이해하는 것이 중요하다. Type A형 매복의 경우 노출시킨 상악 견치를 인접 치아들로부터 떨어뜨리는 것이 우선이다. 깊은 위치에 매복된 견치의 경우에는 치열궁 내 제자리로 위치시키기 전에 일단 구강 내로 노출시킬 필요가 있다. 탄성 체인, 탄성 실, NiTi 스프링, 그네 모양(swing gate) 스프링이나 발리스타(ballista) 스프링 같은 기성 제품 스프링 같은 부가적인 장치들을 이용할 수 있다. 매복 치아에 접착하는 장치는 작은 튜브(islets)나 브라켓 등을 부착할 수 있다. 노출시킨 견치를 와이어나 횡구개호선, TADs를 이용하여 직접 견인할 수도 있다.

순측 매복에 대한 고려사항

낮은 위치에 순측 매복된 경우엔 가는 piggyback NiTi 와이어를 노출된 견치에 삽입하여 기본 호선과 연결할 수 있다(그림 10-44). 만약 매복 위치가 치근단 방향으로 너무 높은 경우엔 부착물을 붙이고 탄성 실을 이용하여 기본 호선으로 직접 수직 견인을 할 수 있다. 만약 견치가 측절치에 바로 겹쳐져 있으면, 견치가 측절치로부터 벗어나도록 유도하는 원심력과 순측으로의 합성 벡터력을 가하는 것이 적절하다. 이런 경우 0.018 TMA 와이어로 만든 그네 모양(swing gate) 스프링을 이용할 수 있다(그림 10-45).[41] 일단 견치가 측절치로부터 벗어나면, 좀 더 원심 쪽 하방으로 이동시킨 후 직접 치열궁 내로 위치시킨다.

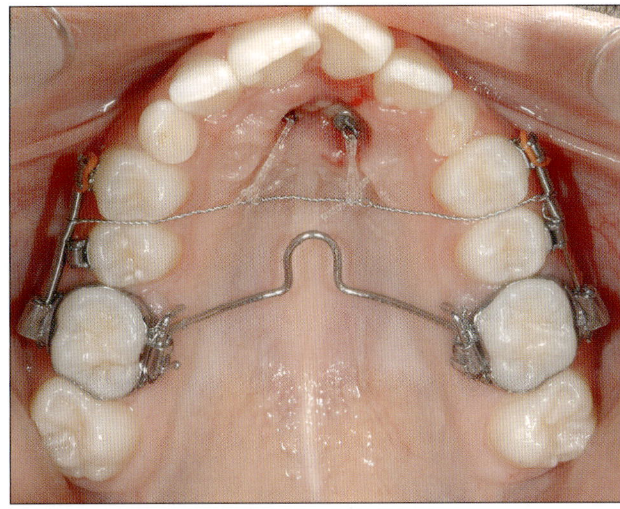

그림 10-41. 개방형 접근법을 이용하여 외과적 노출시킨 Type A형 구개측 매복 견치의 사진으로 횡구개 트위스트 결찰호선으로 상악 전치부 치근으로부터 멀어지는 후하방 방향으로 견인을 하고 있다.

구개측 매복에 대한 고려사항

최적의 치열궁 내 위치에서 벗어난 거리와 매복 깊이를 고려하여, 구개측 매복 견치는 호선을 이용해서 직접 견인할 수도 있고, 또는 구개측에 위치한 고정원을 이용하여 직접 견인할 수도 있다. 구개측에 매복된 견치의 위치는 3차원 축 평면에서 평행정중구개선과 연관되어 있다. 평행정중구개선은 정중구개봉합과 평행하면서 중절치와 측절치 사이를 통과한다(그림 10-46a). 평행정중구개선보다 원심쪽에 있는 구개측 매복 견치(그림 10-46의 우측 견치)는 원래 치열궁 내 이상적인 위치와 근접해 있으므로 와이어를 이용해서 직접 견인이 가능하다. 반면에 평행정중구개선보다 근심쪽에 있는 구개측 매복 견치는 더 멀리 떨어져 있어서 구개측에 위치한 고정원 부착물을 이용하여 수직적 견인이 필요하다(그림 10-46b의 좌측 견치).

매복 견치의 부착물에 횡구개결찰호선과 탄성 실을 이용하거나(0.010인치 트위스트; 그림 10-46b), 또는 그림 10-47처럼 바리스타(ballista) 스프링(0.018 Austrian)을 이용하여 수직으로 견인할 수 있다. Kokich[12]는 바리

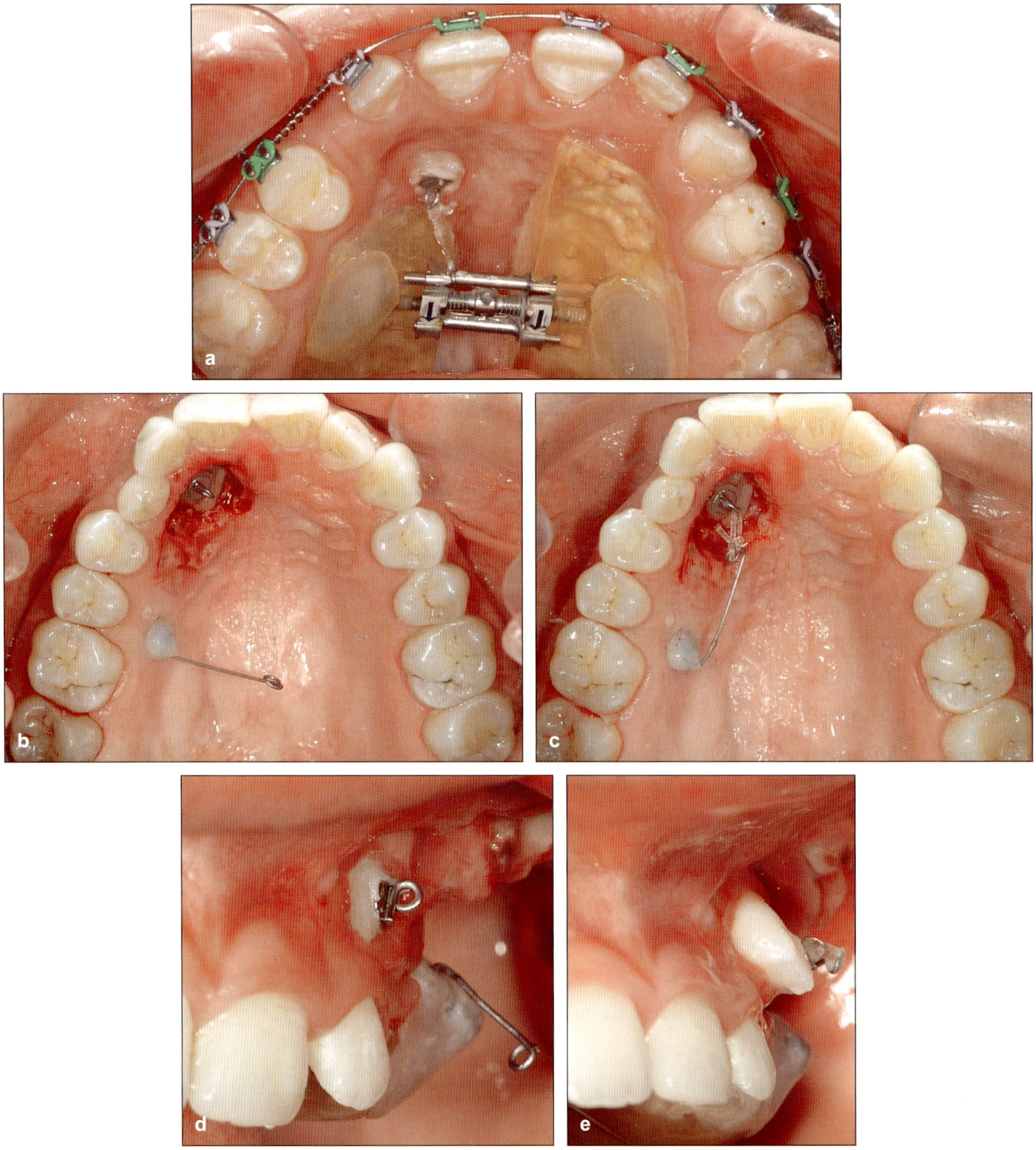

그림 10-42. **a,** 구개측에 위치한 견치를 TAD 지지 RPE로 직접 견인하고 있다. **b, c,** Type A 구개측 매복 견치를 TAD와 연결된 0.018 TMA 와이어로 제작한 직립 스프링을 이용하여 직접 견인하고 있다. **d, e,** Type A 순측 매복 견치를 접착형 구개 확장장치와 연결된 0.018 TMA 와이어로 제작한 스프링으로 견인하고 있다.

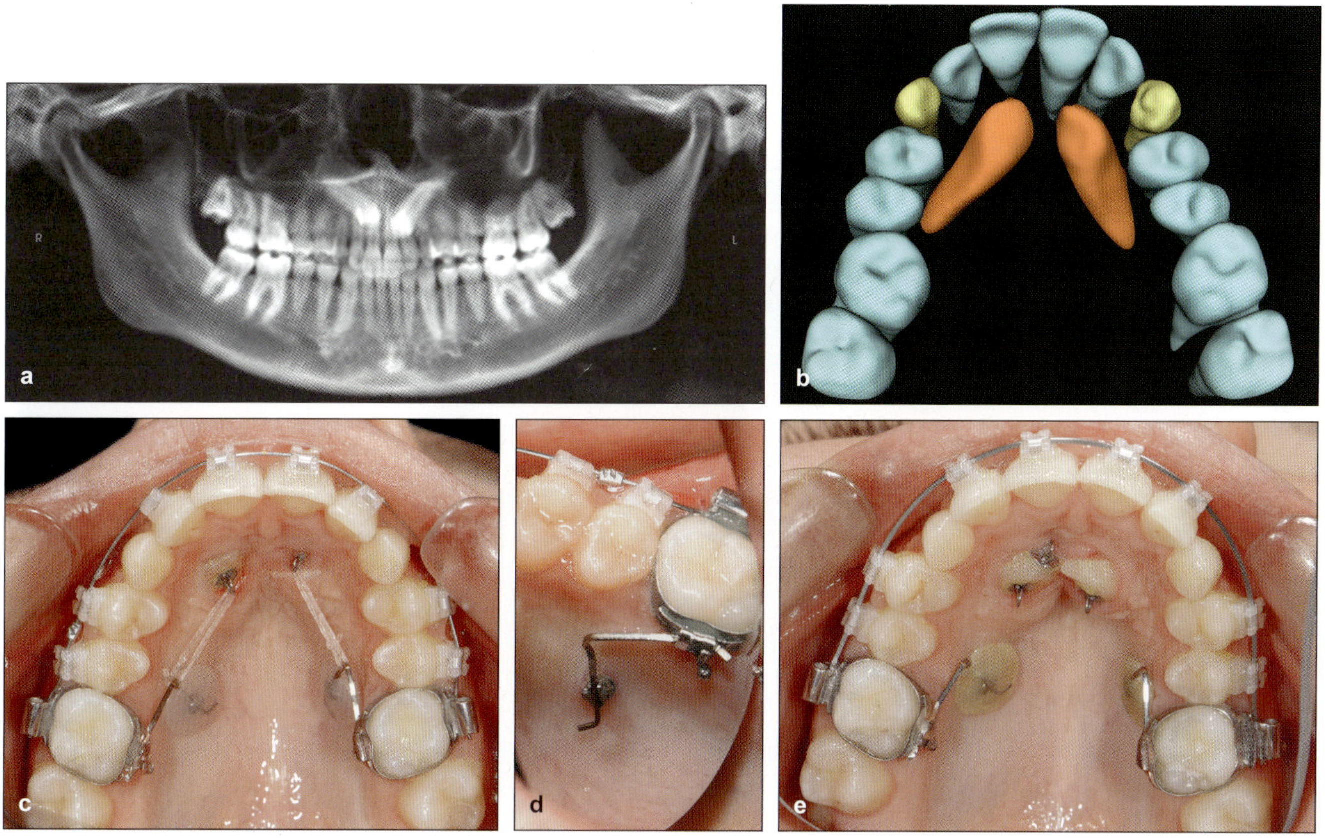

그림 10-43. 견치의 양측성 구개측 매복을 보이는 22세 여자 환자. a, b, 파노라마 방사선사진과 경사진 구개측 매복을 보여주는 3차원 재구성 사진. c, d, 깊은 매복 견치의 후방 수직 맹출을 유도해 주는 혼합형 간접 고정원 장치. e, 5개월 후 견치가 구강 내로 수직 맹출하였다.

스타 스프링이 치조골 주변에 직접 힘을 가해서 순측 이동 성분을 최소화할 수 있다고 보고하였다. 만약 매복 상악 견치에 골드체인을 접착하면, 체인에 탄성 실을 묶어서 견인력을 가할 수 있다. 수직적 맹출 동안 주의 깊은 모니터링이 중요하다. 바리스타 스프링으로 견인할 경우 매복 견치가 구개측으로 과맹출되어 부착 상실 위험이 발생하지 않도록 매 2~3주 간격의 정기 내원이 필수적이다.

만기 잔존 유견치 발치 시기에 대한 고려사항

매복 상악 견치를 보이는 환자들 중에 종종 만기 잔존 유견치를 갖고 있는 경우가 있다. 영구 상악 견치의 치근 형성 초기 단계에서는 매복을 방지하기 위해서 유견치를 발치하는 것이 유용하지만, 성인에서는 교정치료를 시작

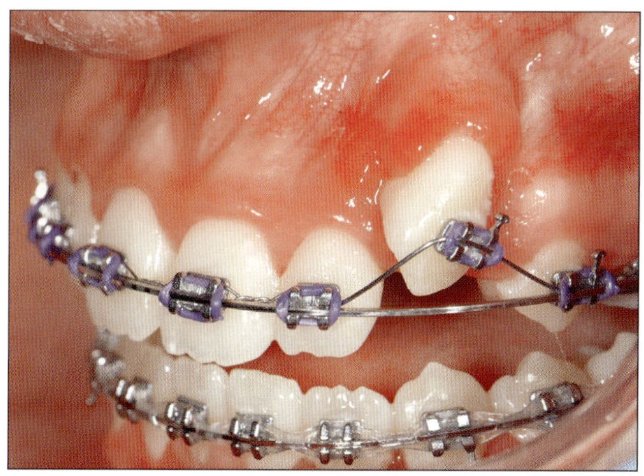

그림 10-44. (APF으로 노출시킨) 순측 위치된 상악 좌측 견치를 보이는 15세 소녀. 가는 0.014 NiTi piggyback 와이어로 견인을 시작하였다.

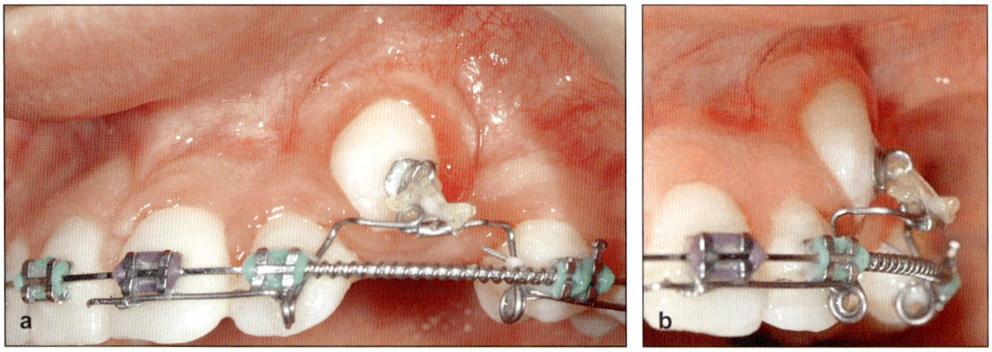

그림 10-45. a, b, 그네 모양(swing gate) 스프링을 이용한 상악 좌측 견치의 순측 견인을 보여주는 15세 소녀 사진.

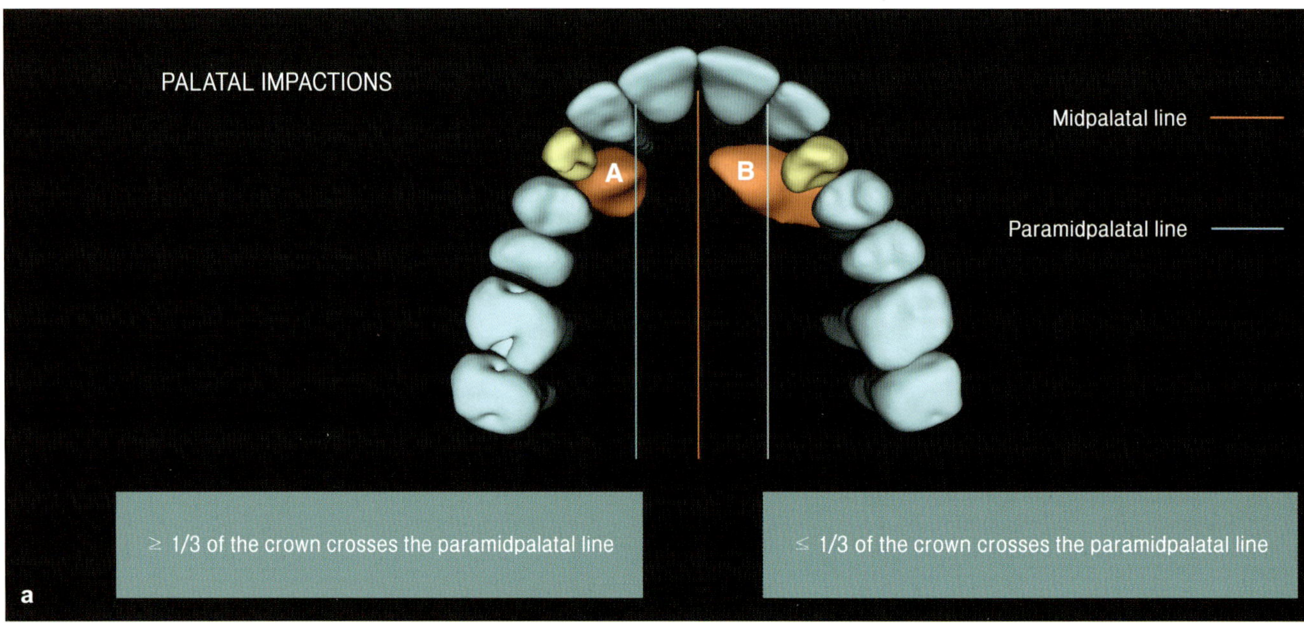

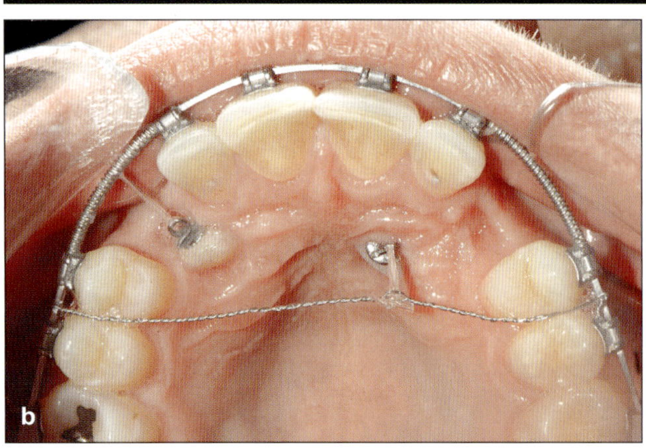

그림 10-46. 구개측 매복 견치와 평행 정중구개선과의 관계. a, 평행 정중구개선의 원심 쪽(A)과 근심 쪽(B)으로 위치한 양측 상악 매복 견치의 3차원 재구성 이미지. b, 같은 환자의 사진으로, 와이어를 이용하여 직접 견인(우측 견치)하고 횡구개결찰호선을 이용하여 교합면 후방으로 견인(좌측 견치)하는 구개측 구강 내 사진.

하면서 발치하는 것이 심미적인 면에서 고려돼야 한다. 상악 견치가 치열궁 내 이상적인 위치에서 멀리 떨어져 있는 경우엔, 그림 10-48에서처럼 노출된 영구 견치가 최적의 위치에 가까워질 때까지 만기 잔존 유견치의 발치를 연기하여야 한다.

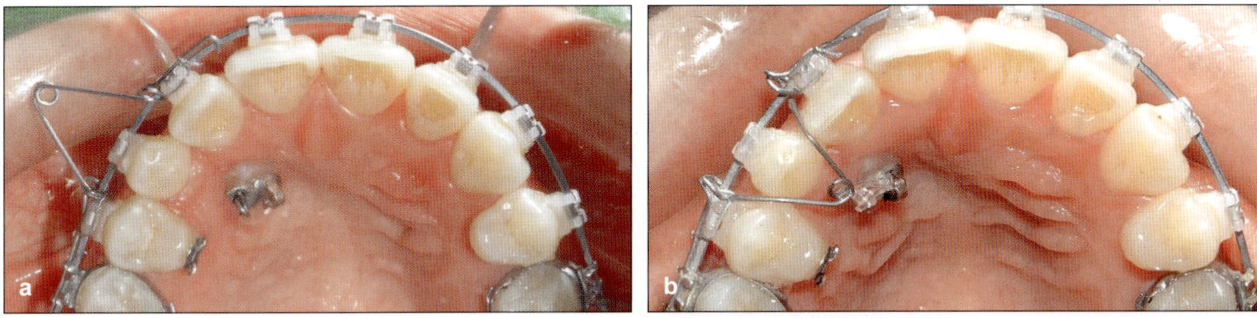

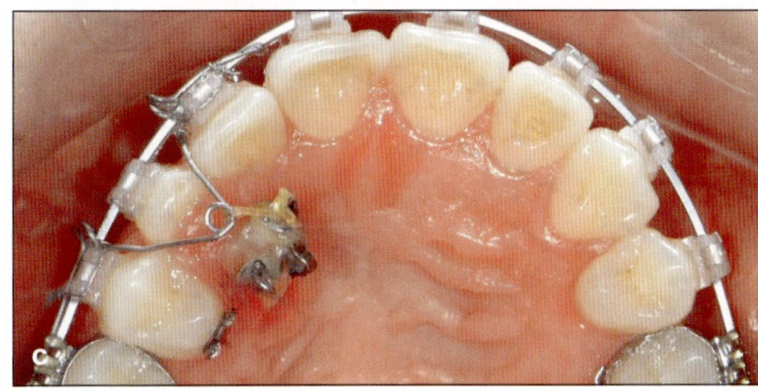

그림 10-47. a, 바리스타(ballista) 스프링을 이용한 구개측에 위치한 상악 견치의 수직 맹출. b, 1개월 후 사진. c, 2개월 후 사진.

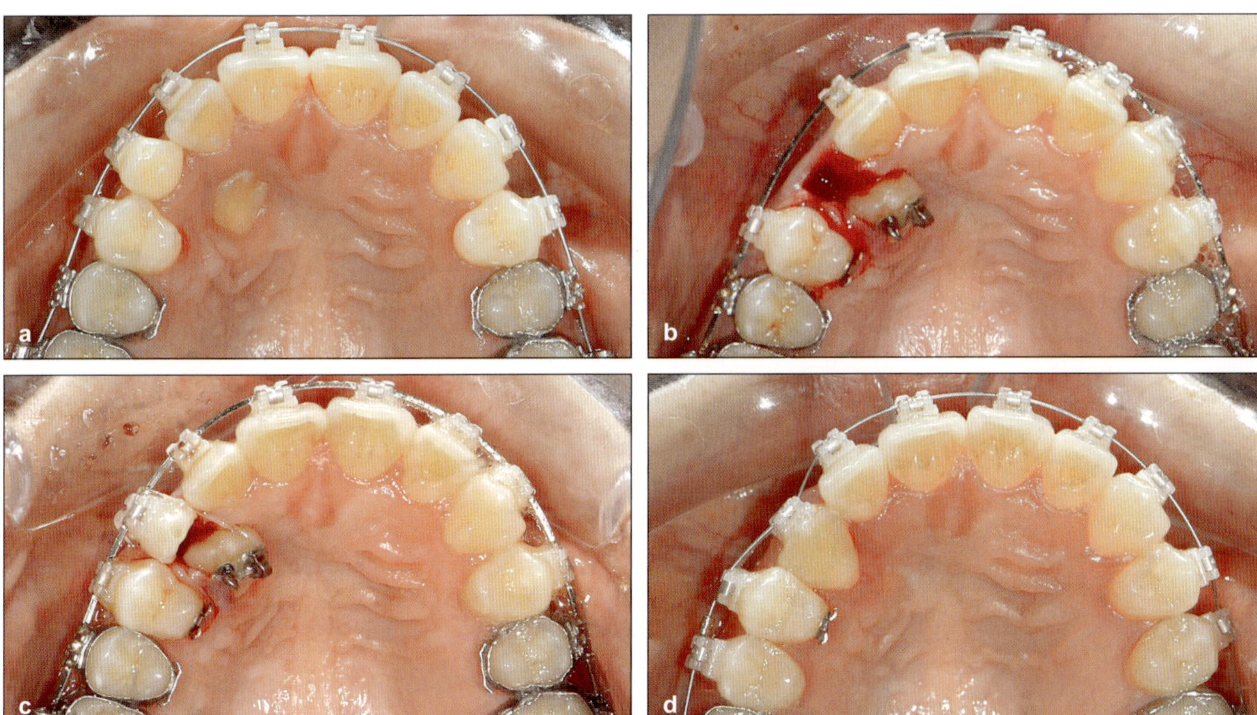

그림 10-48. 만기 잔존하는 상악 우측 유견치와 구개측 매복 상악 견치를 보이는 25세 여자 환자. a, 심미적인 이유로 상악 유견치를 남긴 채 초기 와이어에 연결하였다. b, 영구 견치가 치열궁 내 최적의 위치에 가까워져서 유견치를 발치하였다. c, 영구 견치가 치열궁 내로 제 위치될 때까지 유견치의 치관부를 남겨두고 와이어에 연결해 두었다(d).

결론

전통적인 2차원 이미지들은 3차원 CBCT 기술의 발달로 큰 발전을 이루었다. 가장 최근의 컴퓨터 소프트웨어와 CBCT 이미지는 정확한 진단과 치료 계획 수립을 가능하게 하였다. 철저하고 정확한 진단 후 컴퓨터 시뮬레이션 계획은 점차 현실화되었고, 통합적 접근 방식을 통해 임상적으로 향상된 치료 결과를 가능하게 하였다. 이런 발전은 임상의들이 환자들에게 더 나은 치료 결과를 제공할 수 있도록 점점 더 발전하고 있다.

참고문헌

1. Stones HH. Oral and Dental Diseases: Aetiology, Histopathology, Clinical Features and Treatment, ed 4. Edinburgh: E & S Livingstone, 1962.
2. Bass TB. Observations on the misplaced upper canine tooth. Dent Pract Dent Rec 1967;18:25–33.
3. Becker A. The Orthodontic Treatment of Impacted Teeth, ed 2. Oxford: Informa Healthcare, 2007.
4. Kokich V, Mathews D. Surgical and orthodontic management of impacted teeth. Dent Clin North Am 1993;37:181–204.
5. Peck S, Peck L, Kataja M. The palatally displaced canine as a dental anomaly of genetic origin. Angle Orthod 1994;64:249–256.
6. Bishara SE. Impacted maxillary canines: A review. Am J Orthod Dentofacial Orthop 1992;101:159–171.
7. Cooke J, Wang HL. Canine impactions: Incidence and management. Int J Periodontics Restorative Dent 2006;26:483–491.
8. Proffitt WR, Fields HW Jr, Sarver DM. Contemporary Orthodontics, ed 4. St. Louis: Mosby, 2007.
9. Bedoya MM, Park JH. Diagnosis and management of impacted canines. J Am Dent Assoc 2009;140:1485–1493.
10. Ericson S, Kurol J. Radiographic examination of ectopically erupting maxillary canines. Am J Orthod Dentofacial Orthop 1987;9:483–492.
11. Kim Y, Hyun HK, Jang KT. The position of maxillary canine impactions and the influenced factors to adjacent root resorption in the Korean population. Eur J Orthod 2012;34:302–306.
12. Kokich V. Surgical and orthodontic management of impacted maxillary canines. Am J Orthod Dentofacial Orthop 2004;126:278–283.
13. Dewel BF. The upper cuspid: Its development and impaction. Angle Orthod 1949;19:79–90.
14. McConnell TL, Hoffman DL, Forbes DP, Janzen EK, Weintraub NH. Maxillary canine impaction in patients with transverse maxillary deficiency. ASDC J Dent Child 1996;63:190–195.
15. Becker A, Smith P, Behar R. The incidence of anomalous maxillary lateral incisors in relation to palatally-displaced cuspids. Angle Orthod 1981;51:24–29.
16. Sajnani AK, King NM. The sequential hypothesis of impaction of maxillary canine: A hypothesis based on clinical and radiographic findings. J Craniomaxillofac Surg 2012;40:e375–e385.
17. Peck S, Peck L, Kataja M. Concomitant occurrence of canine malposition and tooth agenesis: Evidence of orofacial genetic fields. Am J Orthod Dentofacial Orthop 2002;122:657–660.
18. Langberg BJ, Peck S. Adequacy of maxillary dental arch width in patients with palatally displaced canines. Am J Orthod Dentofacial Orthop 2000;118:220–223.
19. Al-Nimri K, Gharaibeh T. Space conditions and dental and occlusal features in patients with palatally impacted maxillary canines: An aetiological study. Eur J Orthod 2005;27:461–465.
20. Yan B, Sun Z, Fields H, Wang L, Luo L. Etiologic factors for buccal and palatal maxillary canine impaction: A perspective based on cone-beam computed tomography analyses. Am J Orthod Dentofacial Orthop 2013;143:527–534.
21. Hong WH, Radfar R, Chung CH. Relationship between the maxillary transverse dimension and palatally displaced canines: A cone-beam computed tomographic study. Angle Orthod 2015;85:440-445.
22. Clark CA. A method of ascertaining the relative position of unerupted teeth by means of film radiographs. Proc R Soc Med 1910;3:87–90.
23. Lindauer SJ, Rubenstein LK, Hang WM, Andersen WC, Isaacson RJ. Canine impaction identified early with panoramic radiographs. J Am Dent Assoc 1992;123:91–97.
24. Ericson S, Kurol J. Early treatment of palatally erupting maxillary canines by extraction of the primary canines. Eur J Orthod 1988;10:283–295.
25. Serrant PS, McIntyre GT, Thomson DJ. Localization of ectopic maxillary canines—Is CBCT more accurate than conventional horizontal or vertical parallax? J Orthod 2014;41:13–18.
26. Ericson S, Bjerklin K, Falahat B. Does the canine dental follicle cause resorption of permanent incisor roots? A computed tomographic study of erupting maxillary canines. Angle Orthod 2002;72:95–104.
27. Dağsuyu IM, Okşayan R, Kahraman F, Aydın M, Bayrakdar IS, Uğurlu M. The relationship between dental follicle width and maxillary impacted canines' descriptive and resorptive features using cone-beam computed tomography. Biomed Res Int 2017;2938691:1-5.
28. Yan B, Sun Z, Fields H, Wang L. Maxillary canine impaction increases root resorption risk of adjacent teeth: A problem of physical proximity. Am J Orthod Dentofacial Orthop 2012;142:750–757.
29. Ericson S, Kurol J. Resorption of incisors after ectopic eruption of maxillary canines: A CT study. Angle Orthod 2000;70:415–423.

30. Ericson S, Bjerklin K. The dental follicle in normally and ectopically erupting maxillary canines: A computed tomography study. Angle Orthod 2001;71:333–342.
31. Ericson S, Kurol J. Incisor resorption caused by maxillary cuspids. A radiographic study. Angle Orthod 1987;57:332–346.
32. Alqerban A, Jacobs R, Fieuws S, Willems G. Radiographic predictors for maxillary canine impaction. Am J Orthod Dentofacial Orthop 2015;147:345–354.
33. Miner RM, Qabandi SA, Rigali PH, Will LA. Cone-beam computed tomography transverse analyses. Part 2: Measures of performance. Am J Orthod Dentofacial Orthop 2015;148:253–263.
34. Baccetti T, Mucedero M, Leonardi M, Cozza P. Interceptive treatment of palatal impaction of maxillary canines with rapid maxillary expansion: A randomized clinical trial. Am J Orthod Dentofacial Orthop 2009;136:657–661.
35. Kau CH, Gallerano RL, English JD. A novel classification system for canine impactions – The KPG index. Int J Med Robotics Comput Assist Surg 2009;5:291–296.
36. Dalessandri D. Migliorati M, Rubiano R. Reliability of a novel CBCT-based 3D classification system for maxillary canine impactions in orthodontics: The KPG index. Sci World J 2013;2013:921234.
37. Kau CH, Lee JJ, Souccar NM. The validation of a novel index assessing canine impactions. Eur J Dent 2013;7:399–404.
38. Korbendau JM, Patti A. Clinical Success in Surgical and Orthodontic Treatment of Impacted Teeth. Paris: Quintessence, 2006.
39. Vanarsdall RL. Efficient management of unerupted teeth: A time-tested treatment modality. Semin Orthod 2010;16:212–221.
40. Woloshyn H, Artun J, Kennedy DB, Joondeph DR. Pulpal and periodontal reactions to orthodontic alignment of palatally impacted canines. Angle Orthod 1994;64:257–264.
41. Incerti-Parenti S, Checchi V, Ippolito DR, Gracco A, Alessandri-Bonetti G. Periodontal status after surgical-orthodontic treatment of labially impacted canines with different surgical techniques: A systematic review. Am J Orthod Dentofacial Orthop 2016;149:463–472.
42. Cahill DR, Marks SC Jr. Tooth eruption: Evidence for the central role of the dental follicle. J Oral Pathol 1980;9:189–200.
43. Matejka M, Porteder H, Ulrich W, Watzek G, Sinzinger H. Prostaglandin synthesis in dental cyst. J Oral Maxillofac Surg 1985;23:190–194.
44. Alessandri Bonetti G, Zanarini M, Incerti Parenti S, Marini I, Gatto MR. Preventive treatment of ectopically erupting maxillary permanent canines by extraction of deciduous canines and first molars: A randomized clinical trial. Am J Orthod Dentofacial Orthop 2011;139:316–323.
45. Kokich VG, Mathews DP. Impacted teeth: Surgical and orthodontic considerations. In: McNamara JA (ed). Orthodontics and Dentofacial Orthopedics. Ann Arbor, MI: Needham, 2001:395–422.
46. Cassina C, Papageorgiou SN, Eliades T. Open versus closed surgical exposure for permanent impacted canines: A systematic review and meta-analysis. Eur J Orthod 2018;40:1–10.
47. Vanarsdall RL, Corn H. Soft-tissue management of labially positioned unerupted teeth. Am J Orthod 1977;72:53–64.
48. Orban B, Sicher H. The Oral Mucosa. J Dent Educ 1946;10:163.
49. Lang NP, Löe H. The relationship between the width of keratinized gingiva and gingival health. J Periodontol 1972;43:623–627.
50. Levin MP, D'Amico RA. Flap design in exposing unerupted teeth. Am J Orthod 1974;65:419–422.
51. Vermette ME, Kokich VG, Kennedy DB. Uncovering labially impacted teeth: Apically positioned flap and closed-eruption techniques. Angle Orthod 1995;65:23–32.
52. Parkin NA, Milner RS, Deery C, et al. Periodontal health of palatally displaced canines treated with open or closed surgical technique: A multicenter, randomized controlled trial. Am J Orthod Dentofacial Orthop 2013;144:176–184.
53. Sampaziotis D, Tsolakis I, Bitsanis E, Tsolakis AI. Open versus closed surgical exposure of palatally impacted canines: Comparison of the different treatment outcomes—A systematic review. Eur J Orthod 2018;40:11–22.

제 III 부

치주질환 환자의 교정 시 고려사항

Orthodontic Considerations for the Periodontic Patient

제 11 장

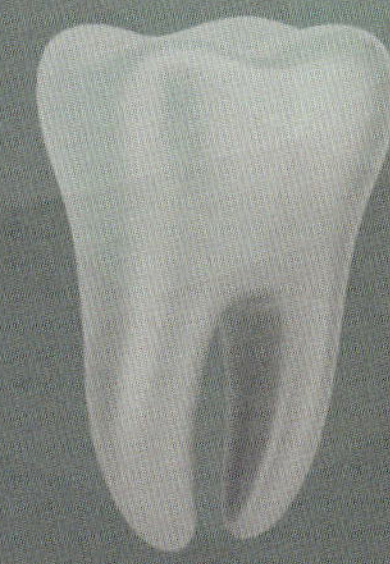

교정치료가 치주조직에 미치는 영향에 대한 임상적 근거

Clinical Evidence on the Effect of Orthodontic Treatment on the Periodontal Tissues

Spyridon N. Papageorgiou
Theodore Eliades

고정식 장치를 이용한 교정치료는 현대 교정에서 필수적인 부분이 되었다. 그러나 고정식 장치는 일반적으로 치주조직에 나타나는 일시적인 부작용들과 연관되어 있다.[1,2] 여기에는 임상적 치태와 출혈 지수의 증가[3]와 치은낭 깊이의 증가,[3] 변연골 소실,[3,4] 구내 미생물의 양적 또는 질적인 변화[5] 등이 포함된다. 교정치료로 인한 미생물 변화[6,7]는 교정장치가 치태를 유지하는 특성(plaque-retentive characteristics)에 의해 기인될 수 있으며,[8] 과증식(hyperplasia)에 의한 치은열구(gingival crevice)의 깊이 증가는 치주질환 유발 혐기성 세균에 유리한 환경을 추가적으로 제공할 수 있다.[9] 결국, 이러한 조건은 고정식 장치 치료를 이용한 치료 시 치주조직에 잠재적인 위협을 가한다.

이 장에서는 고정식 장치를 이용한 교정치료가 치주 건강에 미치는 효과에 대한 임상적 연구 자료들을 정리하였다. 이는 PRISMA guideline (Preferred Reporting Items for Systematic Reviews and Meta-Analyses)[10]을 따르는 메타 분석을 통한 systematic reviews를 기반으로 한다. 이러한 메타 분석은 가능한 한 수동적 검색(manual search)을 통해 향상되었으며, 개선된 Paule-Mandel 알고리즘(improved Paule-Mandel algorithm),[11] 강화된 forest plot (contour-enhanced forest plot),[12] 그리고 전체적인 근거의 품질을 판단하기 위한 GRADE approach (Grading of Recommendations, Assessment, Development, and Evaluations)[13]를 통해

랜덤 효과 메타 분석(random-effects meta-analyses)하였다. 가장 확실한 근거를 제공하기 위해 연구범위에 따라 무작위 임상 시험(Randomized clinical trials: RCTs)을 비무작위(nonrandomized) 연구보다 우선시하였으며, 가능한 전향적인 비무작위 연구를 후향적인 비무작위 연구보다 우선시하였다.

미생물학적 변화

고정식 교정장치를 사용한 치료에 의한 미생물의 변화[6,7]는 교정장치가 치태를 유지하는 특성(plaque-retentive characteristics)에 의해 유발될 수 있다. 브라켓, 밴드, 와이어, 교정적인 보조장치들의 복잡한 기하학적인 구조가 치태 축적을 촉진하고 음식과 치태 제거를 어렵게 하기 때문에 교정 중 구강 위생 관리는 매우 어렵다.[8] 실제로 교정 환자에서 브라켓 부착 후 초기 3개월간 치태 지수가 상승된다는 사실이 보고되었다.[14,15] 하지만 교정장치가 치태의 축적을 야기한다고 해도 부정교합이 있는 아동이 교정장치를 사용하는 아동보다 높은 치태 지수를 가진다는 것에 주목해야 한다.[16] 한편 고정식 교정장치를 사용한 치료 중 흔히 볼 수 있는 치은 비대에 의한 치은열구 깊이의 증가[17]는 치주질환을 유발하는 혐기성 세균의 증식에 유리한 환경을 제공할 수 있다.[9] 이러한 치은 비대는 보통 경미하며 비대성(hypertrophic) 치은염이나 과증식성(hyperplastic) 치은염은 교정 환자의 10% 정도에서만 발생한다.[8] 또한, 장치 부착 수주일 내에 구강 내 치태 군락이 증가함에 따라 미생물군은 호기성균에서 spirochetes, fusiform bacteria, facultative anaerobes, lactobacilli, *Prevotella intermedia*와 같은 혐기성균으로 바뀌게 되며, 이로 인해 건강한 치주조직은 치주질환에 이환된다.[6,18] 장치 부착 후 2~3개월이 지나면 이전에 증가했던 구균(cocci)이 감소하는 반면 spirochetes와 운동성 막대균(motile rods)은 증가하며, 이에 따라 red complex 및 orange complex와 관련된 세균 군집이 확립된다.[7]

충치 관련 세균(cariogenic bacteria)에 대한 수많은 연구에 따르면 고정식 교정장치의 부착은 치태의 양[7] 및 총 세균 수[19]를 증가시키며, 결과적으로 *Streptococcus mutans*와 lactobacilli의 불균형적인 증가[20]는 충치 이환율을 증가시킨다.

치주질환을 유발하는 세균에 관한 연구에서 건강한 치주조직과 치주질환에 이환된 치주조직의 구강 내 치은연상 및 치은연하 미생물 개체군에 상당한 차이가 존재한다는 점에 주목해야 한다.[21] 또한 미생물의 변화와 건강한 치주조직이 치은염을 거쳐 치주질환에 이환되는 과정 사이에는 직접적인 상관관계가 존재한다.[22] 이러한 변화는 치은연상 치태에서보다 치은연하 치태에서 더 두드러진다.[21] 뿐만 아니라 건강한 치주조직보다 염증에 이환된 치주조직이나 치주낭에서 red complex 또는 orange complex에 속하는 *Tannerella forsythia*, *Porphyromonas gingivalis*, *Aggregatibacter actinomycetemcomitans*, *P. intermedia*와 같은 세균들이 다량 관찰된다.[23]

최근의 systematic review에 의하면 고정식 교정장치는 치은연하 미생물의 질적인 변화를 초래하며[24] 이에 따른 상당한 변화들이 관찰된다. 교정장치 부착 후, 구강 내에서는 *A. actinomycetemcomitans*, *Campylobacter rectus*, *P. intermedia*, *Treponema denticola*, *T. forsythia* 등을 포함한 특징적인 치은연하 세균이 증가하는 경향을 보인다. 비치료군(대조군)을 포함하는 연구들에서 장치 부착 3~6개월 후, 교정치료군의 치은열구에서 비치료군보다 *A. actinomycetemcomitans*의 출현율이 더 높다는 결과가 보고되었지만[relative risk (RR)=15.49; 95% confidence interval (CI)=3.17~75.76](그림 11-1) 그 신빙성은 낮았다. 장치 제거 후 미생물총은 정상으로

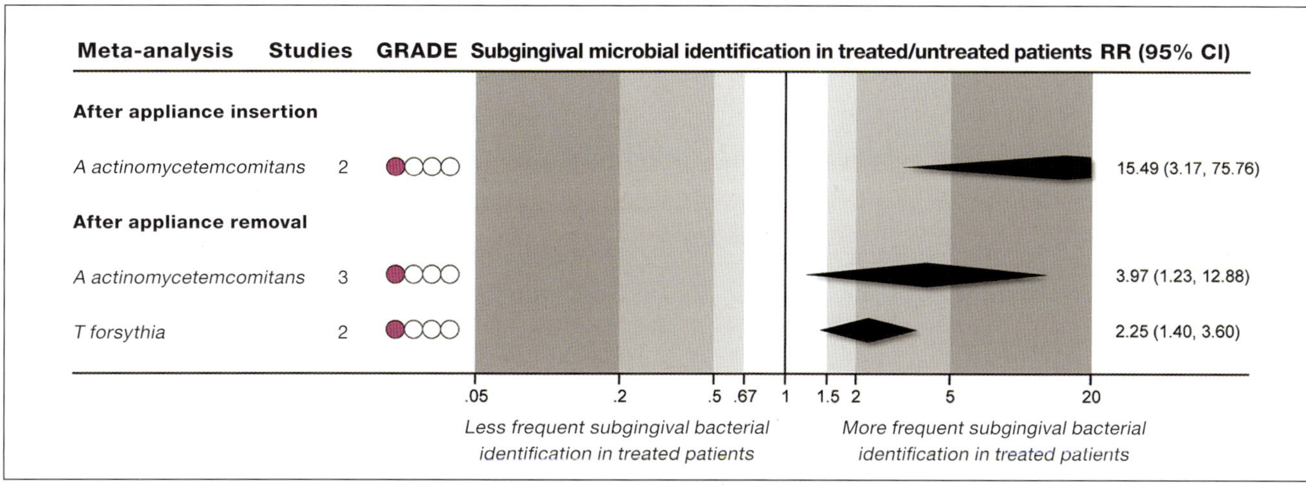

그림 11-1. 교정치료군과 비치료군에서 치은연하 치주병인성 세균의 식별에 대한 메타 분석 요약. Forest plot는 효과 규모 병합에 의해 향상되었다. Papageorgiou 등[24]의 systematic review의 자료를 사용하였다.

돌아왔으나, *A. actinomycetemcomitans* (RR=3.97; 95% CI=1.23~12.88)와 *T. forsythia* (RR=2.25; 95% CI=1.40~3.60)의 경우에는 장치 제거 후 최대 6개월까지 대조군과 상당한 차이가 있었다(그림 11-1). 이는 미생물총이 치료 전 수준으로 완벽히 돌아가기 위해서는 더욱 긴 기간이 필요할 수 있음을 의미한다. 치은연상 미생물총의 변화에 대해서도 유사한 결과가 보고되었는데,[5] 이 systematic review에서는 고정식 교정장치가 미생물총의 변화에 미치는 영향이 중등도의 근거(moderate evidence)를 가지며 이는 구강 위생 관리 정도에 따라 영향을 받는다고 하였다. 또한 교정장치는 치은연하 바이오필름에서 효모균이 발견될 확률을 높이며, 한 연구에서는 교정장치를 부착한 환자들은 대조군에 비해 치은연하 바이오필름에서 발견되는 구내 효모균 유병률이 3배 증가했다고 보고하였다.[25] 치은염 및 치주염 환자에게서 가장 많이 관찰된 효모균은 *Candida albicans*(47.2%)였으며, 이 외에도 *Candida parapsilosis*, *Candida dubliniensis*, *Candida tropicalis*, *Candida guilliermondii*, *Candida sake*, *Rhodotorula species* 등의 효모균이 관찰되었다.[25]

교정치료가 치주조직에 미치는 임상적 영향

고정식 교정장치는 구강 위생 관리를 어렵게 만들어 치태 축적을 증가시키고 이에 따른 구강조직의 염증 반응을 유발한다. 고정식 장치는 환자별, 위치별, 장치 고유의 특성[8]에 따라 치주조직에 상당한 영향을 미친다.[26] 이는 일반적으로 치주낭 탐침 깊이의 증가, 탐침 시 출혈의 증가, 치은열구액 양의 증가, 그리고 호기성균에서 혐기성균으로의 변화로 특징지어진다.[8,26] 장치 부착 시 치은 지수 및 치은 출혈 지수 증가[14,15,23,27,28] 등 다른 임상적 변화들이 일어나며, 일반적으로 환자가 장치 부착 후 구강 위생 관리 방법에 적응하게 되는 치료 초기 3~6개월 후에 감소된다. 이러한 변화들은 일시적인 것으로 간주되었고[29] 장치 제거 후 이들은 (적어도 부분적으로는) 정상화되며[28] 주변 치주조직에 지속적으로 유해한 영향을 끼치지 않는다.[29]

Bollen 등[3]은 systematic review에서 교정치료가 치주낭 깊이에 미치는 영향에 대해 평가했다. Systematic review의 자료들을 재분석한 결과, 교정치료를 받은 환자는 치료받지 않은 환자에 비해 치주낭 깊이가 평균 0.35 mm 증가하였으며(95% CI=−0.03~0.72)(그림 11-2), 이

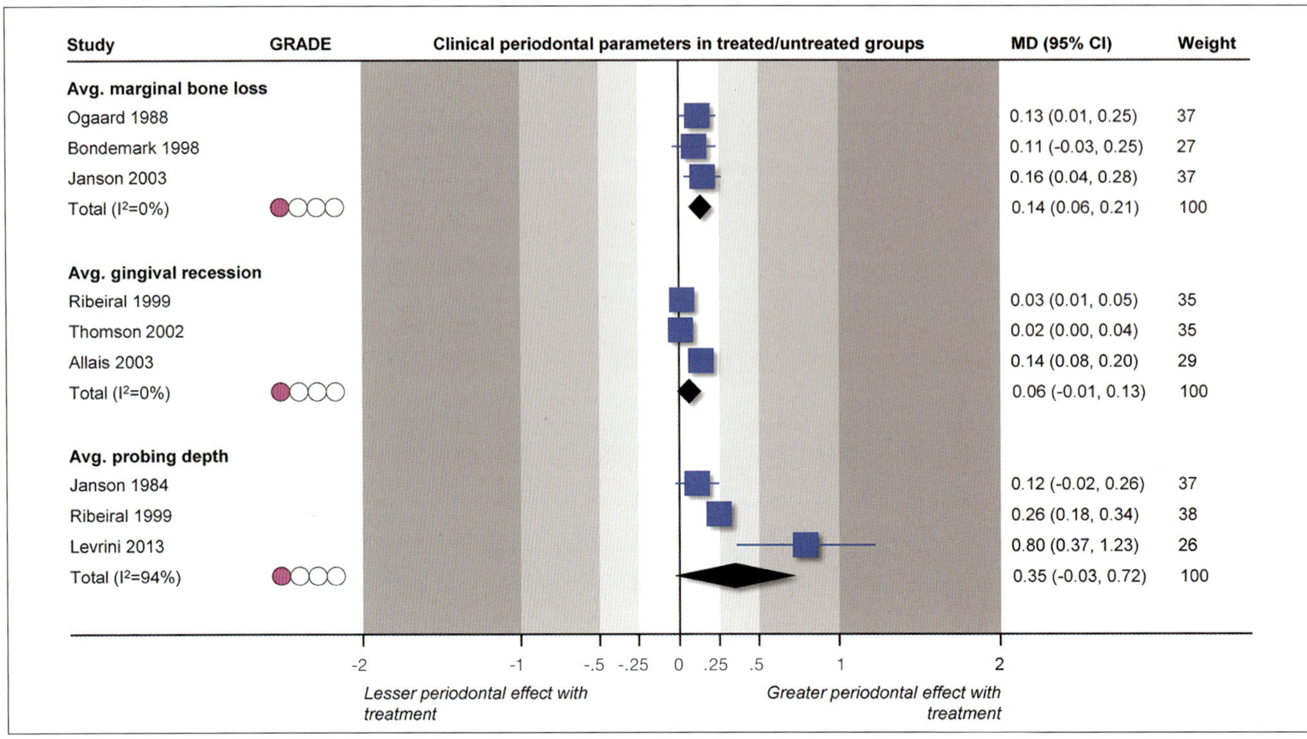

그림 11-2. 교정치료군과 비치료군에서 임상적 치주 지표에 대한 비무작위(non-randomized) 연구의 메타 분석. Forest plot는 효과 규모 병합으로 향상되었으며, Bollen 등[3]의 systematic review의 자료를 사용하였다.

는 임상적으로 유의미하지 않은 정도이다. 교정장치 부착 후 발생하는 치은 비대는 장치 제거 후 환자가 적절한 구강 위생 관리를 할 수 있을 때 다시 회복될 수 있다.[17] 치료 초기 탐침 깊이 증가와 치료 후 감소는 이러한 염증성 치은 비대로 일부 설명할 수 있다.[17,30,31] 장치 제거 후 치주낭 깊이의 감소는 치은연하 미생물총의 정상화에 기여할 수 있다.

교정치료와 연관된 치주 부착 소실(attachment loss)에 관한 최신 systematic review[4]에 의하면 교정치료 환자와 치료받지 않은 환자 사이의 평균 임상적 부착 소실의 차이[mean difference (MD)=0.14 mm; 95% CI=−0.17~0.45 mm]는 매우 작으며, 이는 통계학적으로나 임상적으로 유의미하지 않다(그림 11-3). 그러나 소수의 연구만이 이 문제를 연구하는 데에 기여했으며, 전반적인 근거 수준은 낮았으므로 결과의 신뢰도를 높이기 위해서는 추가적인 연구가 필요할 것으로 보인다. 또한 모든 연구들에서 치료 기간 중 혹은 장치 제거 후 초기 3~4개월 동안 부착 소실이 보고되기 때문에, 앞선 논문에서 측정된 임상적 부착 소실은 실제보다 과대평가되었을 수 있다는 점에 유의해야 한다. 이러한 점에서 기존의 치은 비대는 백악법랑질 경계의 식별(부착 소실 측정에 필요한)을 어렵게 하였을 것이며, 치주 결합조직의 지속적인 가벼운 염증반응 또는 탐침 시 과도한 압력으로 인해 부착 소실 측정값이 임상적인 실제 값보다 증가할 수 있다.[32] 요약하면, 고정식 장치로 치료 중인 환자 혹은 치료 후에 관찰된 임상적 부착 소실량은 거의 없고 측정된 치주낭 탐침 깊이와는 일치하지 않으며, 이는 조직 염증 반응으로 인한 가성낭(pseudopocket) 혹은 측정 시의 오차 요인으로 인한 것으로 설명될 수 있다.

포괄적인 교정치료와 달리, 상악 전치부의 압하는 치료받지 않은 환자에 비해 경미한 양의 부착 증가(attachment

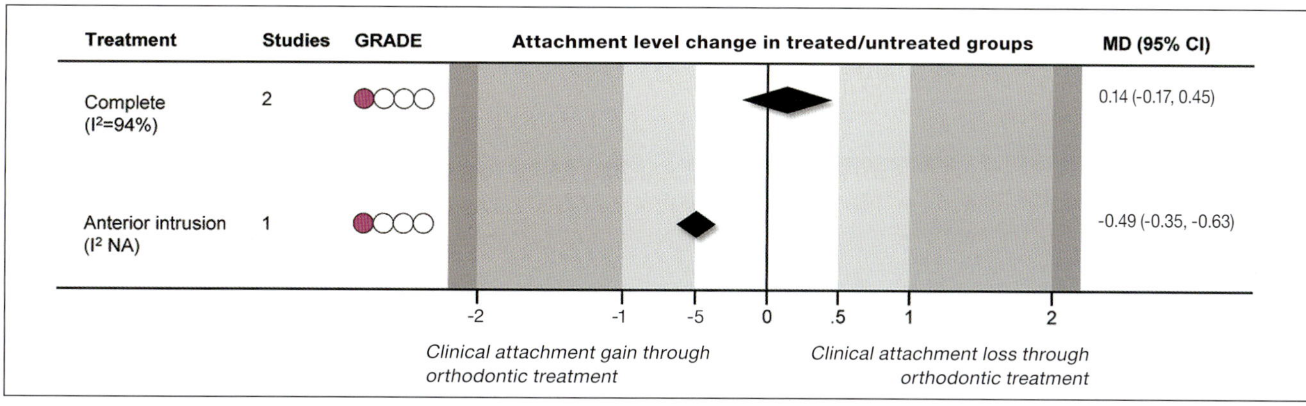

그림 11-3. 교정치료군과 비치료군에서 임상적 치주 부착 소실 차이에 대한 비무작위(non-randomized) 연구의 메타 분석. Forest plot는 효과 규모 병합으로 향상되었으며, Papageorgiou 등[4]의 systematic review의 자료를 사용하였다.

gain)와 관련이 있는 것으로 보인다(MD=−0.49 mm; 95% CI=−0.35~−0.63 mm)[4](그림 11-3). 이러한 결과는 낮은 압하력을 가해 얻은 유의미한 임상적 치주 부착 회복을 보고한 다른 연구들에 의해 뒷받침되지만[33] 제한된 표본과 중등도의 편향성을 보이는 한 연구만이 기여한 것이므로 연구 결과의 해석에 주의가 필요하다.

일반적으로 고정식 장치를 사용한 교정치료는 치주조직에 일시적이고 가역적인, 경미한 정도의 영향을 미치는 것으로 보인다. 간혹 부착 손실[34]과 관련한 교정치료의 부작용에 더 취약한 환자군이 존재하며, 이러한 고위험 환자군을 적시에 식별하고 유해 작용을 최소화하기 위해 치료 기간 동안 환자들을 세심하게 모니터링해야 할 뿐 아니라 치료 전 주의 깊은 위험도 평가(높은 치태 지수, 밴드의 치은측 변연의 치은 하방으로의 침식, 깊은 치주 탐침, 긴 교정치료 기간[35] 등의 요인)가 필요하다.

방사선학적 변연골 소실

교정적 치아 이동의 생물학적 메커니즘은 뼈의 흡수 및 침착에 의존하는 다양한 염증성 사이토카인(cytokines), 신경펩타이드(neuropeptides), 혈관 활성 분자(vasoactive molecules)에 의해 매개되는 무균성 염증의 한 형태로 설명된다. 이와 동시에 교정장치 주위에 축적된 치태에 의한 미생물 부하(microbial load)의 증가는 치주염으로 이어질 수 있으며, 이는 결국 치아 이동 중 변연골 소실(marginal bone loss)을 비롯하여 치주조직에 악영향을 줄 수 있다. Bollen 등[3]은 이 주제에 대한 몇 안 되는 systematic review 중 하나에서 통제된 임상 환경에서 교정치료 후 평균 변연골 소실량에 대해 평가하였다. 그들의 자료를 재분석한 결과(그림 11-2 참조) 교정치료는 치료 받지 않은 환자에 비하여 통계적으로 높은 변연골 소실(MD=0.14 mm; 95% CI=0.06~0.21 mm)과 관련이 있는 것으로 나타났으나 임상적 연관성은 거의 없다. 이는 치료 받은 상악 구치는 약간의 변연골 소실을 보였지만 전반적으로 교정치료를 받은 환자와 받지 않은 환자 모두 2 mm 미만의 경미하게 유의미한 변연골 소실을 보였다는 Bondemark[36]의 연구와 일치한다.

고정식 장치를 이용한 교정치료에 따른 변연골 소실에 관한 기존 연구에서는 인접골 표면을 정확히 평가하는 데 문제가 될 수 있는 교익(bitewing) 및 치근단 방사선사진을 사용하고 있어 변연골 소실의 양에 대하여 상반된 결과가 나타났다.[37] 전산화 단층 방사선사진 촬영(computerized tomography)을 이용한 연구에서는 교정치료 후 하악 전방부에서 열개(dehiscence) 및 천공(fenestration) 발생률이 비교적 높게 나타났으며[38] 치료로 인한 변연골 변화 평가에 대한 영상 활용 가능성을 보여주었다. 결과적으로 콘빔 전산화 단층 방사선사진(cone beam computed tomography; CBCT)을 활용한 많은 연구가 시행되었다.[37,39,40] Lund 등[37]은 발치를 동반한 교정치료 과정 중 전치의 협/설(구개)측 면에서 다량의 변연골 소실(>2 mm)이 나타날 수 있다고 보고했다. 이것은 교정치료에 반드시 기인하는 것은 아니지만, 상악 전치의 구개면(15.8~21.4%)과 특히 하악 전치의 설측면(25.4~83.5%)에서 가장 빈번히 나타났다. 반대로 Castro 등[40]은 비발치 교정치료 시 모든 치아의 협/설(구개)측 면에서 통계적으로 유의미한 변연골 소실을 관찰했으며, 이는 모든 증례에서 1 mm 미만이었다. 따라서 이 문제에 대한 CBCT 연구 결과들은 아직 통일된 결론에 이르지 못한 상태이다.

교정치료의 영향에 의한 변연골 소실은 균일하지 않으며, 영향을 미칠 수 있는 요인들은 매우 광범위하다는 점에 유의해야 한다. 고정식 장치의 치료 시 변연골 소실은 젊은 환자보다 30세 이상의 환자에서 더 크므로 치료 전 CBCT가 이러한 환자들에게 유용할 수 있다고 제안되었다.[41] 또한 발치를 동반한 교정치료 시 하악 치열궁에서 변연골 소실의 증가뿐만 아니라 골내 결함(intraosseous defect)이 유발될 수 있다는 연구가 있다.[39] 또한 치료 전 얇은 하악 결합부(mandibular symphysis)와 얇은 피질골 부위는 교정치료 후 더 많은 변연골 소실과 관련이 있는 것으로 보인다.[42] 그러나 치료 관련 변연골 소실에 대한 CBCT를 이용한 대부분의 기존 연구들은 소규모 파일럿 코호트 연구(pilot cohort study)이며, 이들의 임상적 연관성을 평가하기 위한 체계적 분석은 이루어지지 않았고 추가적인 방사선 노출의 정당성 문제가 있다. 따라서 이러한 자료들은 조심스럽게 해석되어야 한다.

치은 퇴축

치은 퇴축은 흔히 볼 수 있는 현상으로, 유병률은 표본이나 분석 방법에 따라 3~100%까지 다양하며[43] 연령이 증가할수록 발생률이 증가한다.[44] 치은 퇴축은 국소적이거나 전반적으로 나타날 수 있고 치근 노출로 이어질 수 있으며 결과적으로 심미성 손상,[45] 치아 상실,[45] 치근 우식증 위험성 증가[46] 및 상아질 과민증[47]으로 이어질 수 있다.

치은 퇴축은 치주질환, 기계적 외상, 나이, 골열개(bone dehiscence) 및 흡연과 같이 치은 퇴축을 유발하는 여러 요인에 의해 발생할 수 있다.[43,45,48-52] 교정적 치아 이동 또한 유발 요인으로 제안되어 왔는데, 특히 협측이나 설측 치조골을 넘어서 치아를 이동시키는 경우 골열개가 발생할 수 있다.[53] 이는 특별히 주목해야 할 점으로, 교정치료를 받는 사람들은 대부분 젊고, 건강한 치주를 가진 환자이기 때문에 치은 퇴축이 그들의 남은 삶에 상당히 장기적으로 영향을 미칠 수 있기 때문이다. 고정식 장치를 이용하여 교정치료를 받은 환자와 치료 받지 않은 환자의 평균 치은 퇴축량은 Bollen 등[3]의 systematic review를 통해 평가되었으며, 이 장의 집필을 위해 그 분석에 대한 업데이트를 하려 했지만, 추가적인 연구는 없었다. 해당 문헌 자료에 대한 재분석 결과 교정 환자의 모든 치아에서 통계적으로 유의하지만 임상적 관련성은 없는 평균 치은 퇴축(MD=0.06 mm; 95% CI=−0.01~0.13mm)이 나타났다(그림 11-2 참조).

하지만 치은 퇴축의 특별한 양상 때문에 모든 부위에 걸친 평균 치은 퇴축량을 계산하는 것은 과학적으로 퇴축량을 평가하는 가장 적절한 방법이 아닐 수 있다. 치은 퇴축은 구강 내 특정 부위에 호발하며, 하악 전치부의 경우 비치료군에서는 5.1%에서만 치은 퇴축이 나타났지만 치료군에서는 20%에서 치은 퇴축이 나타났다.[54] 또한 치료군에서 치은 퇴축은 여러 부위에서 동시에 발생하는 경향이 있으며 치료군의 51.4%가 1~2개, 40%가 3~4개, 나머지

8.6%는 5개의 부위에서 치은 퇴축이 관찰되어 평균 3개의 부위에서 치은 퇴축이 발생하는 것으로 보고되었다.[54]

이 장의 집필을 위해 시행된 치료군과 비치료군의 치은 퇴축 발생에 대한 분석은 다른 연구 결과를 보여준다(그림 11-4). 교정치료는 환자 수준(치료군이 비치료군에 비하여 2배 높은 위험성을 보임; RR=2.00; 95% CI=1.44~2.78) 혹은 치아 수준(치료 받은 치아가 치료받지 않은 치아와 비하여 81% 치은 퇴축이 증가함; RR=1.81; 95% CI=1.43~2.30)에서 볼 때 적어도 한 개의 치아 이상에서 치은 퇴축이 발생할 위험성이 높은 것으로 보인다. 단, 이 연구에서는 치은 퇴축을 이진 변수(binary variable: 퇴축의 존재 혹은 부재)로 평가하였기 때문에 정보의 손실이 있었을 것으로 추측되며 이는 임상적으로 관찰되는 치은 퇴축량이 대개 작기 때문이다. Allais와 Melsen[55]은 대부분의 환자에서 치료 관련된 치은 퇴축이 0~2 mm 범위였으며, 2 mm 이상인 경우는 10% 미만이었다고 보고했다. 이러한 결과는 치료군의 8.4%에서 2 mm 이상의 치은 퇴축을 보였다는(비치료군은 0.9%) Slutzkey와 Levin[56]의 결과에 의해 뒷받침된다.

교정치료가 치은 퇴축을 유발하는 요인이 될 수 있지만 반드시 치은 퇴축을 유발하는 것은 아니며 몇몇의 환자 혹은 치료와 연관된 위험 요인이 제안되었다. 두개안면 형태는 치은 퇴축 발생과 연관이 있으며 길고 좁은 얼굴은 치은 퇴축 위험성 증가와 유의미하게 연관이 있고 최대 구개골 내 폭경(maximum intracranial width)의 증가는 치은 퇴축 위험성 감소와 연관되어 있는 것으로 보인다.[57] 골격성 Ⅲ급 부정교합에서 보상 및 탈보상을 위한 하악 전치의 경사 변화 또한 치은 퇴축 위험 인자로 보인다.[58,59] 또한 기존의 퇴축, 각화 치은의 폭경, 치은의 biotype, 그리고 교정치료 기간 중 치은 염증이 치은 퇴축의 발생에 크게 기여하는 것으로 보인다.[60] 치열궁 확장량과 치은 퇴축 발생 사이에는 미약한 상관관계가 존재하는 것으로 보이며[61] 확장이 가장 많이 된 제1소구치에서 치은 퇴축이 발생하는 경향이 있다. 반대로 하악 결합부 크기(symphysis dimensions)[62]와 하악 전치의 전방 경사[63,64]가 치은 퇴축에 기여한다는 근거는 발견되지 않았다. 단, 교정 환자의 퇴축 위험이 증가할 가능성을 감안하여 교정치과의사는 치료 전 각 증례에 대한 세밀한 위험 평가, 합리적인 치료

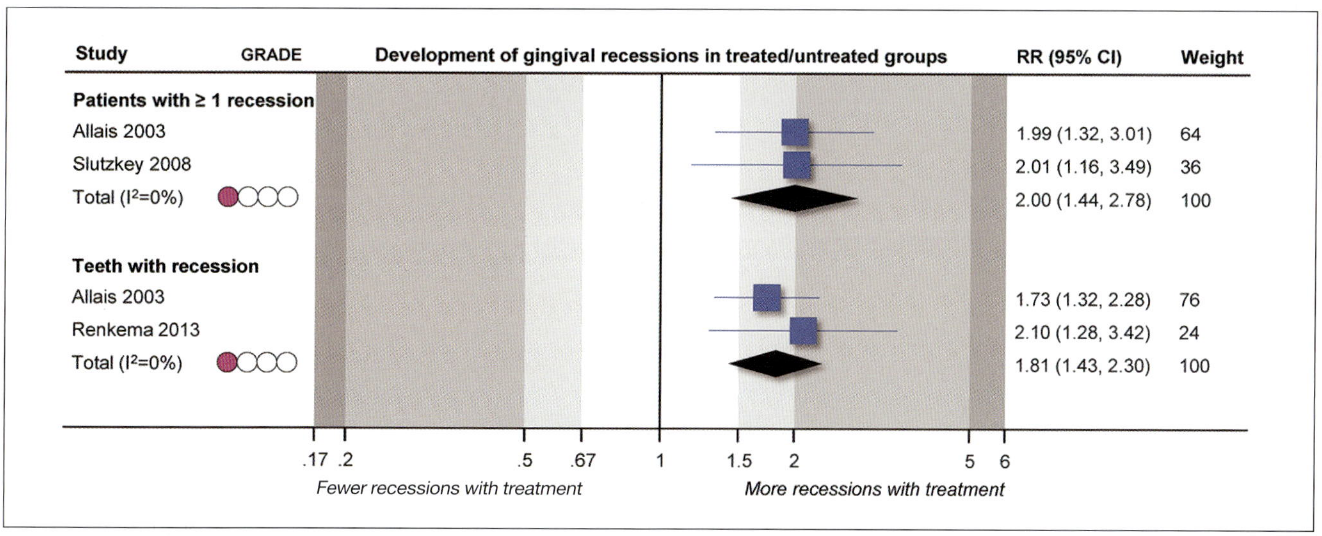

그림 11-4. 교정치료군과 비치료군에서 치은 퇴축 발생에 대한 비무작위(non-randomized) 연구의 메타 분석. Forest plot는 효과 규모 병합으로 향상되었으며, 3개의 비무작위 연구를 포함하여 이번 장에서 검색한 연구 결과의 자료를 사용하였다.[54–56]

계획 수립, 그리고 치료 중 치은 퇴축에 대한 모니터링을 통하여 이러한 부작용을 최소화해야 한다.

장치 디자인이 치주조직에 미치는 영향

기존의 교정장치 형태는 다양한 방법으로 수정되었으며 그 중 일부는 장치 주변의 미생물 부하를 최소화하여 치주조직에 대한 교정치료의 부담을 줄이는 것에 목적이 있다. 고정식 장치에서 처음으로 수정된 것 중 하나는 전 치열의 밴딩에서 브라켓 부착으로의 전환이며 현재 밴드는 구치부에서만 사용된다. 브라켓 부착과 밴드 삽입 시 치주 반응을 비교하면 상당한 차이가 있다는 것이 연구에서 밝혀졌다. Kim 등[65]의 연구에 의하면 교정치료 시 브라켓 부착 부위에 비해 밴드 삽입 부위에서 탐침 시 출혈 경향이 높다. 교정치료 시 밴드로 인한 구강 위생 저하로 미생물 분포가 변할 수도 있지만 장치 자체의 위치 때문에 구강 미생물 분포가 바뀔 수도 있다. 가장 일반적으로 치은 연하에 위치한 교정용 밴드, 특히 치은 연하의 과잉 시멘트가 있는 경우 이 주위의 미생물 분포의 변화가 원인이 될 수 있으며, 이는 과잉수복물 주변에서 볼 수 있는 것과 유사한 red complex 박테리아를 발생시킨다.[7] 그럼에도 불구하고 Kim 등[65]은 밴드의 치은 연상과 치은 연하에서 차이가 없음을 발견했다. 반면 van Gastel 등[26]은 교정용 와이어로 인해 구강 위생 관리가 어려워져 밴딩 부위보다 브라켓 부착 부위에서 치주낭 깊이, 탐침 시 출혈, 치은열구액이 더 빠르게 증가한다는 것을 발견했다.

시중의 다양한 장치들 중에서 자가 결찰 브라켓은 세균막을 흡수하는 탄성복합체 결찰을 사용하지 않기 때문에 더 위생적이라는 점에 근거하여 우위를 차지하고 있다.[66,67] 최근 무작위 시험(randomized trial)의 systematic review 결과를 재분석하였는데(그림 11-5), 초기 4~6주 동안 두 장치 사이에서 유의미한 차이는 발견되지 않았지만 교정치료 3~6개월 후 자가 결찰 브라켓 환자에서 기존 브라켓 환자보다 치태 지수가 유의미하게 낮게 나타났다(MD=0.14; 95% CI=0.00~0.28). 하지만 이 근거가 GRADE approach에 따라 moderate quality를 갖고, 결과가 통계적으로 유의함에도 불구하고 그 효과는 임상적으로 거의 관련이 없다. 치태 지수에서의 이와 같은 차이를 제외하고, 자가 결찰과 기존 브라켓 사이에서 치은 염증이나 치주낭 깊이의 유의미한 차이는 교정치료의 어느 시점에서도 관찰되지 않았다. 또한 후향적 코호트 연구에 따르면 CBCT상에서 제1소구치, 제2소구치, 또는 제1대구치의 변연골 소실(marginal bone loss)을 측정한 결과, 자가 결찰과 기존 브라켓 사이에 유의한 차이는 없는 것으로 나타났다(표준편차: −0.04 mm, 0.02 mm, 0.01 mm로 각각 P>.05였다). 또한 타액에서의 *S. mutans* 수치에 대해서도 두 브라켓 간 차이는 없는 것으로 나타났다.[69] 이는 자가 결찰 브라켓이 치주적 효과 측면에서 유리하지 않음을 의미한다.

치아의 구개측/설측에 부착되는 고정식 장치는 심미적 장점으로 인해 기존 장치의 대안으로 지난 수십 년 동안 인기를 얻고 있다. 그러나 설측 장치에 대한 최근 systematic review[70]에 의하면 치주조직에 미치는 영향에 대한 근거는 매우 제한적이며, 비교 결과를 알려주는 단일 연구들이 대부분이었다(표 11-1). 설측 장치는 적절한 수준의 구강 위생 유지가 더 어렵다는 것이 통계적으로 유의하게 나타났으며, 이는 식편압입(food impaction)의 가능성이 더 높고(RR=1.25; 95% CI=1.03~1.50) 치태 지수가 증가한 것에서 확인할 수 있다(MD=0.11; 95% CI=0~0.22). 그러나 치아 또는 장치 표면의 미생물이 더 많이 존재하는 것처럼 보이지만 설측 장치 환자가 순측 장치 환자보다 백색반점(white spot) 발생 가능성이 낮기 때문에 법랑질 탈회에 미치는 영향이 작다는 점에 유의해야 한다(incidence

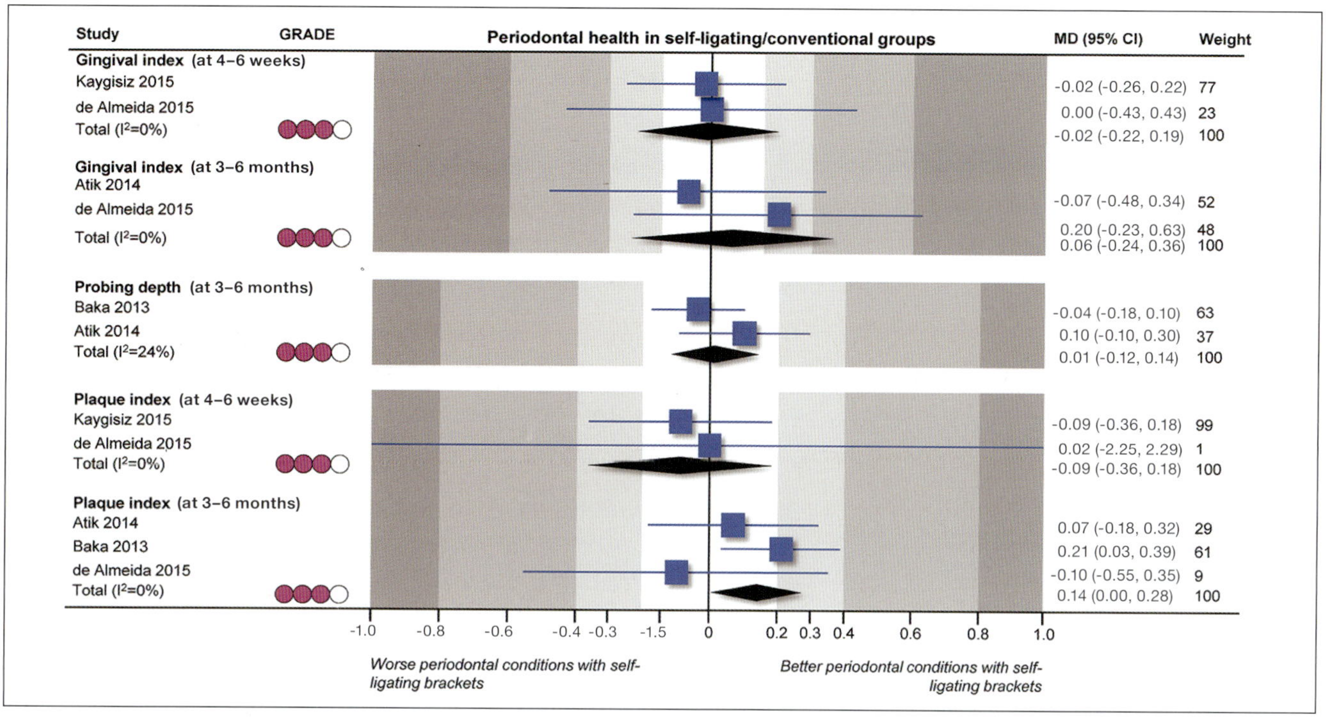

그림 11-5. 자가 결찰 브라켓과 기존 브라켓으로 치료한 환자 사이에 임상적 치주 지표들에 대한 비무작위 연구의 메타 분석. Forest plot은 효과 규모 병합으로 향상되었으며, Arnold 등[68]의 systematic review의 자료를 사용하였다.

rate ratio=0.28; 95% CI=0.10~0.73). 이는 설측/구개측 치면에서의 타액 흐름이 증가하여 pH를 높게 유지하기 때문일 것이다.[71] 따라서 설측 장치는 교정치료가 법랑질에 미치는 영향을 줄이는 데에는 유용할 수 있지만 미생물이나 골 변화의 측면에서는 옹호될 수 없다.

Aligner가 고정식 장치보다 치료 효과 면에서 덜 효과적일 수 있지만[72] aligner로 설정된 치료 목표를 달성할 수 있는 경우에서는 환자의 치주 부담을 줄이기 위해 고정식 장치의 대안으로 aligner 치료가 제안되어 왔다. 치료 초기 3개월의 자료를 바탕으로 한 유일한 RCT 연구에서 aligner가 치주 건강에 미치는 영향에 대해 평가했다.[73] 연구 결과에 따르면 aligner 치료를 받은 환자는 고정식 장치 치료를 받은 환자보다 치태 지수(MD=−0.75; 95% CI=−1.30~−0.20), 치주낭 깊이(MD=−0.65; 95% CI=−1.12~−0.18), 탐침 시 출혈(MD=−0.55; 95% CI=−0.92~−0.18)이 낮은 것으로 나타났으며 이들 모두 임상적으로도 관련이 있다. 비록 20명의 환자를 대상으로 한 유일한 연구임에도 불구하고 이는 aligner 치료가 치주조직에 미치는 교정치료의 영향을 최소화할 수 있는 좋은 대안이 될 수 있음을 나타낸다.

교정치료 후 치주조직의 변화

대부분의 연구자들은 교정치료가 환자의 치주 상태에 미치는 있는 영향이 미생물의 증가 및 치은연하 환경의 변화와 관련이 있다는 데 동의한다. 교정장치 제거 후 비록 치주낭 깊이[3]와 부착 소실[4]에서 미미하고 임상적으로 유의하지 않은 변화가 남아있음에도 불구하고, 치태지수, 치은지수, 탐침 시 출혈, 치주낭 깊이와 같은 치주적 임상 지표들은 교정치료 전 수준으로 감소하였다(그림 11-2, 11-3 참조). 소수의 환자에서만 유의할 만한 부작용이 나타날 수 있다.[34] 6개월 후, 치료 전 수준으로 회복되는 경향이 있는 교정 환자의 미생물 군집(bacterial profile)도 마찬

표 11-1. 설측과 순측 장치에서의 치주 결과를 비교한 systematic review[70] 중 단일 연구 결과

Outcome	Effect	95% CI	*P*
설문			
구강 위생문제(3개월)	RR=1.40	0.91, 2.15	.123
구강 위생문제: 고강도(3개월)	RR=0.24	0.01, 5.57	.376
식편압입(3개월)	RR=1.25	1.03, 1.50	.022
치은출혈(3개월)	RR=1.38	0.65, 2.93	.410
불쾌한 맛(3개월)	RR=1.40	0.50, 3.92	.522
임상			
치태지수(1개월)	MD=−0.01	−0.14, 0.12	.879
치태지수(2개월)	MD=0.11	0.00, 0.22	.049
치은출혈지수(1개월)	MD=−0.10	−0.20, 0.00	.057
치은출혈지수(2개월)	MD=0.09	−0.03, 0.21	.136
편악당 새로 발생한 백색반점 개수(다변수)	IRR=0.28	0.10, 0.73	.010
편악당 백색반점 발생률(다변수)	OR=0.43	0.11, 1.61	.209
임상/실험			
타액분비율(1개월)	MD=−0.12	−0.45, 0.21	.474
타액분비율(2개월)	MD=−0.16	−0.73, 0.41	.579
타액완충능(1개월)	MD=−0.30	−0.80, 0.20	.235
타액완충능(2개월)	MD=−0.35	−0.76, 0.06	.097
S. mutans 균 수(1개월)	RR=1.00	0.65, 1.55	> .999
S. mutans 균 수(3개월)	RR=1.13	0.78, 1.63	.535
Lactobacillus 균 수(1개월)	RR=2.00	0.68, 5.85	.206
Lactobacillus 균 수(3개월)	RR=1.50	0.60, 3.74	.384

IRR: 발생률 비율(incidence rate ratio), OR: 교차비율(odds ratio).

가지이다(그림 11-1 참조).[24]

결론

요약하면, 보통의 환자에서 고정식 장치를 이용한 교정치료의 부작용은 최소이며 주로 교정장치 주변 치태 축적의 증가, 적절한 구강 위생 관리의 어려움 증가, 치주낭의 깊이 증가로 인한 일시적인 임상 및 미생물 변화가 특징이다. 대부분의 환자의 경우 문제에 대한 인식, 구강 위생 동기 부여 및 구강 위생 지침을 강화하기 위해 치과를 정기적으로 방문하는 것이 적절할 수 있다. 교정치료가 비가역적인 치주 파괴의 위험을 초래할 수 있는 소수의 환자들이 있으며, 구강 위생 불량, 활동성 치주질환, 임상적 부착 소실과 같은 요인에 대한 신중한 치료 전 고려 및 치료 중 모니터링이 권장된다.

참고문헌

1. Sadowsky C, BeGole EA. Long-term effects of orthodontic treatment on periodontal health. Am J Orthod 1981;80:156–172.
2. Polson AM, Subtelny JD, Meitner SW, et al. Long-term periodontal status after orthodontic treatment. Am J Orthod Dentofacial Orthop 1988;93:51–58.
3. Bollen AM, Cunha-Cruz J, Bakko DW, Huang GJ, Hujoel PP. The effects of orthodontic therapy on periodontal health: A systematic review of controlled evidence. J Am Dent Assoc 2008;139:413–422.
4. Papageorgiou SN, Papadelli AA, Eliades T. Effect of orthodontic treatment on periodontal clinical attachment: A systematic review and meta-analysis. Eur J Orthod 2018;40:176–194.
5. Freitas AO, Marquezan M, Nojima Mda C, Alviano DS, Maia LC. The influence of orthodontic fixed appliances on the oral microbiota: A systematic review. Dental Press J Orthod 2014;19:46–55.
6. Diamanti-Kipioti A, Gusberti FA, Lang NP. Clinical and microbiological effects of fixed orthodontic appliances. J Clin Periodontol 1987;14:326–333.
7. Huser MC, Baehni PC, Lang R. Effects of orthodontic bands on microbiologic and clinical parameters. Am J Orthod Dentofacial Orthop 1990;97:213–218.
8. van Gastel J, Quirynen M, Teughels W, Coucke W, Carels C. Influence of bracket design on microbial and periodontal parameters in vivo. J Clin Periodontol 2007;34:423–431.
9. Thornberg MJ, Riolo CS, Bayirli B, Riolo ML, Van Tubergen EA, Kulbersh R. Periodontal pathogen levels in adolescents before, during, and after fixed orthodontic appliance therapy. Am J Orthod Dentofacial Orthop 2009;135:95–98.
10. Liberati A, Altman DG, Tetzlaff J, et al. The PRISMA statement for reporting systematic reviews and meta-analyses of studies that evaluate health care interventions: Explanation and elaboration. J Clin Epidemiol 2009;62:e1–e34.
11. Veroniki AA, Jackson D, Viechtbauer W, et al. Methods to estimate the between-study variance and its uncertainty in meta-analysis. Res Synth Methods 2016;7:55–79.
12. Papageorgiou SN. Meta-analysis for orthodontists: Part II—Is all that glitters gold? J Orthod 2014;41:327–336.
13. Guyatt GH, Oxman AD, Schünemann HJ, Tugwell P, Knottnerus A. GRADE guidelines: A new series of articles in the *Journal of Clinical Epidemiology*. J Clin Epidemiol 2011;64:380–382.
14. Liu H, Sun J, Dong Y, et al. Periodontal health and relative quantity of subgingival *Porphyromonas gingivalis* during orthodontic treatment. Angle Orthod 2011;81:609–615.
15. Karkhanechi M, Chow D, Sipkin J, et al. Periodontal status of adult patients treated with fixed buccal appliances and removable aligners over one year of active orthodontic therapy. Angle Orthod 2013;83:146–151.
16. Baricevic M, Mravak-Stipetic M, Majstorovic M, Baranovic M, Baricevic D, Loncar B. Oral mucosal lesions during orthodontic treatment. Int J Paediatr Dent 2011;21:96–102.
17. Baer PN, Coccaro PJ. Gingival enlargement coincident with orthodontic therapy. J Periodontol 1964;35:436–439.
18. Atack NE, Sandy JR, Addy M. Periodontal and microbiological changes associated with the placement of orthodontic appliances. A review. J Periodontol 1996;67:78–85.
19. Rosenbloom RG, Tinanoff N. Salivary *Streptococcus mutans* levels in patients before, during, and after orthodontic treatment. Am J Orthod Dentofacial Orthop 1991;100:35–37.
20. Sinclair PM, Berry CW, Bennett CL, Israelson H. Changes in gingiva and gingival flora with bonding and banding. Angle Orthod 1987;57:271–278.
21. Ximénez-Fyvie LA, Haffajee AD, Socransky SS. Comparison of the microbiota of supra- and subgingival plaque in health and periodontitis. J Clin Periodontol 2000;27:648–657.
22. Moore WE, Moore LV. The bacteria of periodontal diseases. Periodontol 2000 1994;5:66–77.
23. Haffajee AD, Socransky SS. Microbial etiological agents of destructive periodontal diseases. Periodontol 2000 1994;5:78–111.
24. Papageorgiou SN, Xavier GM, Cobourne MT, Eliades T. Effect of orthodontic treatment on the subgingival microbiota: A systematic review and meta-analysis [epub ahead of print 20 July 2018]. Orthod Craniofac Res doi:10.1111/ocr.12237.
25. Jewtuchowicz VM, Brusca MI, Mujica MT, et al. Subgingival distribution of yeast and their antifungal susceptibility in immunocompetent subjects with and without dental devices. Acta Odontol Latinoam 2007;20:17–22.
26. van Gastel J, Quirynen M, Teughels W, Coucke W, Carels C. Longitudinal changes in microbiology and clinical periodontal variables after placement of fixed orthodontic appliances. J Periodontol 2008;79:2078–2086.
27. Naranjo AA, Triviño ML, Jaramillo A, Betancourth M, Botero JE. Changes in the subgingival microbiota and periodontal parameters before and 3 months after bracket placement. Am J Orthod Dentofacial Orthop 2006;130:275.e17–e22.
28. van Gastel J, Quirynen M, Teughels W, Coucke W, Carels C. Longitudinal changes in microbiology and clinical periodontal parameters after removal of fixed orthodontic appliances. Eur J Orthod 2011;33:15–21.
29. Gomes SC, Varela CC, da Veiga SL, Rösing CK, Oppermann RV. Periodontal conditions in subjects following orthodontic therapy. A preliminary study. Eur J Orthod 2007;29:477–481.
30. Zachrisson S, Zachrisson BU. Gingival condition associated with orthodontic treatment. Angle Orthod 1972;42:26–34.
31. Zachrisson BU. Cause and prevention of injuries to teeth and supporting structures during orthodontic treatment. Am J Orthod 1976;69:285–300.
32. Robinson PJ, Vitek RM. The relationship between gingival inflammation and resistance to probe penetration. J Periodontal Res 1979;14:239–243.
33. Melsen B, Agerbaek N, Eriksen J, Terp S. New attachment through periodontal treatment and orthodontic intrusion. Am J Orthod Dentofacial Orthop 1988;94:104–116.
34. Zachrisson BU, Alnaes L. Periodontal condition in orthodontically treated and untreated individuals. I. Loss of attachment, gingival pocket depth and clinical crown height. Angle Orthod 1973;43:402–411.

35. Corbacho de Melo MM, Cardoso MG, Faber J, Sobral A. Risk factors for periodontal changes in adult patients with banded second molars during orthodontic treatment. Angle Orthod 2012;82:224–228.
36. Bondemark L. Interdental bone changes after orthodontic treatment: A 5-year longitudinal study. Am J Orthod Dentofacial Orthop 1998;114:25–31.
37. Lund H, Gröndahl K, Gröndahl HG. Cone beam computed tomography evaluations of marginal alveolar bone before and after orthodontic treatment combined with premolar extractions. Eur J Oral Sci 2012;120:201–211.
38. Fuhrmann R. Three-dimensional interpretation of periodontal lesions and remodeling during orthodontic treatment. Part III. J Orofac Orthop 1996;57:224–237.
39. Lombardo L, Bragazzi R, Perissinotto C, Mirabella D, Siciliani G. Cone-beam computed tomography evaluation of periodontal and bone support loss in extraction cases. Prog Orthod 2013;14:29.
40. Castro LO, Castro IO, de Alencar AH, Valladares-Neto J, Estrela C. Cone beam computed tomography evaluation of distance from cementoenamel junction to alveolar crest before and after nonextraction orthodontic treatment. Angle Orthod 2016;86:543–549.
41. Jäger F, Mah JK, Bumann A. Peridental bone changes after orthodontic tooth movement with fixed appliances: A cone-beam computed tomographic study. Angle Orthod 2017;87:672–680.
42. Garlock DT, Buschang PH, Araujo EA, Behrents RG, Kim KB. Evaluation of marginal alveolar bone in the anterior mandible with pretreatment and posttreatment computed tomography in nonextraction patients. Am J Orthod Dentofacial Orthop 2016;149:192–201.
43. Litonjua LA, Andreana S, Bush PJ, Cohen RE. Tooth brushing and gingival recession. Int Dent J 2003;53:67–72.
44. Susin C, Haas AN, Oppermann RV, Haugejorden O, Albandar JM. Gingival recession: Epidemiology and risk indicators in a representative urban Brazilian population. J Periodontol 2004;75:1377–1386.
45. Smith RG. Gingival recession: Reappraisal of an enigmatic condition and new index for monitoring. J Clin Periodontol 1997;24:201–205.
46. Lawrence HP, Hunt RJ, Beck JD. Three-year root caries incidence and risk modeling in older adults in North Carolina. J Public Health Dent 1995;55:69–78.
47. Al-Wahadni A, Linden GJ. Dentine hypersensitivity in Jordanian dental attenders. A case control study. J Clin Periodontol 2002;29:688–693.
48. Löe H, Anerud A, Boysen H. The natural history of periodontal disease in man: Prevalence, severity, and extent of gingival recession. J Periodontol 1992;63:489–495.
49. Albandar JM, Streckfus CF, Adesanya MR, Winn DM. Cigar, pipe, and cigarette smoking as risk factors for periodontal disease and tooth loss. J Periodontol 2000;71:1874–1881.
50. Kassab MM, Cohen RE. The etiology and prevalence of gingival recession. J Am Dent Assoc 2003;134:220–225.
51. Rawal SY, Claman LJ, Kalmar JR, Tatakis DN. Traumatic lesions of the gingiva: A case series. J Periodontol 2004;75:762–769.
52. Levin L, Zadik Y, Becker T. Oral and dental complications of intra-oral piercing. Dent Traumatol 2005;21:341–343.
53. Wennström JL, Lindhe J, Sinclair F, Thilander B. Some periodontal tissue reactions to orthodontic tooth movement in monkeys. J Clin Periodontol 1987;14:121–129.
54. Renkema AM, Fudalej PS, Renkema AA, Abbas F, Bronkhorst E, Katsaros C. Gingival labial recessions in orthodontically treated and untreated individuals: A case-control study. J Clin Periodontol 2013;40:631–637.
55. Allais D, Melsen B. Does labial movement of lower incisors influence the level of the gingival margin? A case-control study of adult orthodontic patients. Eur J Orthod 2003;25:343–352.
56. Slutzkey S, Levin L. Gingival recession in young adults: Occurrence, severity, and relationship to past orthodontic treatment and oral piercing. Am J Orthod Dentofacial Orthop 2008;134:652–656.
57. Salti L, Holtfreter B, Pink C, et al. Estimating effects of craniofacial morphology on gingival recession and clinical attachment loss. J Clin Periodontol 2017;44:363–371.
58. Vasconcelos G, Kjellsen K, Preus H, Vandevska-Radunovic V, Hansen BF. Prevalence and severity of vestibular recession in mandibular incisors after orthodontic treatment. Angle Orthod 2012;82:42–47.
59. Johal A, Katsaros C, Kiliaridis S, et al. State of the science on controversial topics: Orthodontic therapy and gingival recession (A report of the Angle Society of Europe 2013 meeting). Prog Orthod 2013;14:16.
60. Melsen B, Allais D. Factors of importance for the development of dehiscences during labial movement of mandibular incisors: A retrospective study of adult orthodontic patients. Am J Orthod Dentofacial Orthop 2005;127:552–561.
61. Morris JW, Campbell PM, Tadlock LP, Boley J, Buschang PH. Prevalence of gingival recession after orthodontic tooth movements. Am J Orthod Dentofacial Orthop 2017;151:851–859.
62. Closs LQ, Bortolini LF, dos Santos-Pinto A, Rösing CK. Association between post-orthodontic treatment gingival margin alterations and symphysis dimensions. Acta Odontol Latinoam 2014;27:125–130.
63. Renkema AM, Fudalej PS, Renkema A, Bronkhorst E, Katsaros C. Gingival recessions and the change of inclination of mandibular incisors during orthodontic treatment. Eur J Orthod 2013;35:249–255.
64. Renkema AM, Navratilova Z, Mazurova K, Katsaros C, Fudalej PS. Gingival labial recessions and the post-treatment proclination of mandibular incisors. Eur J Orthod 2015;37:508–513.
65. Kim K, Heimisdottir K, Gebauer U, Persson GR. Clinical and microbiological findings at sites treated with orthodontic fixed appliances in adolescents. Am J Orthod Dentofacial Orthop 2010;137:223–228.
66. Papageorgiou SN, Konstantinidis I, Papadopoulou K, Jäger A, Bourauel C. Clinical effects of pre-adjusted edgewise orthodontic brackets: A systematic review and meta-analysis. Eur J Orthod 2014;36:350–363.
67. Eliades T, Eliades G, Watts DC. Structural conformation of in vitro and in vivo aged orthodontic elastomeric modules. Eur J Orthod 1999;21:649–658.

68. Arnold S, Koletsi D, Patcas R, Eliades T. The effect of bracket ligation on the periodontal status of adolescents undergoing orthodontic treatment. A systematic review and meta-analysis. J Dent 2016;54:13–24.
69. Pandis N, Papaioannou W, Kontou E, Nakou M, Makou M, Eliades T. Salivary *Streptococcus mutans* levels in patients with conventional and self-ligating brackets. Eur J Orthod 2010;32:94–99.
70. Papageorgiou SN, Gölz L, Jäger A, Eliades T, Bourauel C. Lingual vs. labial fixed orthodontic appliances: Systematic review and meta-analysis of treatment effects. Eur J Oral Sci 2016;124:105–118.
71. Britse A, Lagerlöf F. The diluting effect of saliva on the sucrose concentration in different parts of the human mouth after a mouth-rinse with sucrose. Arch Oral Biol 1987;32:755–756.
72. Papageorgiou SN, Höchli D, Eliades T. Outcomes of comprehensive fixed appliance orthodontic treatment: A systematic review with meta-analysis and methodological overview. Korean J Orthod 2017;47:401–413.
73. Levrini L, Abbate GM, Migliori F, Orrù G, Sauro S, Caprioglio A. Assessment of the periodontal health status in patients undergoing orthodontic treatment with fixed or removable appliances. A microbiological and preliminary clinical study. Cumhuriyet Dent J 2013;16:296–307.

제 12 장

치주질환이 동반된 환자에서의 교정 역학

Orthodontic Mechanics in Patients with Periodontal Disease

Carlalberta Verna
Turi Bassarelli

치주질환이 동반된 환자에서 전형적으로 나타나는 지지골의 소실은 이환된 치아의 변위를 야기하여 교합의 안정성을 변화시킨다. 치조골 소실로 인한 문제를 개선하려면 적절한 교합 접촉이 반드시 재형성되어야 한다(그림 12-1). 하지만 급성 치주질환(active periodontal disease)이 진행 중인 경우라면 교정치료를 적극적으로 시행할 수 없음을 명심해야 한다.[1] 또한 입술이 치아에 걸리면서 닿는 것과 같이(lip catch) 그림 12-2 치아의 위치 유지에 영향을 주는 기능 간섭(functional interference)이 존재하는 경우, 교정적인 치아이동 후 재발이 발생하므로 치아 이동의 원인(즉, 치조골 소실과 그로 인한 기능 간섭)을 먼저 완전히 제거해야 한다.[2]

응력-변형 분포

교정력을 가한 후 가장 먼저 일어나는 즉각적인 반응은 치주인대 내의 응력-변형 분포의 변화이다. 이는 치조골의 휨(bending)과 소위 말하는 'cone-effect'와 관련이 있다(그림 12-3). Cone-effect란 기울어진 평면(예: 치근 표면과 치조골벽)에 적용된 힘을 수평 요소와 수직 요소로 분해하여 얻어지는 결과이다. 수평적인 힘은 정출력으로 작용할 것이고, 건강한 환자의 경우는 상치조섬유(supracrestal fiber)에 의해 조절된다. 반면, 치주질환으로 골지지가 감소된 치아의 경우라면 응력과 변형이

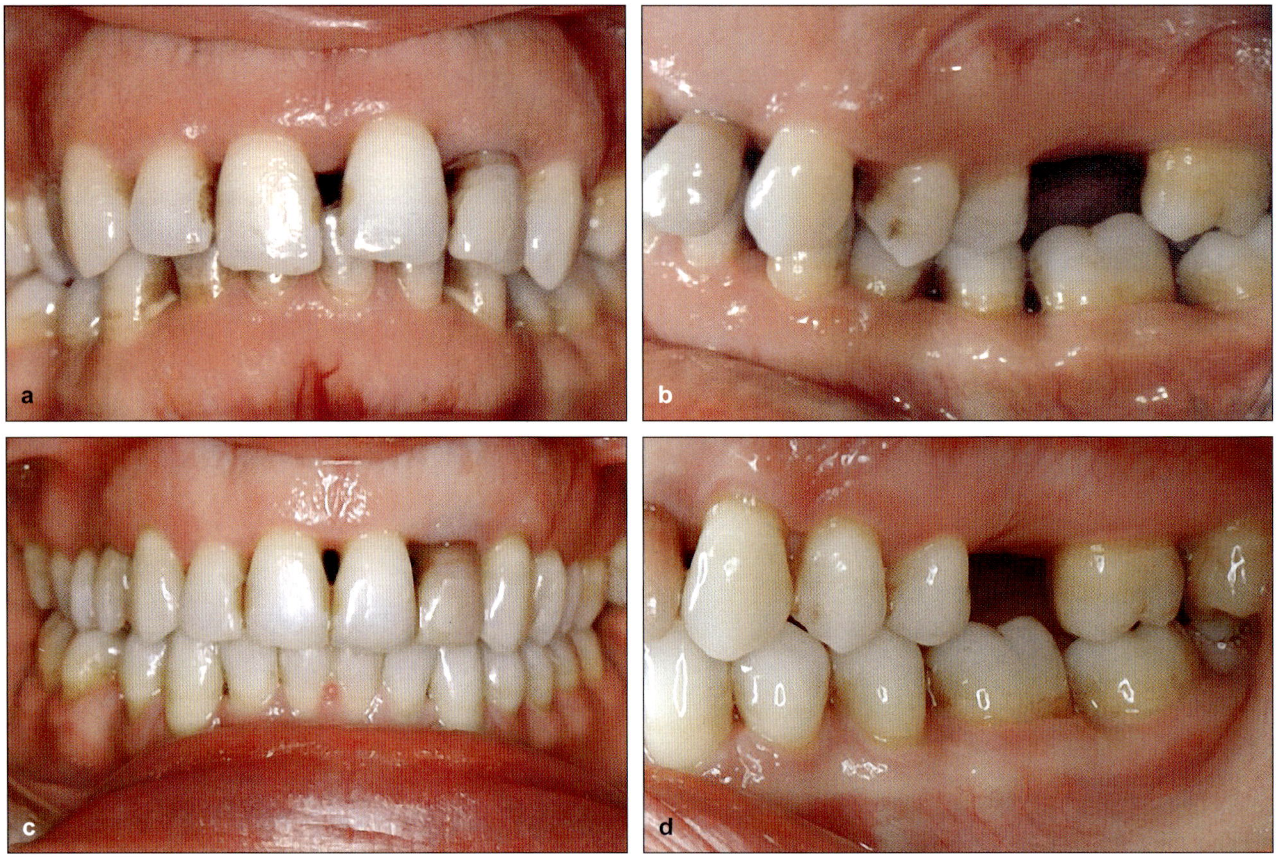

그림 12-1. a, b, 수평 치조골 소실과 수직고경의 상실을 보이는 48세 여자 환자의 정면 및 측면 구강 내 사진. c, d, 치주치료 및 교정치료를 동반한 후 7년 뒤 같은 방향의 구강 내 사진. 가장 중요한 것은 환자의 치료 결과 유지를 위해 적절한 교합접촉을 형성하는 것이다.

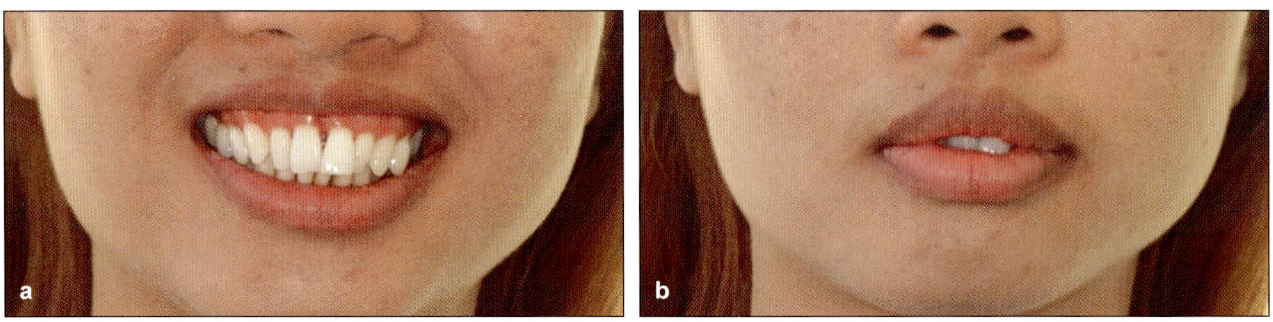

그림. 12-2. a, b, 치주조직의 지지 상실은 치아의 변위를 야기하고 이는 기능 간섭에 의해 악화될 수 있다. 본 증례에서는 lip catch에 의한 간섭이 확인된다.

더 좁은 표면 영역에 분포되어, 치조정에 의한 저항이 작아지는 반면 정출력이 더 우세해진다.[3,4]

치주질환으로 인해 치아들이 이미 정출된 환자에서는 수직적 움직임을 최대로 조절하는 것이 필수적이다. 생역학적 관점에서 작용과 반작용이 명확하게 정의되지 않는 연속호선의 사용은 제한되어야 한다. 따라서 작용과 반작용이 명확히 구분되는 분절호선이 적용되는 것이 필요하다.[5] 그림 12-4는 상악 전치의 압하 및 후방 이동을 위

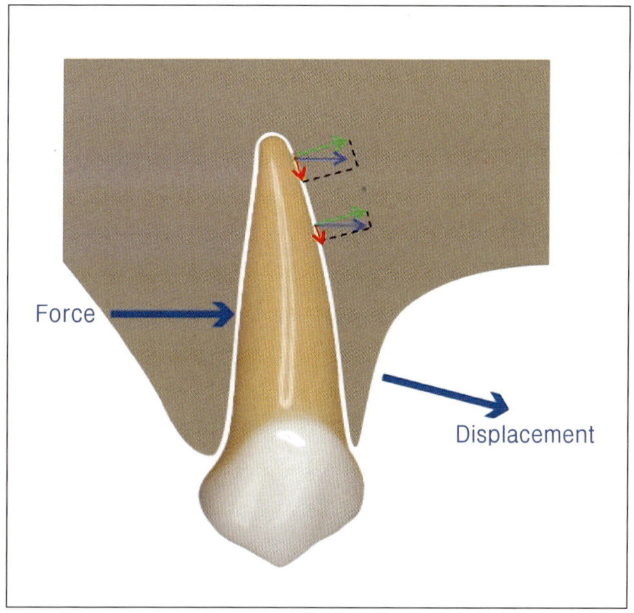

그림 12-3. Cone effect. 기울어진 면에 적용된 수평 방향의 힘은 평면을 기준으로 한 수평 및 수직 성분으로 분해할 수 있다. 치주 문제가 있는 치아의 경우 상치조섬유에 의한 수직 성분의 조절이 감소하고 이로 인해 수평 방향의 힘에 의한 정출 성분에 의한 효과가 뚜렷해진다.

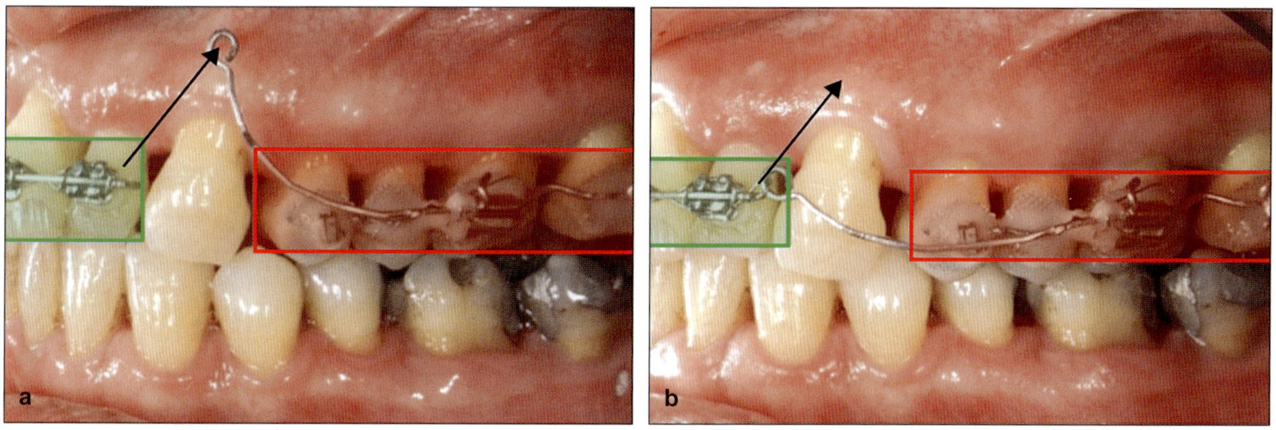

그림 12-4 a, b, 상악 전치의 압하를 위한 분절호선 방법. Reactive unit인 고정원은 빨간 상자로 표시하였다. 이는 분절의 견고한 부착과 긴밀한 교합관계에 의해 달성된다. 교합관계가 긴밀하지 못한 경우 교합면에 콤포짓 레진을 부착하여 indentation을 부여할 수 있다. 초록색 상자로 표시된 active unit은 이동하고자 하는 치아들이다. 치아의 이동은 충분한 스프링백을 갖는 작은 힘을 가할 수 있도록 낮은 하중 변형률을 갖는 캔틸레버를 통해 시행할 수 있다. 캔틸레버를 통해 가해지는 힘의 방향을 3차원적으로 보여준다.

해 사용된 분절호선을 보여준다. 구치 고정원의 이동을 야기하지 않기 위해서 치주인대 세포의 활성화는 최소화해야 한다. 이를 위해 0.019×0.025-inch 스테인리스 스틸(SS)의 견고한 분절호선에 각각의 치아면에 부착되는 mesh를 용접(welding)하여 구치부 고정원 치아(빨간색)에 수동적으로 부착하였다(passively bonded). Active unit(초록색)은 상악 전치이며, 압하되어야 한다. 이 치아들은 0.019×0.025-인치 SS 와이어로 견고하게 연결되었으며 0.017×0.025-인치 TMA (titanium molybdenum alloy)로 제작된 캔틸레버를 이용하여 압하력을 전달하였고, 그림에서 검정색 화살표로 나타난 작용선(line of action)을 따라 활성화되었다.[6]

저항중심

치아 이동은 적용되는 힘의 결과이며, 힘은 그 종류와 크기로 구분된다. 치주조직의 지지가 소실된 치아에 적용되는 역계는 해당 치아의 저항중심이 더 치근쪽으로 변위된다는 점에 영향을 받는다(그림 12-5). 이는 치관 높이에 가해진 힘이 임상적으로 더 큰 회전 요소를 갖게 됨을 의미한다. 즉, 경사 이동이 더 쉽게 일어나게 된다. 경사 이동이 일어나면 응력-변형 분포는 불균등해지며 치근단과 치관 부위에 응력-변형이 집중된다(그림 12-6).[7,8] 이러한 큰 힘은 모세혈관의 폐쇄 위험을 증가시켜, 간접 골흡수와 치근흡수를 야기하는 초자양화(hyalinization)를 일으킨다.[9-12]

골 지지

치주질환에 이환된 치아는 수직적인 골 지지의 감소(치조골 높이 감소)와 더불어 협설측으로도 지지가 감소되어 있다(매우 얇은 피질골벽). 이러한 경우 초자양화가 일어나며 골막으로부터 간접 골흡수가 일어나 수직적 골 높이가 더욱 감소하고, 결과적으로 골지지가 비가역적으로 손상된다. 따라서 치주 문제가 있는 치아의 경우 치관 높이에 변형이 집중되어 치근 위치의 조절이 어려운 경우 치아 이동이 추천되지 않는다.

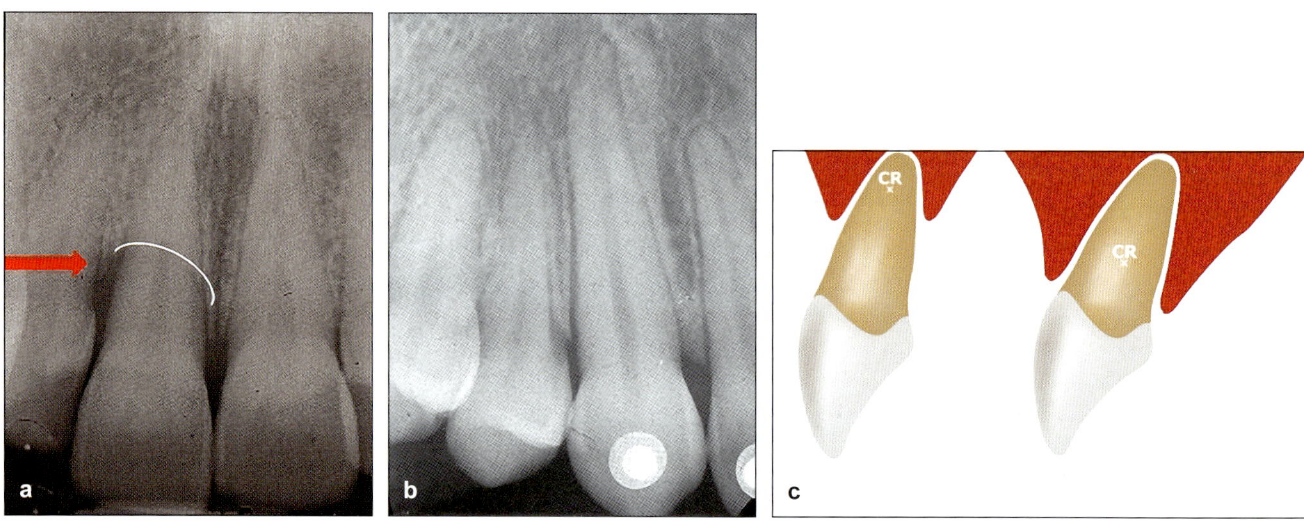

그림 12-5. a~c, 치주질환에 의한 치조골 소실(빨간 화살표)로 인해 이 치아의 저항중심(CR)은 치근단 방향으로 변위된다. 그 결과, 건강한 치주 상태에서와 같은 유형의 치아 이동을 일으키기 위해서는 힘의 적용점을 보다더 치근단 쪽으로 이동시켜야 한다. 힘을 여전히 치관 높이에서 적용하면 더 큰 회전 성분(모멘트)이 가해진다.

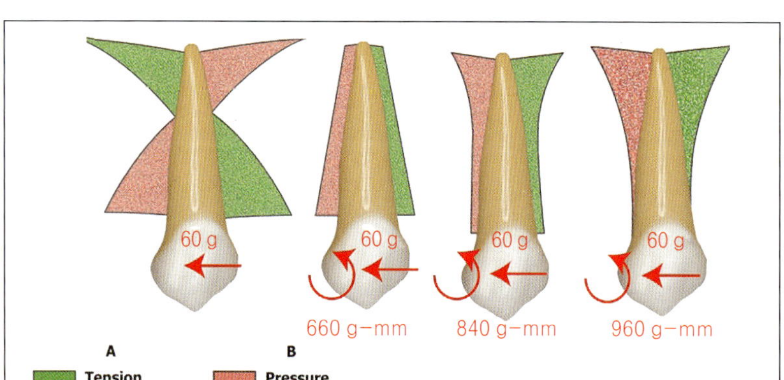

그림 12-6. Nikolai[7]에 따르면, 치아의 경사 이동 시 단일 치아의 치근단 및 치관에 인장 및 압축응력이 최대로 집중된다. 브라켓 높이에서 모멘트를 더 부여할수록 치체 이동이 가능한 수준까지 치근의 조절이 가능하다. 치체 이동 시, 응력은 균일하게 분포되어 모세혈관이 견딜 수 있는 범위 이상으로 치주인대에 응력이 가해질 가능성이 줄어든다.

힘의 크기

일반적으로 특정 치아 이동에 필요한 힘의 크기는 원하는 치아 이동의 종류와 힘이 적용되는 치근 면적의 관계로 계산된다. 그러나 치주질환에 이환된(periodontally compromised) 치아의 경우 이러한 일반적인 규칙이 적용되기 어렵기 때문에 치아의 잔존 치주인대로 연결된 골 면적을 고려하여 힘의 크기를 유추해야 한다. 그림 12-7은 다양한 치주인대 면적을 보이는 치아에 같은 크기의 힘을 적용했을 때의 유한요소분석 결과이다. 연구 결과, 잔존 치주인대가 감소할수록 해당 부위의 응력과 변형이 증가함을 확인하였다. 따라서 치주질환에 이환된 치아의 원치 않는 초자양화를 피하려면 적용하는 힘의 크기는 최소한으로 유지해야 한다.[13] 세포 활성을 위한 힘의 크기가 최소 4 g으로 알려져 있으므로, 치주 문제가 있는 치아의 이동은 매우 작은 힘으로도 가능하다.[14] 힘의 크기는 원하는 변위 양상에 따라 다를 것이다.

치주 문제가 동반된 환자들을 위한 생역학적 접근법/치료법(approach)

치주 문제가 동반된 환자들을 위한 생역학적 접근/치료법은 건강한 환자들과는 다르다. 움직일 치아에서 치주인대 세포의 활성화는 가능한 최소한으로 제한되어야 한다. 힘의 크기는 가능한 한 작아야 하며 조절된 치근 이동(root-controlled movement)을 위해서는 모멘트 대 힘의 비율이 일정하게 유지되어 하중이 균등하게 분포되도록 한다. 임상적인 측면에서 이 개념은 치료 목표와 고정원 설정에 영향을 미친다.

치료 목표는 적절한 악간관계의 재확립, 만족스러운 심미성과 치주 건강이 잘 유지되는 것 등으로 제한적으로 설정한다.[15] 치료 목표가 정해지면 목표 달성에 필요한 생역학 체계를 구축해야 한다.[16] 먼저, active와 passive unit을 명확히 구별해야 한다(그림 12-4 참조). 수직적 조절 역학(vertical-control mechanic)은 치아 위치를 개선하는 것뿐 아니라 cone effect를 조절하도록 고려한다. 균일한 하중이 치주인대에 가해져야 한다. 치체 이동(translation)과 조절성 경사 이동(controlled tipping)은 균일하게 하중이 부여되는 치아 이동 방법이다(그림 12-8). 치체 이동을 하기 위해서 힘의 작용선(line of action)이 치아 또는 치아들의 저항중심을 통과해야 한다. 힘이 치관 높이에 가해져 발생하는 round tripping을 피하고 치근 조절을 위해서는 충분한 모멘트가 부여되어야 한다. 모멘트 대 힘의 비율을 유지함으로써 바람직하지 않은 세포 활성을 초래할 수 있는 round tripping을 방지하여 치료 기간을 단축시킨다. 이동해야 하는 치아들은 생역학적 계획에 의해 결정

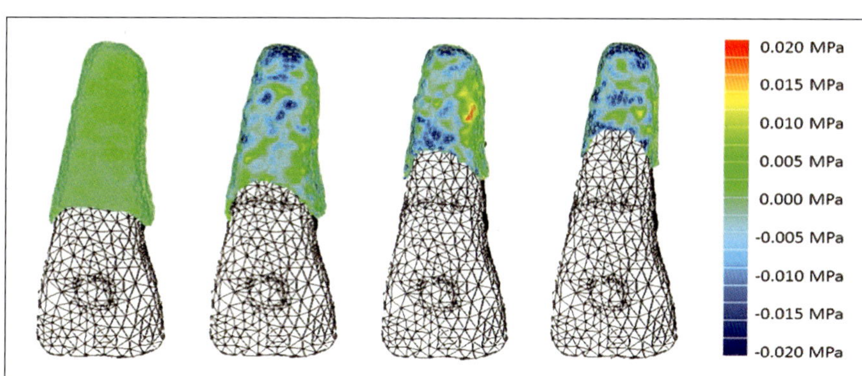

그림 12-7. 정상 중절치와 경도, 중등도, 중증의 치주질환에 이환된(왼쪽부터 오른쪽) 중절치에 30 cN의 압하력을 가했을 때 치주인대에 가해지는 평균 응력. 빨간색은 인장응력, 파란색은 압축응력을 의미한다. (출처: G. Hauber Gameiro, M. Dalstra, and P. M. Cattaneo.)

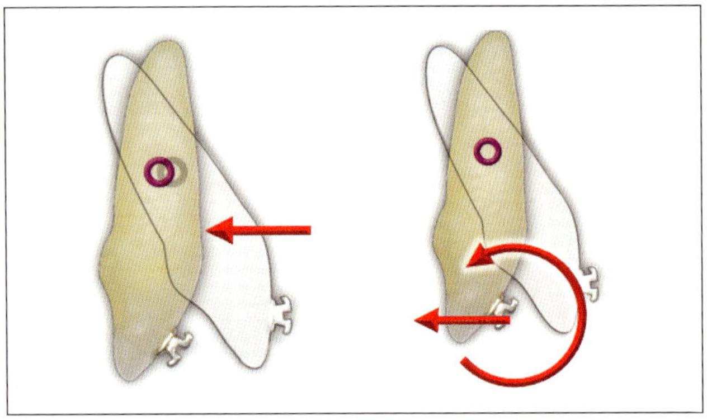

그림 12-8. 치료 계획상 전치의 round tripping 없이 조절성 경사 이동이 일어날 것으로 기대할 수 있다. 이러한 치아 이동은 치근첨 쪽에서 가하거나(좌) 단일 힘에 의해 가해지는 경사 이동 힘 성분과 반대 작용을 하는 모멘트를 치관에 부여함으로써(우) 유도할 수 있다.

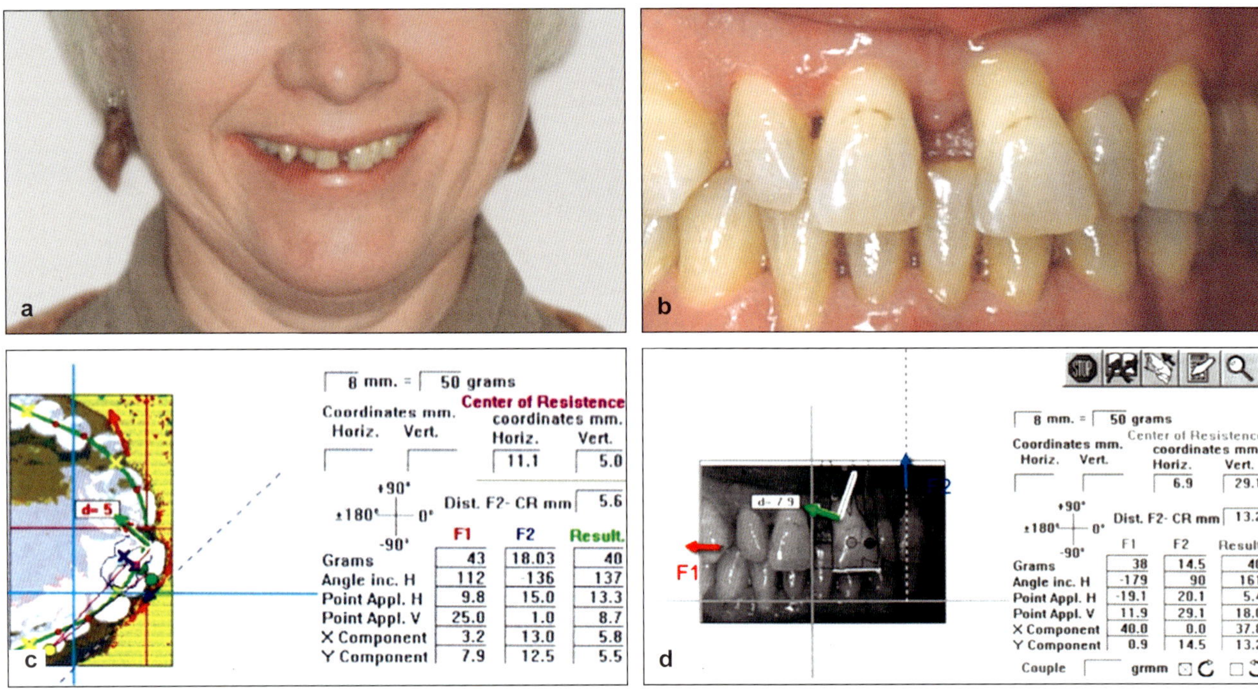

그림 12-9. a, b, 상악 전치부 상실 위험을 주소로 내원한 49세 여자 환자의 치료 전 구강 내 및 구강 외 사진. 안정위에서 비대칭적인 치아 정출 및 lip catch를 보이며, 이로 인해 치아의 위치가 불안정하다. c, d, 적절한 힘의 작용선 설정을 위해 3차원적인 계획 수립이 필요하였다. 계획이 수립되면 원하는 치아 이동을 위한 방법을 결정해야 한다. 임상 상황에 따라 치관 높이 혹은 저항중심으로부터 떨어진 위치에서 힘이 가해질 수 있다. 전방 경사가 과도한 경우 설측에서 힘을 적용하는 것이 생역학적으로 가장 유용할 수 있다. *(계속)*

된 힘의 작용선을 따라 움직여야 한다. 임상 상황에 따라 다양한 힘의 작용선을 계획해야 할 수도 있다.

그림 12-9는 이 상황을 더 명확히 보여준다. 이 49세 여성은 본인의 미소가 불만족스러웠으며 치열이 더 손상되는 것을 걱정했다. 지난 몇 년 동안 환자는 상악 전치에 점진적인 수직 및 전후방 이동이 일어나고 있는 것을 인지했고 장래에 치아가 빠질 수 있다는 걱정을 했다(그림 12-9a, b). 적절한 힘의 작용선을 확립하기 위해 3차원적 치아 이동 계획을 세웠다(그림 12-9c, d). 세포의 활성화를 특정 영역으로 제한하는 계획을 세우고자 했다. 초기에는 좌측 중절치와 측절치의 압하와 근심이동을 위해 2개의 캔틸레버가 사용되었다. 반대편 측절치 높이까지 좌측 치아를 이동시킨 뒤 4전치를 함께 추가적으로 압하시켰다. 그림 12-9c는 바람직한 치아 이동을 하기 위해 필요한 힘의

BEFORE AFTER

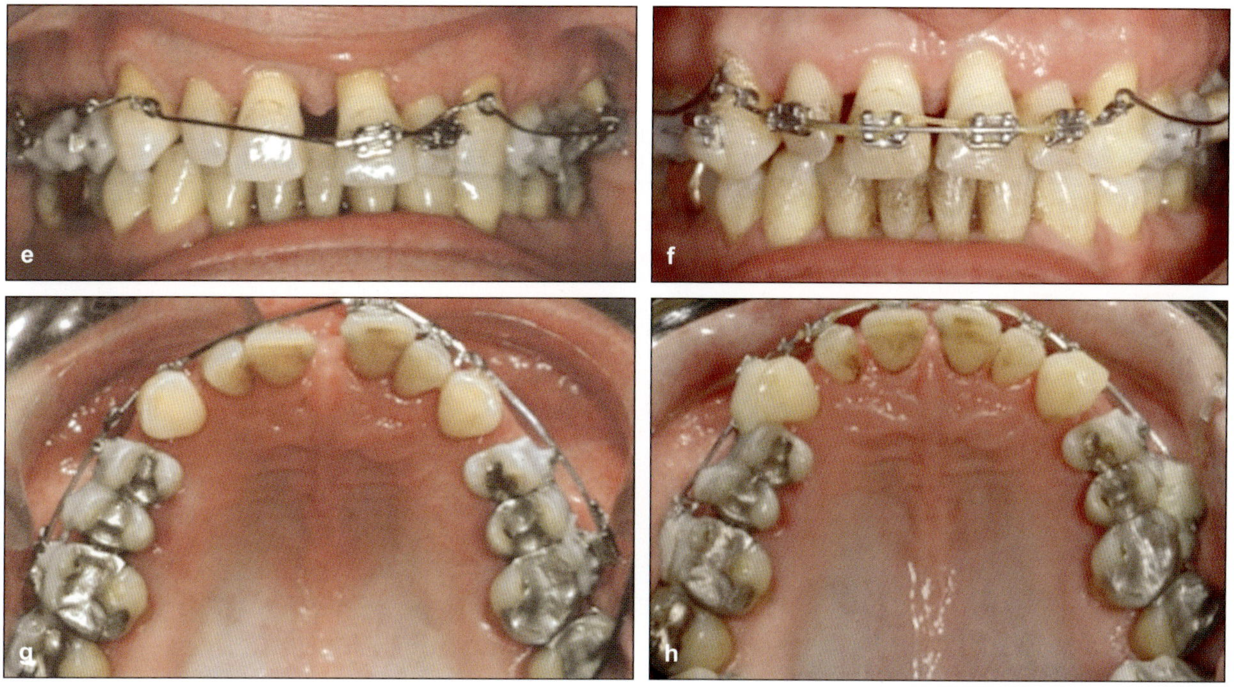

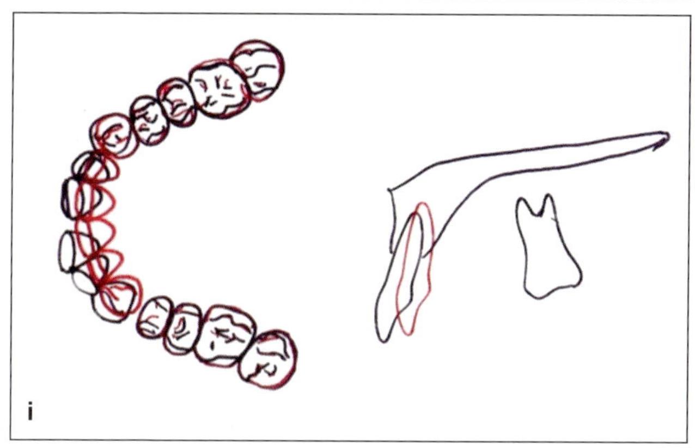

그림 12-9. *(계속)* **e~h,** 2개의 캔틸레버 시스템을 이용한 약 8개월간의 치료를 통해 과정출 및 정중선 편위를 개선하였다. 먼저 상악 좌측 전치를 active unit으로, 수직적 높이 조절을 시행하고 상악 전치부의 압하 및 후방 견인을 좀 더 진행하였다. **i,** 중첩상 고정원 상실 없이 전치의 압하 및 견인, 정중선의 개선이 확인된다. *(계속)*

작용선과 그것을 얻기 위한 두 벡터를 보여준다. 해부학적 한계 때문에 한 개의 캔틸레버로는 이러한 힘의 작용선을 구성하기 어려워 2개의 벡터, 하나는 압하 및 측방력, 다른 하나는 압하 및 약간의 후방 견인력을 적용했다. 대상치아(상악 좌측 중절치, 측절치)를 이동시킨 뒤 반대편 전치까지 포함한 전치부 active unit을 구성하고 동일한 캔틸레버를 또다시 적용했다. Reactive unit은 견고한 와이어를 수동적으로 부착하여 안정화/고정(stabilize)하였다.

연속 호선을 사용하였다면 압하가 필요한 우측 중절치와 측절치가 정출되었을 것이다. 분절호선은 active unit과 reactive unit에 전달되는 힘을 최대한으로 조절할 수 있기 때문에 특히 치주조직이 감소된 치아에서 바람직하다(그림 12-9e~h). 본 증례의 경우는 구치부의 치주 상태가 양호하고 환자의 안모 유형으로 보아 약간의 정출력이 허용되기 때문에 반작용에 해당하는 최소한의 정출을 허용하였다(그림 12-9i). 최종 결과는 그림 12-9j와 12-9k에 나타내었다. 치근단 방사선사진상 분절 압하 후 치조골 높이가 개선되었다(그림 12-9l, m).

골소실이 심한 경우에는 저항중심은 보다 치근단 방향으로 이동하므로 힘의 작용선 역시 치근단 방향으로 이동

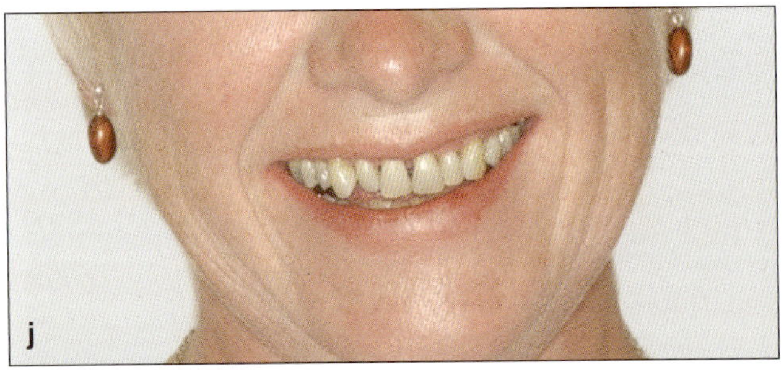

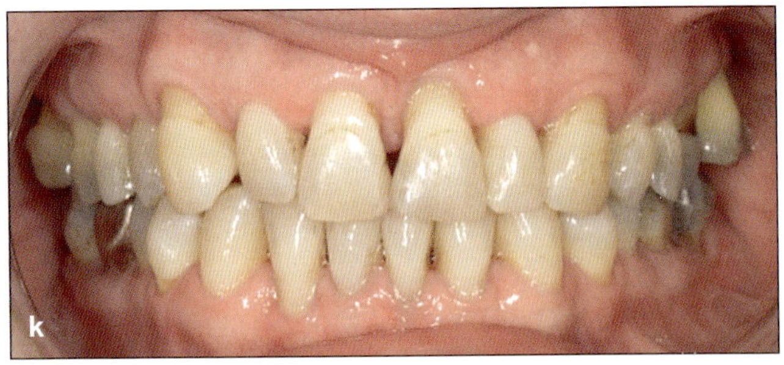

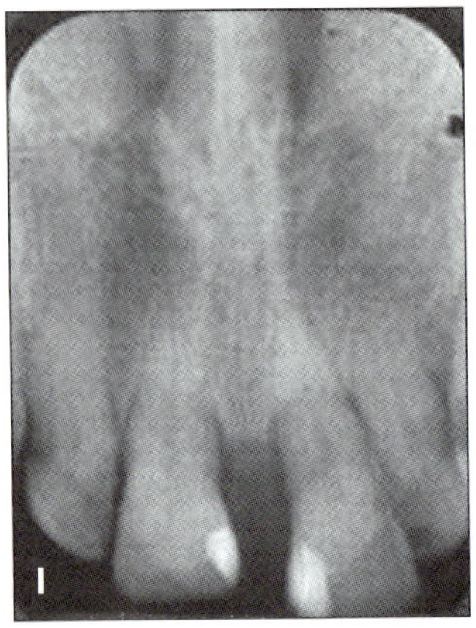

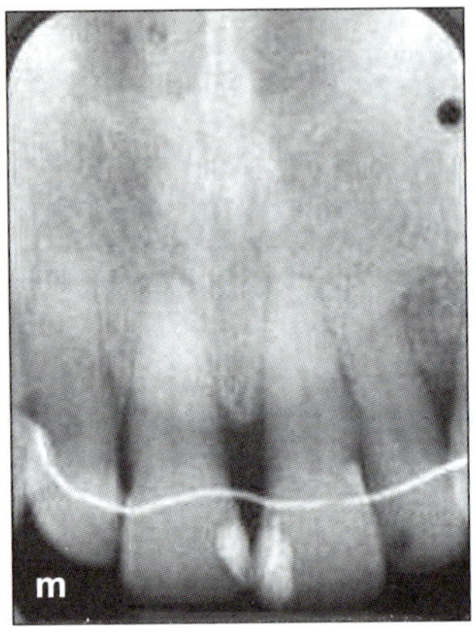

그림 12-9. *(계속)* **j, k,** 최종 결과. 보다 심미적인 미소 및 적절한 수직 및 수평피개를 달성하였고 치간 유두 또한 개선되었다. 이러한 치료는 향후 치주 건강의 유지에 도움을 주게 된다. **l, m,** 치료 전후의 치근단 방사선사진. 치료 후, 전치의 골지지 개선과 경미한 root blunting을 확인할 수 있고 추가적인 골소실은 보이지 않았다.

해야 한다. 구치부의 수직 안정성이 더욱 중요한 경우라면 절대 고정원(즉, 골격성 고정원)의 사용이 필수적이다. 그림 12-10에 제시된 증례는 치주적인 문제가 동반된 환자에서 구치와 전치를 압하시킨 전형적인 예이다. 이 57세 여성은 본인의 미소가 불만족스러웠으며 치열이 더 손상될까 걱정했다(그림 12-10a, b). 치주조직의 소실과 치아 상실로 인해 전치부와 구치부의 교합면은 비대칭적이었다. 초기 치주치료와 양호한 유지 관리 후 협측 치조골에 식립된 2개의 bracket-head 미니스크류와 0.017×0.025-인치 TMA(titanium molybdenum alloy) 분절호선을 이용해 구치부는 비대칭적으로 압하되었다. 미니스크류의 초기 안정성(primary stability)을 저해하는 부가적인 모멘트를 피하기 위해 전치부와 구치부 분절에 같은 크기의 압하력이 적용되었다(그림 12-10c~e). 미니임플란트의 사용으로 교정치료 시 고정원 선택의 폭이 대폭 개선되었고, 특히 치주 문제가 동반된 환자의 치료에서 유용하다. 그림 12-10f와 12-10g는 최종 치료 결과를 보여준다.

치주 문제가 동반된 성인 환자에서 상악 전치부의 전방경사와 과개교합, 구개측 연조직의 부딪힘(impingement)이 보인다면 연속호선을 이용한 straight wire technique은 항상 바람직한 것은 아니다. 경사 이동 없는 압하과 후방 견인을 위해서 힘의 작용선은 치아의 저항중심을 지나가야 하는데 치주조직이 감소된 경우 저항중심은 더욱 치근단에 위치된다. Round tipping을 방지하기 위해서는 힘의 작용선이 저항중심을 통과하도록 하여 압하력과 후방 견인력이 동시에 전달되도록 해야 한다. 분절호선을 통해 동시에 2가지 이동을 유도할 수 있다. 해부학적인 이유로 구개측에서의 접근이 보다 이상적인데 이는 교정력을 전치 저항 중심과 더 가깝게 부여할 수 있기 때문이다. 그림 12-11 전형적 예이다. 41세 남자 환자가 과도한 수평, 수직피개, 구개측 impingement를 보여 교정치료를 필요로 하였다(그림 12-11a~d). 압하와 후방 경사를 위한 올바른 힘의 작용선은 상악 전치부의 저항 중심의 후방을 지나도록 하는 것이다(그림 12-11e, f).

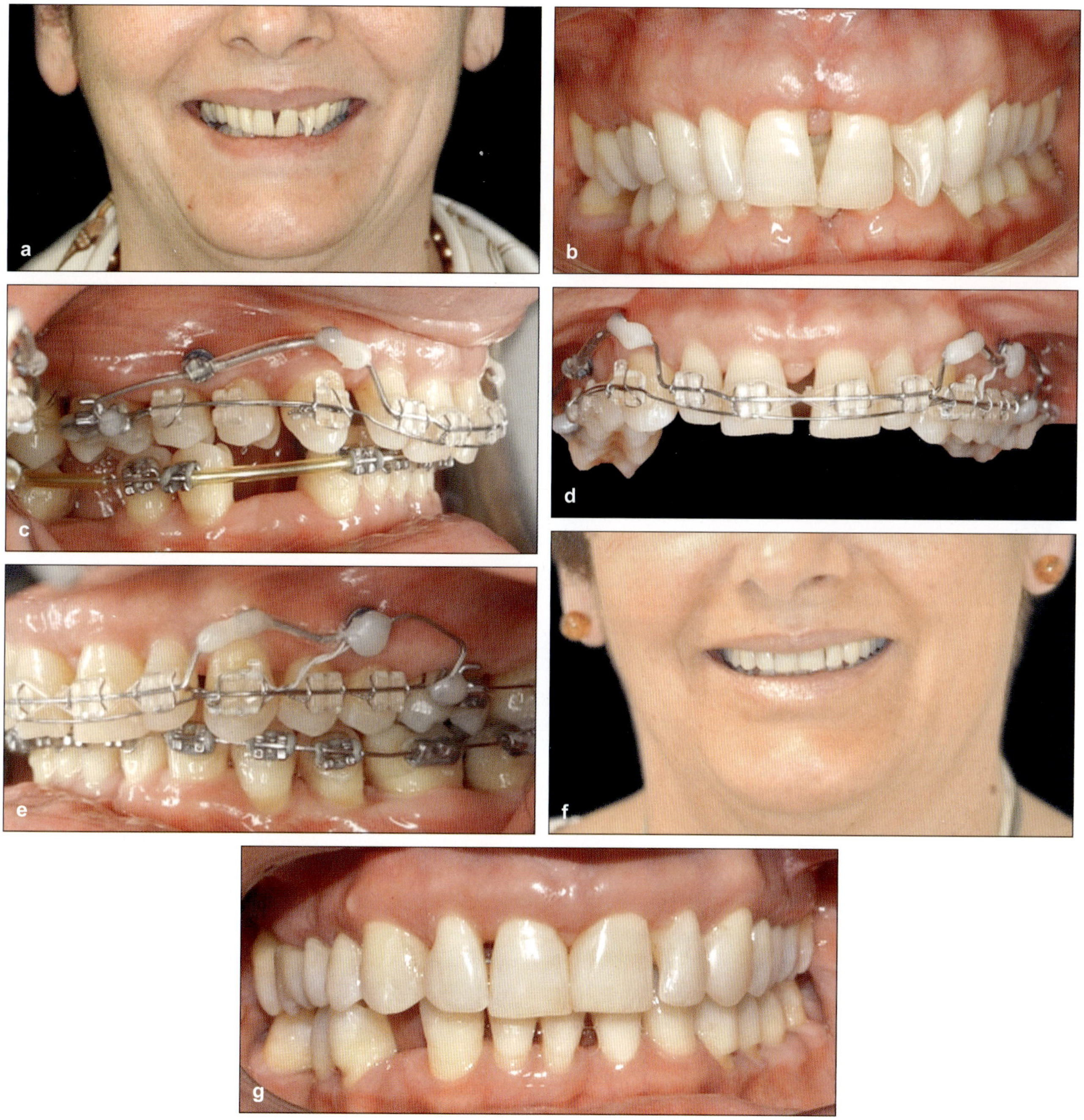

그림 12-10. a, b, 상악 전치부의 비대칭적인 과정출. 구치부의 수직 지지 소실의 결과로 나타난 차등적인 구치부 정출로 인해 구치부의 교합평면의 경사 또한 관찰된다. **c~e,** 2개의 미니임플란트를 이용하여 전방 및 후방 양측에서 힘을 가하여 치아의 압하를 유도하는 캔틸레버 장치를 지지하였다. 미니임플란트의 회전을 방지하기 위해 장치의 전방 및 후방에서 동일한 모멘트를 가하였다. 전치부는 우회하였으나 치열궁 형태를 유지한 형태로 구치부에 니켈-타티늄 연속호선을 삽입하여 측방 치열을 배열하였다. 미니임플란트를 통해 발생할 수 있는 정출력을 조절하였다. **f, g,** 최종 결과. 골격성 고정원을 통해 미소의 심미성을 개선하였다.

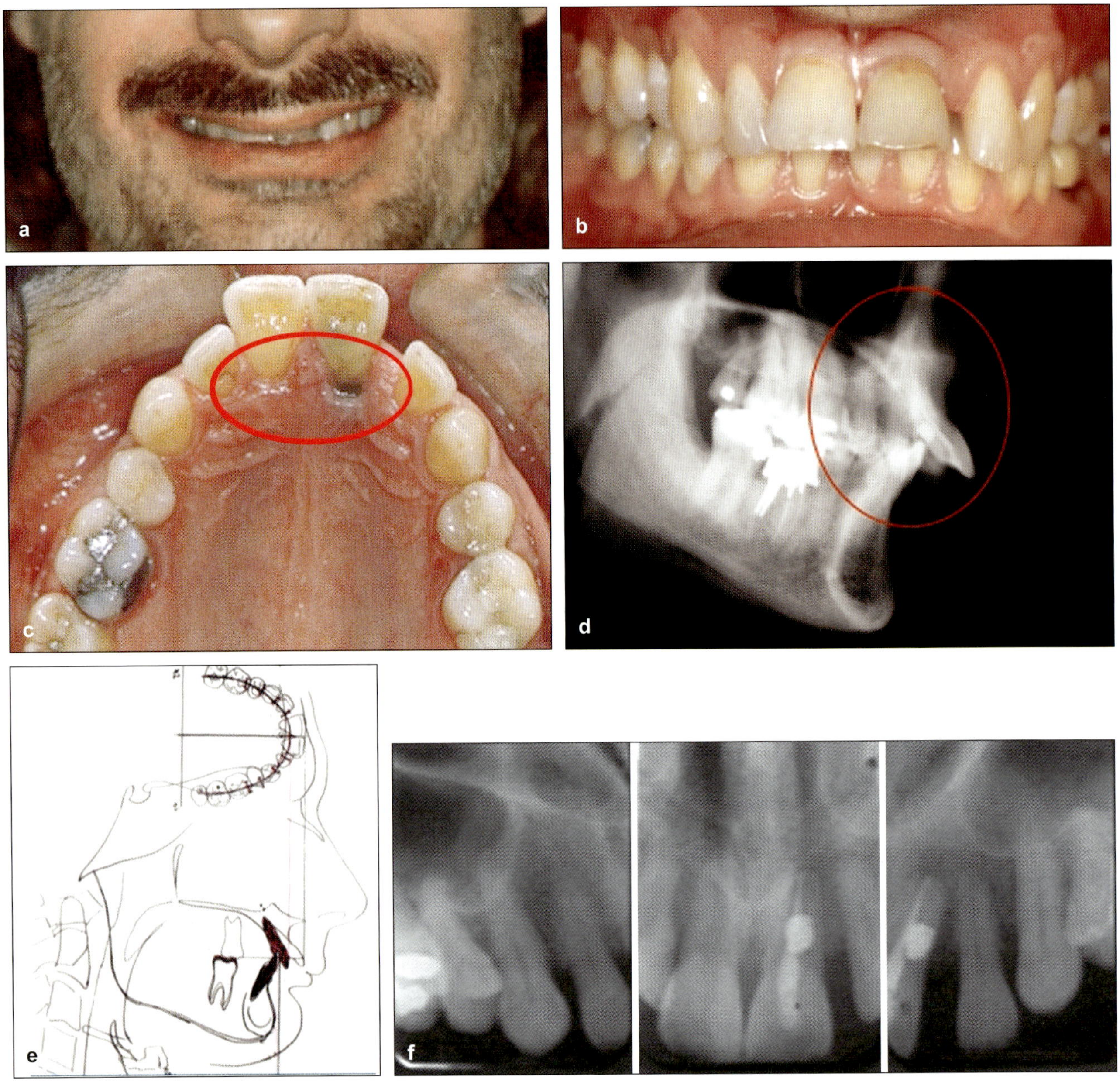

그림 12-11. **a~d,** 41세 남자 환자에서 골격 및 치성 과개교합과 구개측 impingement로 인하여 치주조직의 손상이 확인되었다. **e, f,** 3차원적으로 시각화한 치료 목표에서 보듯 본 증례와 같이 치주조직 지지의 감소를 보이는 경우에서 압하를 동반한 치아의 조절성 경사 이동을 위해서는 힘의 작용선은 전치부 저항중심의 후방을 지나야 한다. 따라서 구개측 방향에서 힘을 적용해야 한다. *(계속)*

이 생역학 체계는 전치부 구개측에 부착된 power arm (active unit)과 상악 제1대구치를 TPA (transpalatal arch)로 연결한 구치부(passive unit, 고정원)로 이루어졌다. 두 부분을 연결하는 50g NiTi (nickel-titanium) 코일 스프링에 의해 압하력과 후방 견인력이 전달되었다(그림 12-11g, h). 양측 상악 중절치를 측절치와 같은 높이까지 압하 및 후방 견인한 후 4전치를 하나의 단위로 연결하고 압하와 후방 견인력의 작용점을 순측으로 이동하였다(그림 12-11i~k). 두 NiTi 코일 스프링을 상악 제1대구치의 0.017×0.025-인치 SS power arm과 전치

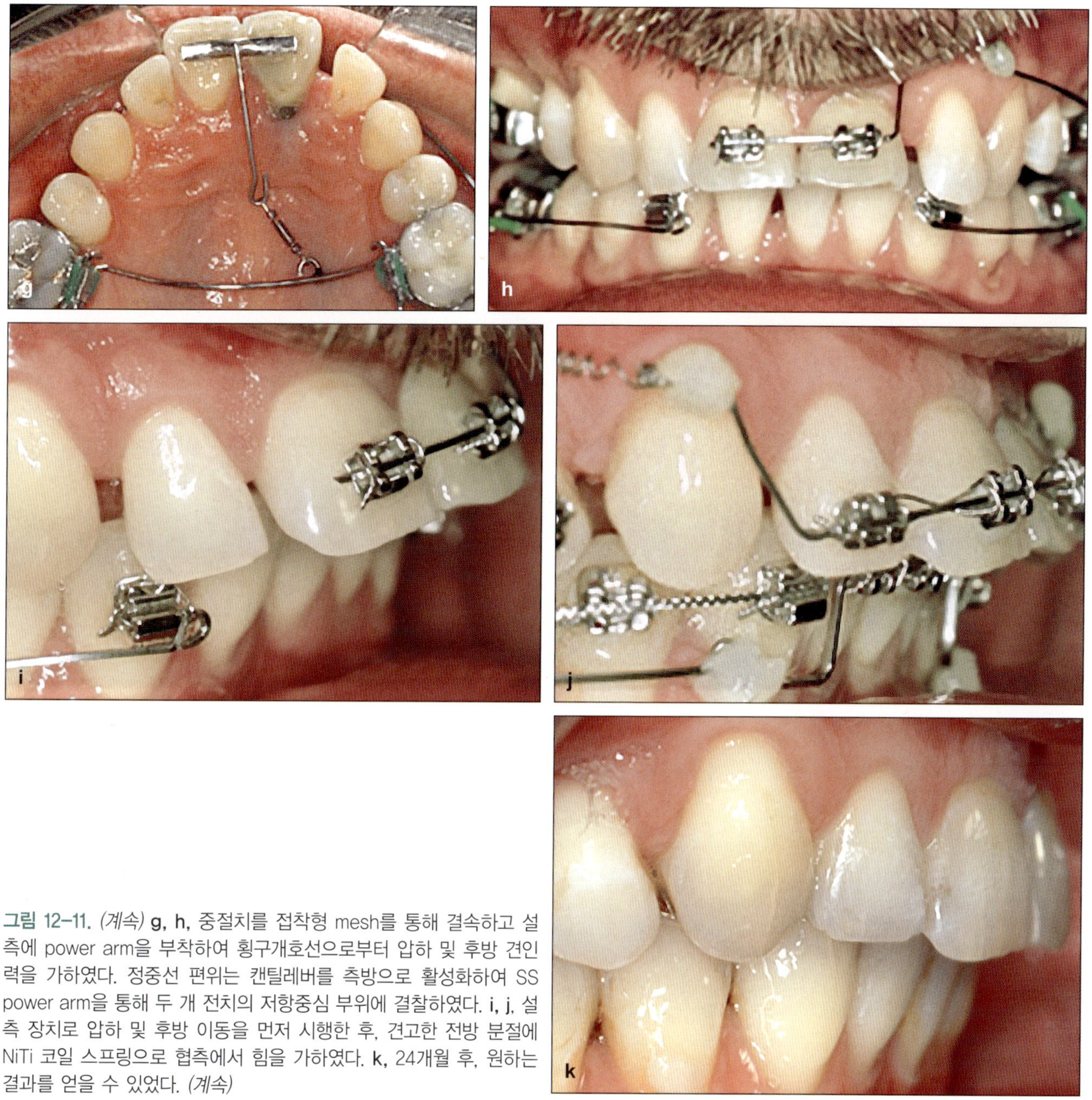

그림 12-11. *(계속)* **g, h,** 중절치를 접착형 mesh를 통해 결속하고 설측에 power arm을 부착하여 횡구개호선으로부터 압하 및 후방 견인력을 가하였다. 정중선 편위는 캔틸레버를 측방으로 활성화하여 SS power arm을 통해 두 개 전치의 저항중심 부위에 결찰하였다. **i, j,** 설측 장치로 압하 및 후방 이동을 먼저 시행한 후, 견고한 전방 분절에 NiTi 코일 스프링으로 협측에서 힘을 가하였다. **k,** 24개월 후, 원하는 결과를 얻을 수 있었다. *(계속)*

부 0.019×0.025-인치 SS 말단의 훅(hook)과 연결하였다. 상악 전치를 압하 및 후방 견인하여 공간을 폐쇄한 후 0.019×0.025-인치 NiTi 연속호선을 이용하여 양측 치열을 배열하였다(이 증례에서는 레벨링과 배열이 치료의 첫 번째 단계가 아님에 주목하자). 마무리 단계에서는 0.019×0.025-인치 SS 와이어를 사용하였다. 총 치료 기간은 24개월 미만이었으며 치료 결과는 그림 12-11l~p에 나타내었다.

결론

치주 지지가 감소된 치아의 round tipping을 피하기 위하여 적절한 생역학 체계를 계획하는 것이 중요하다. 이런 경우 치료 목표를 달성하기 위해 가능한 한 약한 힘을 가장 효과적인 방법으로 전달해야 한다.

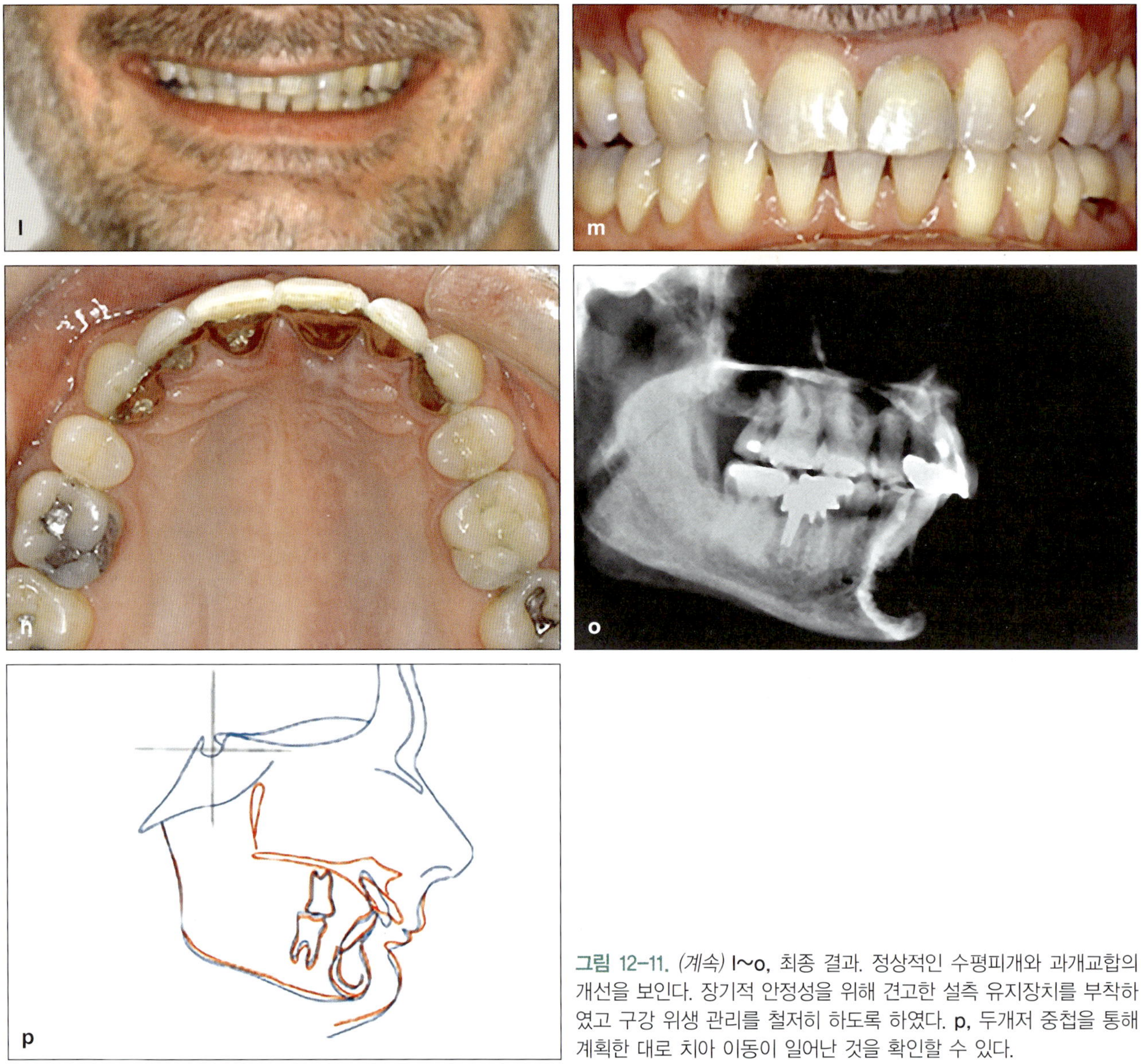

그림 12-11. *(계속)* **l~o**, 최종 결과. 정상적인 수평피개와 과개교합의 개선을 보인다. 장기적 안정성을 위해 견고한 설측 유지장치를 부착하였고 구강 위생 관리를 철저히 하도록 하였다. **p**, 두개저 중첩을 통해 계획한 대로 치아 이동이 일어난 것을 확인할 수 있다.

참고문헌

1. Ericsson I, Thilander B, Lindhe J, Okamoto H. The effect of orthodontic tilting movements on the periodontal tissues of infected and non-infected dentitions in dogs. J Clin Periodontol 1997;4:278–293.
2. Melsen B, Agerbaek N. Orthodontics as an adjunct to rehabilitation. Periodontol 2000 1994;4:148–159.
3. Cattaneo PM, Dalstra M, Melsen B. Moment-to-force ratio, center of rotation, and force level: A finite element study predicting their interdependency for simulated orthodontic loading regimens. Am J Orthod Dentofacial Orthop 2008;133:681–689.
4. Fiorelli G, Melsen B (eds). Biomechanics in Orthodontics. Available at http://www.ortho-biomechanics.com/en/. Accessed 6 April 2018.
5. Burstone CJ. The mechanics of the segmented arch techniques. Angle Orthod 1966;36:99–120.
6. Shroff B, Lindauer SJ, Burstone CJ, Leiss JB. Segmented approach to simultaneous intrusion and space closure: Biomechanics of the three-piece base arch appliance. Am J Orthod Dentofacial Orthop 1995;107:136–143.
7. Nikolai RJ. Bioengineering Analysis of Orthodontic Mechanics. Philadelphia: Lea & Febiger, 1985.
8. Verna C. Biology of tooth movement. In: Fiorelli G, Melsen B (eds). Biomechanics in Orthodontics. Available at http://www.ortho-biomechanics.com/en/. Accessed 6 April 2018.

9. Reitan K. Evaluation of orthodontic forces as related to histologic and mechanical factors. SSO Schweiz Monatsschr Zahnheilkd 1970;80:579–596.
10. Baron R. Remodeling of alveolar bone in spontaneous and induced tooth displacement [in French]. Rev Orthop Dento Faciale 1975;9:309–325.
11. Brudvik P, Rygh P. Root resorption beneath the main hyalinized zone. Eur J Orthod 1994;16:249–263.
12. Roscoe MG, Meira JB, Cattaneo PM. Association of orthodontic force system and root resorption: A systematic review. Am J Orthod Dentofacial Orthop 2015;147:610–626.
13. Sanders NL. Evidence-based care in orthodontics and periodontics: A review of the literature. J Am Dent Assoc 1999;130:521–527.
14. Weinstein S, Haack DC, Morris LY, Snyder BB, Attaway HE. On an equilibrium theory of tooth position. Angle Orthod 1963;33:1–26.
15. Melsen B. Potential adult orthodontic patients: Who are they? In: Melsen B (ed). Adult Orthodontics. Chichester, UK: Blackwell, 2014:1–11.
16. Melsen B, Fiorelli G. Treatment Planning: The 3D VTO. In: Melsen B (ed). Adult Orthodontics. Chichester, UK: Blackwell, 2012:64–76.

제 13 장

중증 치주질환 환자에서의 교정치료

Orthodontic Treatment in Patients with Severe Periodontal Disease

Tali Chackartchi
Stella Chaushu
Ayala Stabholz

치주질환은 점진적, 감염성, 다인성, 염증성 질환이다. 이 질환의 병인에는 치태(dental biofilm) 내 병원성 미생물이 포함되며, 숙주의 과도한 방어반응을 유발하게 된다(숙주반응). 이러한 숙주-세균 상호작용은 개인마다 다른 뼈와 결합조직의 대사, 유전적 요인과 마찬가지로 치주 부착 및 골소실을 유발할 수 있다.[1]

1999년 세계 치주질환과 상태의 분류 워크샵(1999 World Workshop on Classification of Periodontal Diseases and Conditions)에서는 특정 병인 공식에 근거하여 3가지 유형의 치주질환을 확인하였다: 만성 치주염(chronic periodontitis), 급진성 치주염(aggressive periodontitis), 전신질환의 증상으로서의 치주염(periodontitis as a manifestation of systemic disease).[2] 교정치료를 받는 환자에서의 치주적 고려사항은 (1) 어린이, 청소년, 젊은 성인(30세 미만), (2) 성인 환자들(30세 이상)의 2가지 연령 그룹으로 나누어진다.

교정치료를 받는 어린이, 청소년, 젊은 성인에서의 치주적 고려사항

교정치료는 주로 젊은 사람들(young individuals)에서 기능적, 심미적 요구로 행해진다. 교정치과의사와 치료팀은 이러한 젊은 환자들의 불량한 구강 위생으로 인한

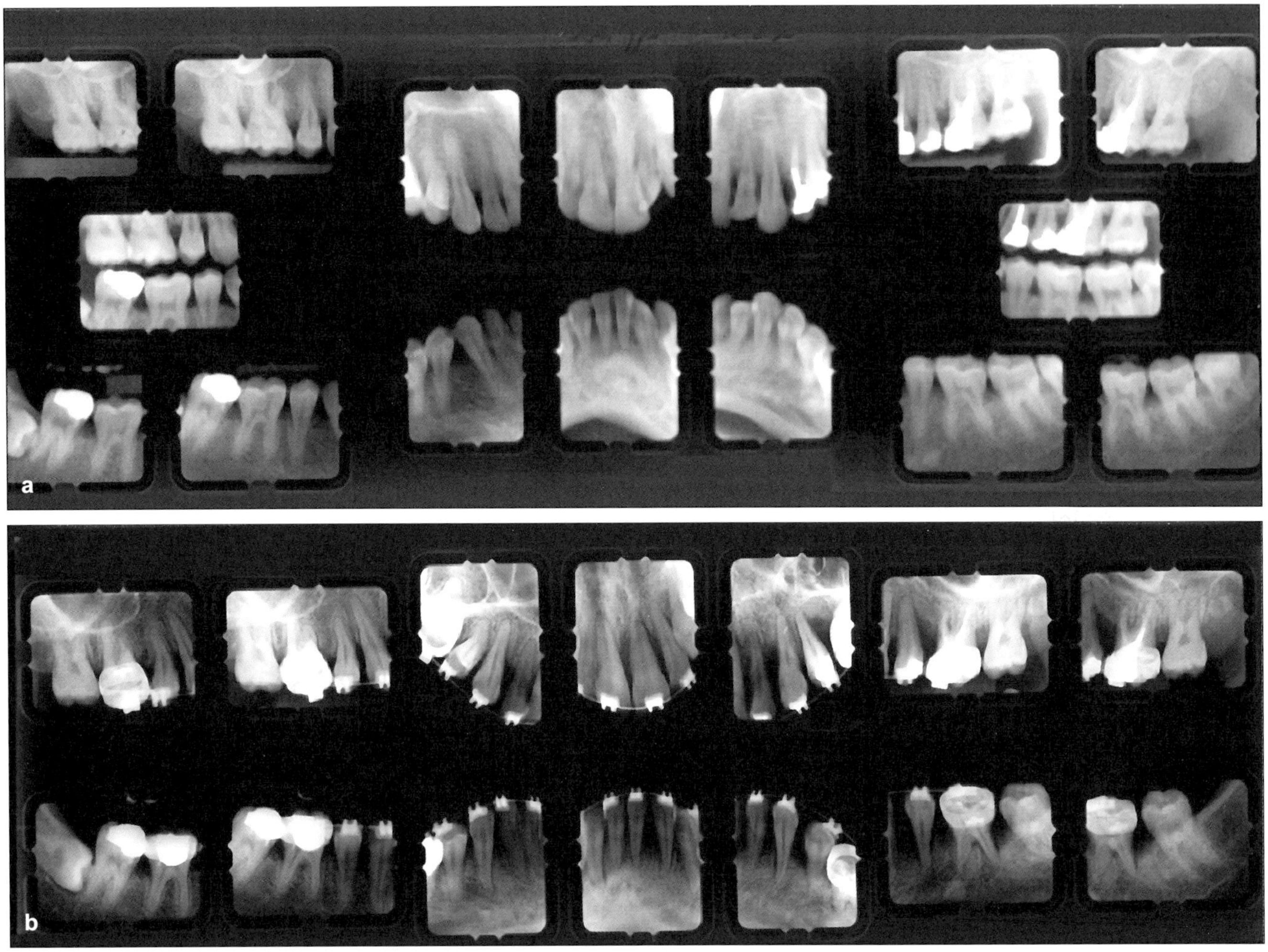

그림 13-1. **a**, 22세 환자의 초기 검사에서 치주질환이나 골흡수 징후가 관찰되지 않는다. **b**, 교정치료를 받은 지 2년 후, 현저한 치주 손상이 기록되었다.

치은염 때문에 지속적으로 어려움을 겪는다. 다행스럽게도 이 연령대에서 치주질환은 흔하지 않지만, 존재하는 경우 종종 빠른 골 소실이 특징이다.

그동안 청소년과 젊은 성인에서 만성 치주염이 서술되었지만,[3] 젊은 사람들에서 가장 빈번하게 진단되는 치주염은 주로 국소적인 형태의 급진성 치주염이다.[4,5] 급진성 치주염은 흔하지 않으며 종종 심각한 치주질환으로, 지지골과 부착의 빠른 소실이 주된 특징이다.[6] 세균막 내 존재하는 구강 미생물이 질환의 발생에 기여하는 것으로 알려져 있다. 예를 들어, 치주 병원균인 *Aggregatibacter actinomycetemcomitans*는 급진성 치주염과 밀접한 관련이 있다.[7-10] 전반적인 형태의 급진성 치주염은 제1대구치와 전치 이외에 3개 이상의 영구치에 영향을 미치는 인접면 부착 소실이 특징이다.[2] 대부분의 임상의들은 급진성 치주염이 임상적으로 구별된다는 데 동의하지만, 전반적인 만성 치주염과 전반적인 급진성 치주염을 구분하는 임상 특징은 여전히 모호하다.[11]

잘 조절되지 않은 급진성 치주염은 빠르고 비가역적인 질환의 진행을 초래할 수 있다.[12] 따라서 급진성 치주염을 앓고 있는 환자들에게 교정력을 적용하려면 교정치료 전, 중, 후에 특별한 주의와 고려[13]가 필요하다(그림 13-1; 그림 13-3a, b 참조). 국소적[14-16] 및 전반적[17] 급진성 치주염

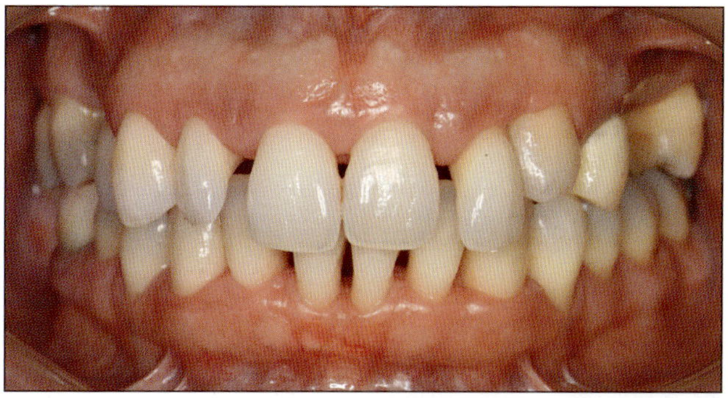

그림 13-2. 중증 치주염으로 인해 뻐드러지고 벌어진 전치.

환자에서 교정치료가 성공적으로 이루어진 몇 개의 사례가 이 책에 기술되어 있다.

교정치료를 시작하는 청소년과 젊은 성인에서 주요한 치주 문제는 치아 이동을 시작하기 전 치주 병변을 조기에 진단하는 것이다. 급진성 치주염의 평균 발병 연령은 교정치료를 시작하는 평균 연령과 거의 같다. 따라서 교정치과의사는 종종 초기 검사 중에 임상적, 방사선학적으로 비정상적인 치주 상태를 진단하는 최초 또는 유일한 임상의이다. 치아 이동 도중 치주질환이 발생한 경우에도 교정치과의사는 이를 진단하는 첫 번째 임상의가 될 것이다.[18,19]

젊은 성인에서 관찰되는 치주적인 골소실은 진단되지 않은 기존의 치주질환과 관련된 것일 수 있고, 주로 구치부에서 초기 골소실로 표현되는 새로운 만성 치주염의 초기 발현일 수도 있다.

교정치료를 받는 성인 환자에서의 치주적 고려사항

중증 치주질환의 유병률은 연령이 증가함에 따라 점진적으로 증가하여 40대와 50대에 급격한 증가를 보이며, 38세경에 정점을 이룬다.[20] 남성과 여성 사이에 중증 치주질환의 유병률이나 발생률에는 유의한 차이를 보이지 않는다.[21]

중증 치주염에 이환된 성인의 주된 호소 중 하나는 치아 이동으로 인한 전치부 심미장애이며, 회전과 과맹출이 동반되어 뻐드러지고 벌어진 전치를 특징으로 한다(그림 13-2). 치주조직 파괴와 관련된 치열의 이동을 병적 치아 이동(pathologic tooth migration)으로 정의한다. Brunsvold[13]에 따르면, 병적 치아 이동은 30~55%의 유병률을 보이는 것으로 밝혀졌으며 통계적으로 임상적 부착 소실, 골소실, 치아 상실, 치은 염증과 관련이 있다. 치주염은 통증이나 증상이 없는 경우가 많기 때문에, 질환에 이환된 많은 성인들이 심미적인 문제가 발생할 때까지 치료를 받지 않는다. 그 결과, 성인 환자의 심미적인 요구가 치주치료와 교정치료를 포함하는 해결책에 도달하도록 동기를 부여한다.[13]

최근 성인 교정환자가 증가하고 있으며, 일부는 특별한 문제를 보이는 중등도나 말기 치주염을 가지고 있다.[22,23] 성인 환자의 교정치료는 청소년 환자와 많은 측면에서 다르다. 고려해야 할 주요 측면 중 하나는 나이든 환자에서 세포 활성이 감소된다는 것이며, 이는 젊은 환자와 비교하였을 때 교정적 치아 이동 속도가 느려진다는 것을 의미한다.[24,25]

치주질환에 이환된 치아의 교정적 이동

교정적 치아 이동 자체가 치주적 골소실을 유발하거나 일시적인 치은염이 파괴적인 치주염으로 전환되지 않는다는 사실은 잘 알려져 있다.[26-28] Garat 등[29] 및 Geraci 등[30]의 연구 결과는 만약 염증이 잘 조절된다면 치주적으로 손상된 치아의 교정적 이동 시에도 치조골 부피 증가와 치주 재부착을 허용할 수 있음을 나타낸다.

감소되었으나 건강한 치주를 가진 치아의 이동은 동물과 인간 모두에서 연구되었으며,[31-33] 염증이 없는 상태에서는 치주 부착이 손상되지 않는 것이 확인되었다. 그러나 치태로부터 유발된 염증이 존재하는 경우는 교정력이 조절되지 않는 치주 부착 소실을 유발하게 된다.[17,18,34]

교정적 치아 이동은 기계적인 힘 적용에 대한 반응으로 일어나며 치주인대와 치조골의 개조가 나타난다.[35] 조직 변화는 전염증성 매개체의 방출을 특징으로 하는 무균성 급성 염증반응으로 조절되고 유지된다.[35-38] 임상 연구는 교정치료 중 치은열구액 내 높은 수준의 사이토카인과 케모카인을 보여주었다.[37,39,40] 따라서 교정력은 교정적 치아 이동으로 시작되는 무균성 급성 염증반응으로 치주 염증을 심화시킴으로써 치주 파괴를 악화시킬 수 있다.[41] 이러한 분자 변화는 염증세포 및 혈관 분포 증가와 관련되어 있고, 결과적으로 골흡수를 증가시킨다.[42] 이것은 치주질환이 존재할 때 적용된 교정력이 왜 치주 파괴를 가속화시키는지 설명해 줄 수 있다.[34,43] 쥐 실험에서, 활동성 치주염이 있는 상태에서 교정력을 가하는 경우 치주 내 염증 과정이 가속화되고, 파골세포 형성이 증가하며, 그 이후에 치주 골소실뿐만 아니라 치근흡수도 증가하는 것으로 나타났다. 그러나 동시에 치주 염증은 더 빠른 교정적 치아 이동을 가능하게 했다.[44]

이러한 치주질환과 과도한 교합력의 조건에서, 교정장치에 의해 유발된 치은연하 미생물 환경 변화는 치주질환의 악화에 기여할 수 있다.[45,46] 교정적 치아 이동은 치아와 소켓 사이 공간을 확장시킨다. 이러한 해부학적 변화는 치은연상 치태를 더 치근단 쪽으로 이동하도록 하여 결국에는 치주낭이 급격하게 깊어지고 골지지가 감소하며,[32] 추후 수직적 골결손(angular bony pocket) 형성을 가능하게 한다.[32]

몇몇 교정적 치아 이동은 치주에 상당히 위험한 것으로 간주된다. 압하와 치체 이동은 치은연상 치태를 치은연하 치태로 전환시킬 수 있으며, 조절되지 않는 치주 염증이 잔존하거나 환자의 구강 위생 관리가 잘 되지 않으면 골내낭을 유발할 수 있다.[31-34] 반면에, 감소되었으나 건강한 치주 조직을 갖는 환자에서 환자의 양호한 협조도와 약하고 지속적인 힘이 동반되어 치아 이동이 이루어진다면 치주조직 레벨에 해로운 영향을 주지 않을 것이다.[47]

교정적 치아 이동 전 치주치료

자료 수집, 진단과 치주 모니터링

치료되지 않은 치주염을 가진 환자에서의 치아 이동은 치주에 해로울 수 있다. 따라서 교정치료를 시작하기 전에 치주염 발생 위험이 있거나 잔존하는 치주 문제가 악화될 가능성이 있는 사람을 확인하는 것이 가장 중요하다. 어린이와 청소년에서 교정치료는 급진성 치주염의 발병 시기와 비슷한 연령에 시행된다. 따라서 교정치료 전과 치료 중 각 환자의 치주 상태를 신중하게 관찰하는 것이 매우 중요하다.

어린이, 청소년 및 젊은 성인

교정치료를 시작하기 전에 치주와 관련된 기본 자료를 획득하는 것이 추천된다. 여기에는 수직 교익사진 및 상·하악 전치부 치근단 방사선사진을 포함한 치과용 방사선사진과 모든 제1대구치와 전치의 치주낭 깊이 측정을 포함한다. 만약 임상 치주 데이터가 정상에서 벗어난 것으로 의심될 때에는 전악 치근단 방사선사진이 필요하다(그림 13-3a~d 참조).

치열 크라우딩, 치근 돌출(root prominence, 특히 하악 전치부)된 케이스 또는 치열궁 확장 계획 시 골내 치근 위치를 3D 검사하고 차후의 치은점막 문제를 방지하기 위해 CT 스캔이 고려되어야 한다.

성인

교정치료 전에 환자는 전신적 및 의과적 병력, 전체 치주 검사, 전체 시리즈의 치근단 방사선사진, 구강 검사를 포함하는 포괄적인 치과 검진을 받아야 한다.

치주질환이 있는 성인 환자의 치료를 고려할 때, 상세한 의과적, 약물 병력을 얻는 것이 필수적이다. 성인 환자들은 종종 의과적 문제를 갖고 있거나 치주 또는 교정치료에 영향을 줄 수 있는 여러 가지 약물을 복용하고 있다. 치주치료에 대한 긍정적인 반응을 보장하기 위해서 흡연자는 금연이 권장되며, 당뇨 질환자는 허용 가능한 혈당 수치에 도달해야 한다. 정확한 약물 병력 또한 확보되어야 한다. 성인이 자주 복용하는 약물들 중에는 치아 이동 중 교정력에 의해 타겟이 되는 세포들에 영향을 미칠 수 있는 것들이 존재한다.

- 비스테로이드성 항염증제(NSAIDs): NSAIDs는 염증 및 재흡수 과정을 감소시켜 치아 이동 과정에 영향을 줄 수 있다. Nabumetone과 같은 새로운 세대의 항염증제는 압하력에 따르는 치아 이동 속도에 영향을 주지 않으면서 치근흡수량은 감소시키는 것으로 나타났다.[22]
- 삼환 항우울제: Amitriptyline, benzodiazepines과 같은 약들은 구강 건조를 유발할 수 있으며, 치료 성공에 중요한 역할을 하는 구강 위생의 적절한 관리에 부정적인 영향을 미치게 된다.
- 스테로이드 함유 흡입기의 만성적인 사용: 스테로이드 흡입기는 구강 칸디다증과 구강건조증을 유발할 수 있다. 이러한 환자들에서는 교정치료 전과 치료 중, 국소 항진균제나 타액 대체제와 같은 적절한 조치가 취해져야 한다.
- 골다공증 치료제: 선택적 에스트로겐 수용체 조절인자인 bisphosphonate나 calcitonin과 같은 골다공증 약물은 골개조를 방해하여 교정치료에 영향을 줄 수 있다.
- 류마티스 관절염이나 기타 만성 염증성 질환에 대한 약물: 이 치료법은 연조직과 뼈에 손상을 주는 이화 사이토카인(catabolic cytokine: 종양 괴사 인자 또는 인터루킨 길항제) 생성을 차단하는 것을 목표로 한다. 이러한 면역 조절제는 교정적 치아 이동을 억제할 수도 있다.
- Phenytoin(간질약), calcium channel blockers(항고혈압제), cyclosporine A(장기 이식 환자를 위한 약물)과 같은 치은 증식과 관련된 약물: 이러한 약들은 치은 증식을 유발하며 특정 교정 역학이나 적절한 구강 위생 관리를 방해하여 치주 건강에 부정적인 영향을 미칠 수 있다.
- 2년 이내에 busulfan/cyclophosphamide를 이용한 화학 요법: 이러한 약물은 골개조 과정에 관여하는 전구세포를 손상시키는 것으로 알려져 있다.

교정적 치아 이동을 시작하기 전 철저한 치주적 평가가 수행되어야 한다. 이러한 평가에는 염증 및 세균막 수치와 치주낭 깊이, 이개부 침범, 점막치은 이상, 치아 동요도를 포함한 전악 치주 차트 기록을 포함해야 한다. 건강한 치주에서 벗어나 있는 경우(그림 13-4a, b 참조)에는 치주치료가 선행되어야 한다. 임상 검사 외에도 전악 치근단 방사선사진을 채득하고 평가해야 한다(그림 13-4d 참조). 교정치료 전 통상적으로 촬영하는 파노라마 방사선사진은 적절한 치주 평가에 충분한 정확하고 상세한 정보를 제공하지 못한다.

전체 치열의 평가가 시행되어야 하며 이에 따라 치료되

어야 한다.

치주 원인 관련 치료

치주치료의 첫 번째 단계는 치주 원인 관련 치료를 포함해야 한다.[48] 교정장치는 구강 위생에 문제를 일으킬 수 있으며 치주 악화의 위험에 빠뜨리게 한다. 따라서 원인 관련 치료는 최상의 치태 및 출혈 지수를 달성할 수 있도록 최대한 주의를 기울여야 한다(그림 13-4e~g 참조).

환자가 허용 가능한 구강 위생을 실천하고 임상적 치주 수치를 준수하는지에 대해 교정적 치아 이동 직전에 기록되어야 한다. 얕은 치주낭 깊이(≤4 mm), 최소한의 치태 침착, 탐침 시 최소한의 출혈이 교정치료를 시작하기 전에 확인되어야 한다.

치주 수술

치주 원인 관련 치료를 마친 후에도 잔여 치주낭(≥5 mm)은 여전히 존재할 수 있다. 이러한 치주낭은 일반적으로 치조골 흡수의 결과이며, 치주 손상의 위험을 증가시켜 결국 치아 상실로 이어질 수 있다.[49] 치주낭은 세균성 치태 축적을 위한 틈새 역할을 하여 이환된 치아의 이동 시 해로운 영향을 끼칠 수 있다. 따라서 5 mm보다 깊은 치주낭은 치주 파괴의 모든 병인학적 위험 요소를 제거하고 잔류 염증을 근절하기 위해 추가로 치료되어야 하며,[50] 특히 압하나 후방 이동을 고려할 경우에는 더욱 그렇다.

2가지의 교정 전 치주 수술 방법을 고려할 수 있다.

1. 치주 판막 수술(access flap periodontal surgery)은 깊은 골 결손과 치주낭 부위에서 치태, 치석, 감염된 백악질의 조절과 제거를 위한 접근을 개선하도록 설계되었다. 광범위한 결손이 육아조직 및 치근 잔해물을 효율적으로 제거하기 쉽다.
2. 재생 치주 수술(regenerative periodontal surgery)은 손상된 조직을 회복하고 상실한 지지 조직, 즉 치조골, 치근 백악질 및 치주인대 골 결손을 재건하도록 설계되었다.

교정치료와 협력하여 재생 수술이 계획되어 있는 경우 적절한 치료 순서에 대한 딜레마가 발생한다. 재생 수술은 교정적 치아 이동 전과 후 중 언제 수행되어야 하는가?

염증 존재 시 교정적 치아 이동과 관련된 위험에도, 몇몇 임상의는 심각한 치주질환이 있는 경우에도 초반 준비 직후 교정치료를 하는 것을 선호한다. 그들의 임상적 정당성은 치근들을 서로 더 가깝게 이동시키면 결함 부위를 더 좁게 만들 수 있으며 재생 치료의 예후를 더 좋게 만들 수 있다는 것이다. 초기 치료 단계에 치아 위치를 개선하는 것은 또한 환자의 협조도를 향상시킬 수 있으며 환자들에게 치료의 기능적, 심미적 장점을 깨닫게 하는 데 도움을 준다.[51]

다른 임상 접근법은 교정적 치아 이동을 시작하기 전 치주 원인 관련 치료와 치주 수술을 완료하는 것을 목표로 한다. 이러한 접근법의 이론적 근거는 교정적 치아 이동 중 치주 악화 위험을 감소시켜 개선된 심미와 더 나은 재생치료의 결과를 보장한다는 것이다. 동물 조직 연구 결과는 이러한 임상적 접근법을 뒷받침한다. 사실, 치주 염증이 적절하게 조절된다면 순차적인 교정적 치아 이동은 치주 개선에 기여할 수 있으며, 교정치료와 함께 시행한 판막 거상술(open flap debridement)은 새로운 부착 형성을 촉진할 수 있다.[30,52] 더욱이, 교정적 치아 이동과 관련된 판막 거상술은 치아 압하가 시행될 때 치근 기구 조작의 가장 깊은 지점에서 치관측으로의 새로운 결합조직 부착을 형성할 수 있다.[52] 다른 연구에서는 치체 이동과 관련하여 3벽 골결손 부위(three-wall defect)의 상실된 치주 지지를 재건할 수 있다는 것을 보여주었다.[30]

치주 재생은 다양한 생물학적 제재를 이용하는 여러 가

지 수술 절차를 통해 이루어질 수 있다: 골이식 재료(자가이식, 동종골 이식, bone mineral matrix), 차폐막(흡수성 또는 비흡수성) 및 법랑 기질 유도체(enamel matrix deritive; EMD)의 적용. 이러한 모든 기술은 단독으로 혹은 조합하여 치주 골내 결손, 즉 염증성 결합조직과 치아치은 상피가 치조골능보다 치근단 측에 위치해 있는 수직골결손의 치료에 효과적인 것으로 보인다.[53]

뼈 높이에 대한 재생술의 긍정적인 효과는 연조직 적응, 보다 유리한 윤곽 형성, 블랙 트라이앵글 크기 감소를 가능하게 하며, 교정치료 중 치근을 가까이 위치시키면 치간 유두의 재건을 기대할 수 있다.[54,55] 교정적으로 치근과 치관을 가깝게 하는 것은 치간 유두를 좁힐 것이다. 만약 치주 수술 이전에 교정적으로 치근을 이동한다면 치간 유두 끝 부위의 혈액 공급과 수술 시 치간 연조직의 외과적 처리를 어렵게 할 것이다. 이는 재생 부위의 연조직 커버 효과를 해칠 수 있고, 혈전의 안정성과 궁극적으로는 치유 과정까지 영향을 미칠 수 있다.

교정적 이동이 계획된 치아 주변의 치주 재생술

치주 재생술은 상실된 지지 조직을 재생하기 위해 수행된다. 대부분의 재생 술식은 골 또는 골 대체재를 차폐막 또는 EDM 적용과 함께 사용한다. 사용할 재료의 조합을 결정하는 것은 경험과 전문적인 판단을 바탕으로 한 임상의에게 달려있다. 각 재료와 방법에는 장단점이 있으며, 추후 교정 속도나 결과에 영향을 줄 수 있다. 예를 들면, 골 대체재는 골형성이나 골개조를 방해하는 것으로 나타났다.[56] 치아 이동 속도는 치조골의 밀도에 영향을 받으며 이에 따라 동일한 교정력을 부여하더라도 주변 골에 따라 치아 이동 속도가 달라지게 된다. 그 결과 골 대체재 잔여물이 있는 부위에서는 교정적 치아 이동이 느려지게 된다.[57,58]

골 대체재

자가골은 전이 가능한 골 형성 세포의 생존력 덕분에 골 이식의 표준으로 인식되지만, 공여 부위의 두 번째 수술이 필요하게 된다. 결과적으로 다양한 동종, 이종 및 합성골 이식이 자가골 이식을 대체하기 위해 제안되었다.

골 대체재가 골 개조를 방해한다는 사실에도 불구하고, Araújo 등[59]은 이종골 이식이 있는 상태에서 교정적 치아 이동이 합병증 없이 수행될 수 있음을 보여주었다. 이식재는 압박 부위에서 부분적으로 재흡수되었고, 파골세포 활동에 의해 강화되었으며, 인장측에서는 재흡수의 징후가 관찰되지 않았다.

유사한 결과가 da Silva 등[60]에 의해 얻어졌다. 재생 치료 후 교정적 이동 효과를 평가하기 위해, 이종골 이식재를 잡종견 4마리의 분지부 결함 부위에 이식하였다. 치유 과정이 완료되면 교정치료가 이루어졌다. 실험군에서는 제2소구치의 교정적 치아 이동이 이루어졌고, 대조군에서는 움직이지 않은 채로 유지되었다. 그들은 두 그룹 간에 새로 형성된 골의 양에는 통계적으로 유의한 차이가 관찰되지 않았으며 치근흡수의 징후도 없음을 확인하였다. 합성 생체재료와 바이오글라스를 사용한 쥐 실험에서도 비슷한 결과가 보고되었다.[61,62]

탈단백우골(deproteinized bovine bone mineral; DBBM, Bio-Oss, Geistlich)은 치조골 결손부 확대를 위한 이식재로 사용할 수 있다.[63] 5마리의 비글견을 이용한 동물실험에서,[59] 이전에 DBBM으로 이식된 부위에 교정적으로 치아가 이동하였다. 부작용은 보고되지 않았으며 골 대체재는 대부분 분해되고 제거되었다. 이러한 병용 치료의 긍정적인 결과는 여러 임상 증례 보고서[64]와 일부 외과적 재시행[65,66]에서 확인되었다. 그러나 DBBM은 매우 느리게 분해되고 특정 염증 반응과 치유 중 섬유성 피막 형성을 유발하기 때문에,[67] 이에 대한 미래의 치아 이동 효과에 대해 연구하고 있다.

60% hydroxyapatite와 40% β-tricalcium phosphate로 구성된 BoneCeramic (Straumann)과 같은 합성재 또한 재생 술식에 사용될 대체재로 제안되었다. 이식 후에 β-tricalcium phosphate는 빠르게 흡수되고 재생골로 완전히 대체되었다.[68] 천천히 흡수되는 hydroxyapatite는 새로운 혈관의 성장과 골형성세포의 부착에 유용한 기질 지지체(matrix scaffold) 역할을 한다.[69] 이식재가 완전히 흡수되면, 전체 부피가 자연 뼈로 대체될 것으로 예상할 수 있다.[70] 이 합성골 대체재는 교정적 치아 이동을 늦추는 것으로 제시되었지만, DBBM이나 자연 치유된 발치 공간보다 더 나은 골전도 잠재성과 더 적은 치근 흡수를 유발하는 것으로 밝혀졌다.[71]

EDM으로 치료받은 치아의 교정적 이동에서 다를 바 없는 결과가 실험 연구[72]와 인간임상증례보고서[73]에서 나타났다.

조직 유도 재생술

조직 유도 재생술(GTR)은 차폐막(예: 콜라겐 막)을 필요로 하며 단독으로 혹은 골이식과 함께 사용해야 한다. 콜라겐 막은 연조직의 성장을 효과적으로 방지하도록 설계되었고 몇 주 내에 재흡수된다. 따라서 치아 움직임에 영향을 줄 수 있다.

Diedrich[72]는 흡수성 및 비흡수성 막에서 치주 재생이 달성되는지 입증하는 일련의 연구를 시행했다. 이어진 교정치료는 새로 발생한 치주 구조 획득에 영향을 주지 않았다.

Lee 등[74]은 개 실험에서 협측 경사 이동 시 DBBM과 흡수성 콜라겐 막을 사용했다. 그들은 DBBM을 이용한 피질골 절제술(augmented corticotomy)에 네이티브(예: 가교되지 않은) 콜라겐 막을 적용하면 치주조직의 재확립을 유도할 수 있고, 콜라겐 막은 중간엽 기질 형성을 조절하며 고른 골 표면을 형성하는 데 도움이 될 수 있다고 결론지었다.

치주 수술 후의 교정치료

현재 치주 수술 후 교정적 치아 이동을 시작하기 위한 최적의 시기를 알려주는 치료 프로토콜은 존재하지 않는다. 저자의 치료 프로토콜은 임상 경험과 생물학적 근거를 바탕으로 한다.

치주 판막 수술의 경우에는 교정치료를 시작하기 전에 치유를 기다릴 필요가 없다. 사실, 1981년에 Harold Frost는 국소적 가속현상(regional accelerated phenomenon; RAP)에 대해 처음으로 설명하였다. RAP는 경조직과 연조직의 손상 이후 골 회전율(bone turnover rate)이 크게 증가하고 국소적으로 골밀도가 감소하여 발생하는 복잡한 생리적 과정이다. RAP는 일반적으로 수술 후 약 10일 이내에 발생하며 최대 4개월까지 지속될 수 있다.[75,76] 이 방법을 사용하여 판막 거상 후 즉시 교정치료를 시작한다면 치아 이동이 가속화될 것이다.

재생 치주 수술의 경우 교정치료의 시작이 재생 결과에 영향을 줄 수 있다. 치주치과의사는 상처 치유의 초기 단계에서 골이식의 안정성과 치근 표면 막에 대해 우려하게 되는데, 이들이 치주와 상처 치유의 측면에서 볼 때 성공적인 재생 결과의 핵심 요소이기 때문이다.[77,78] 저자의 임상 경험과 확립된 생물학적 원리를 기반으로, 만약 흡수성 막을 사용했다면 재생 부위의 연조직이 아직 성숙되지 않았기 때문에 막이 녹기 시작할 때까지는 치아 이동을 시작해서는 안 된다. 교정적 치아 이동을 너무 빨리 시작하는 것은 콜라겐 막의 재흡수를 빠르게 하여 재생 결과를 해칠 수 있다.

재생 수술 후 교정적 치아 이동 시기를 다르게 한 동물 및 임상 연구에서 성공적인 결과를 보고했다. Re 등[65]은 DBBM과 fibrin–fibronectin sealing system의 조합으로 중절치 구개측의 환상형 골결손 부위에 GTR을 시행하였다. 수술 10일 후 구개측 결손 부위로의 교정적 치아 이동이 시작되었고, 6개월 후 재진입 수술을 시행했을 때, GTR과 교정치료 조합의 성공적인 결과를 확인할 수 있었다. Attia 등[79]은 인간 대상 연구에서 GTR 시행 직후 골이식 부위를 향한 치아 이동은 수술 1년 후 더 많은 임상 부착 수준을 얻을 수 있다고 하였다. Ahn 등[80]에 의한 비글견 연구에서는 치조골 결손부를 DBBM으로 이식 후 즉시 또는 골이식 없이 수술 2주 후 교정적 치아 이동을 시작한 것은 수술 12주 후 치아 이동을 시작한 것보다 더 나은 골밀도를 달성한 것으로 나타났다. Araújo 등[59]은 무치악부로 치아를 이동시키기 3개월 전 DBBM을 이용하여 골 결손부에 이식하였다. 그들은 이식재가 분해되고 결국 치아 이동 중에 제거되는 것을 관찰하였다. 그들의 연구는 수술 3~6개월 후 치아 이동을 시작하는 것은 재생 과정에 악영향을 끼치지 않는다는 것을 나타낸다.

무치악 부위로의 교정적 치아 이동

성인 환자를 치료하는 교정치과의사가 직면하는 문제 중 하나는 임플란트–지지 보철을 수용하기 위해 상실 치아의 적절한 근원심 공간을 유지 혹은 획득하는 것이다. 다른 경우는 치아 발치로 인해 형성된 공간을 닫기 위한 치아 이동을 포함한다. 발치는 항상 수평 및 수직 골흡수를 동반하며,[81,82] 이후에 좁아진 무치악 치조제로의 치아 이동을 제한하게 된다. 치아가 상실된 지 몇 년이 지난 무치악 치조제는 좁아지게 되고, 어떤 경우에는 2개의 피질골 판으로만 이루어지게 된다(피질화). 연구에 따르면 이것은 압박측에서의 골흡수를 억제하여 무치악 부위로의 치아 이동을 상당히 제한할 수 있다.[83]

Goldberg와 Turley[84]는 성인에서 상악 제1대구치 무치악 부위의 교정적 공간 폐쇄와 관련된 치주 변화를 연구하였다. 평균 5.3 mm의 공간 폐쇄와 함께, 수직 골소실은 제2대구치에서 평균 1.2 mm, 제2소구치에서 평균 0.6 mm에 해당하였고, 60%의 치아에서 1.5 mm 이하의 골소실이 일어났다. 제1대구치가 없는 경우 공간 폐쇄는 잠재적인 해결책으로 고려될 수 있지만 부착 소실과 공간 재발은 일반적인 합병증이 될 수 있다.

좁은 치조골로 교정적 치아 이동 시 또다른 고려사항은 치근 노출의 위험이다. 치아 이동 전 골이식을 통해 치조골 너비를 재확립하지 않으면 교정적 치아 이동이 불가능한 경우가 있다.[85] 치조골 흡수를 완화하고 결손부 치조골을 재생하기 위해 발치 직후 발치 부위에 골이식을 시행할 수 있다. 치근 노출을 피하기 위해, Mayer 등[86]은 위축된 치조골 부위로 치아를 이동시키기 6개월 전에 유도골 재생술을 시행할 것을 제안하였다.

성인 환자에서 협력된 치주 및 교정치료는 피질화된 무치악 치조골로의 치아 이동에 유용할 수 있다. 이러한 환자가 교정치료와 재생 수술을 포함하는 통합 치과 치료를 필요로 한다면, 수술과 치아 이동의 협력은 RAP의 장점을 취할 수 있고[75] 제한된 기간 내에서 치아 이동 속도를 증가시킬 수 있으므로, 치아가 상실된 지 오래되어 위축과 피질화가 일어난 치조골에서의 감소된 치아 이동을 보상할 수 있다.

교정치료 중 치주 관리

건강한 환자

어린이와 청소년의 경우 초기 검사에서 치주질환의 징후가 관찰되지 않으면, 집중적인 구강 위생 교육과 식이 요법에 따라 교정치료를 시작할 수 있다. 치료 중 교정치과의사는 각 예약일에 구강 위생 상태를 모니터링할 책임이 있다.

교정치료를 받는 동안 청소년은 성인에서보다 치은염이 더 심한 것으로 나타났다.[87] 치과위생사의 전문적인 검진은 보통 3개월마다 이루어지지만, 적절한 구강 위생 관리에 객관적인 장애가 있는 경우에는 빈도를 더 늘려야 한다. 치과 위생사의 특별한 목표는 (1) 교정장치의 존재로 인해 축적된 치태 병원균을 세척하고, (2) 양호한 구강 위생 유지의 중요성을 강력하게 이야기함으로써 환자에게 동기를 부여하며, (3) 환자에게 치간 칫솔, 첨단(single-tuft) 칫솔, 항균 및 불소 구강 세정액과 같은 부가적인 치태 조절 장비를 효율적으로 사용하는 방법을 교육하는 것이다. 일반적으로, 특히 교정 환자에서 전동 칫솔은 수동 칫솔에 비해 치은 건강을 더욱 증진시킬 수 있다.[88]

성인에서는 상황이 더 복잡한데, 일반적으로 크라운, 국소 의치, 임플란트, 깊은 치간부 수복물들이 존재하며 이는 치태 축적을 증가시키고 치주질환 악화 위험을 높이기 때문이다(그림 13-5 참조). 많은 성인 환자들은 이미 초기 치조골 소실로 고통받고 있으며, 이는 치은연상 및 치은연하 치태 축적으로 더 악화될 수 있다. 따라서 이미 언급한 것과 같이 교정치료 시작 전 철저한 치아 및 치주 검사가 수행되어야 한다. 교정치과의사는 결함이 있는 수복물을 인지하고 수복물 교체를 위해 보철치과의사에게 환자를 의뢰해야 한다. 건강한 치주를 가진 경우 성인 환자는 3개월마다 전문적인 세정을 포함하여 청소년과 유사한 유지 관리 프로토콜을 준수해야 한다. 이 간격은 다수의 수복물이 존재하는 경우에는 더 짧아져야 한다. 설측 장치 사용 시 설측에 있는 장치를 칫솔질하는 것에 대한 어려움이 증가하기 때문에 치과 위생사가 더 자주 검사해야 한다(최소 2개월에 한 번). 유지 관리 방문 시에는 부착 소실의 초기 징후를 인식하기 위해 치주낭의 주기적인 평가가 포함되어야 한다. 달리 확인되지 않는 경우 수직 교익 방사선사진이나 전치부 치근단 방사선사진을 6개월마다 촬영해야 한다. 교정치과의사는 충치 진행이 간과되지 않도록 보철치과의사와 협력해야 한다.

치주가 손상된 환자

치주가 손상된 환자에서 환자의 초기 상태를 선별하고, 초기 진단을 내리고, 전악 치주 검진 및 치료를 위해 치주치과의사에게 환자를 의뢰하는 것은 교정치과의사의 책임이다. 교정치과의사는 교정치료 전뿐만 아니라 적극적인 치료 중, 후에 나타날 수 있는 젊은 환자에서의 급진성 치주염에 대해 알고 있어야 한다. 이 경우 교정치과의사는 즉시 치주치과의사와 협진해야 한다. 치주치과의사는 교정치료 시작 전 전악 치주 차트 및 전악 방사선사진 검사를 시행할 책임이 있다. 교정적 치아 이동은 치주질환이 조절되고, 염증이 감소되고, 환자 본인이 세심한 구강 위생 방법을 준수할 때까지 시행되어서는 안 된다. 교정적 치아 이동 중 치주치과의사는 치주 상태를 면밀히 모니터링하여 치주 악화의 초기 징후를 인식하고 치주 및 교정치료를 적절하게 조절할 수 있도록 해야 한다. 환자가 협조적이지 않고 적절한 구강 위생을 유지하지 못 한다면 교정치료는 중단되어야 한다.

일반적으로 전문적인 세정은 1~3개월마다 시행되어야 한다. 추가 위험요소가 있거나(예: 흡연, 당뇨병) 중증 또는 급진성 치주질환이 있는 경우 이 빈도를 늘려야 한다. 치주 검사(전악 치주 차트)는 3~6개월마다 시행되어야 한다(그림 13-3o 참조). 치주낭 깊이나 출혈 지수의 증가가 관찰되면, 교정적 치아 이동은 치주가 안정될 때까지 중단되어야 한다. 달리 확인되지 않는 경우 수직 교익 방사선사진과 전치부 치근단 방사선사진을 매 6개월마다 촬영해야 한다.

치주 손상 환자에서 위생 관리를 용이하게 하기 위해 가장 적게 치태가 축적되는 교정장치를 사용하는 것이 좋다. 브라켓 디자인은 세균 축적과 치은 염증에 상당한 영향을 준다. 이러한 맥락에서 고무줄 결찰보다는 자가 결찰 브라켓 또는 와이어 결찰이 더 나은 역할을 할 수 있다.[89] 교정용 밴드는 특히 재생 술식에 의해 치료된 치아에서는 사용하지 않아야 한다. 고정원 치아에 교정용 밴드를 사용한 경우 치주질환 원인으로 추정되는 병원균의 유병률이 증가하였다.[90] 투명교정장치(clear aligners)는 제거가 가능하고 치태가 유지되지 않기 때문에 구강 위생 측면에서 고정식 장치보다 더 우수하다. 투명 장치로 치료 받은 환자는 고정식 장치로 치료 받은 환자보다 교정치료 중 치주 건강이 더 좋은 것으로 나타났다.[91] 유지장치 또한 구강 위생을 염두에 두고 선택해야 한다.

증례

그림 13-3~13-5는 중증 치주질환 환자에서의 교정치료를 보여준다.

결론

적절한 교정 및 치주치료를 결합한 통합치료는 교정치료를 받는 치주질환 환자에게 효과적인 것으로 나타났다. 이러한 조건하에서 대부분의 치료 사례들에서 장기적으로 안정적인 치료 결과가 예상된다(그림 13-6). 치료의 성공을 위해 치주적으로 건강한 치열에서만 교정치료가 행해져야 하며, 이 건강 상태는 장치가 제거될 때까지 교정치료

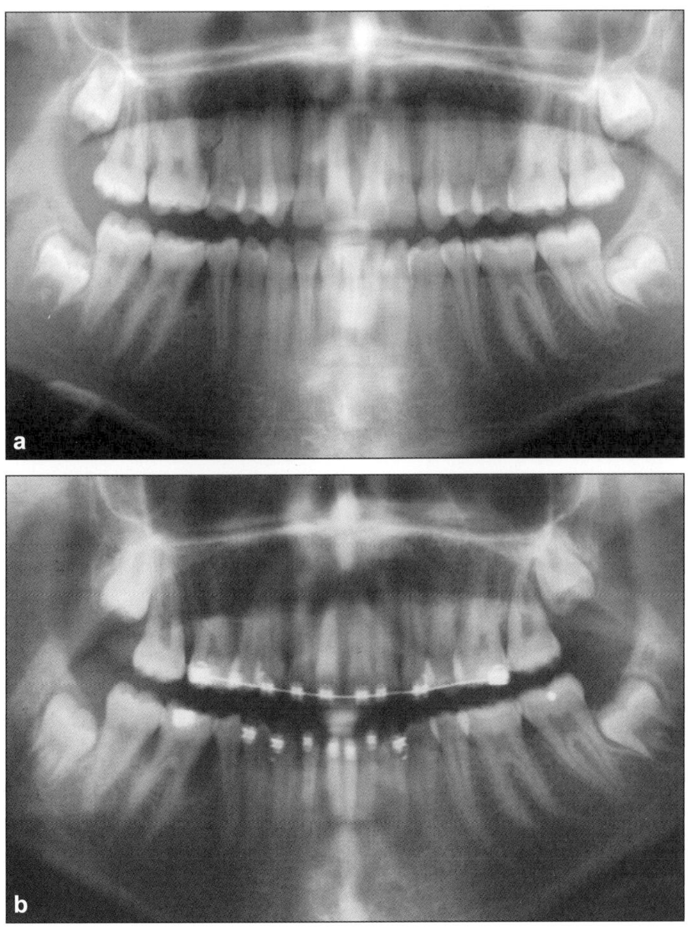

그림 13-3. 국소적 급진성 치주염을 가진 15세 여자 환자에서 교정치료 중 발생한 치주 악화를 보여준다. a, 교정치료 전 파노라마 방사선사진. 우측 제1대구치와 상악 중·측절치 주변에 진단되지 않은 골흡수가 존재한다. b, 교정치료 중 상당한 치주 악화가 관찰된다. 이 시점에서 교정치료가 중단되었고, 환자는 치주 상담을 위해 의뢰되었다. *(계속)*

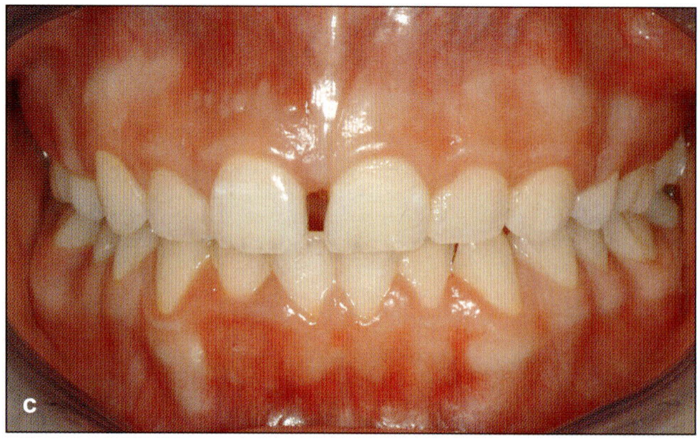

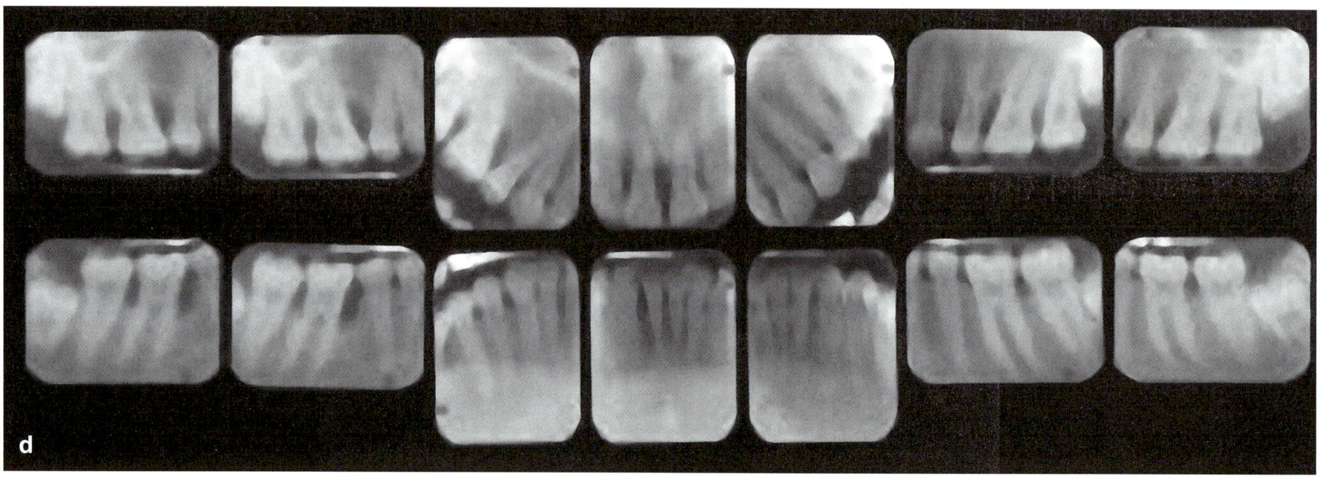

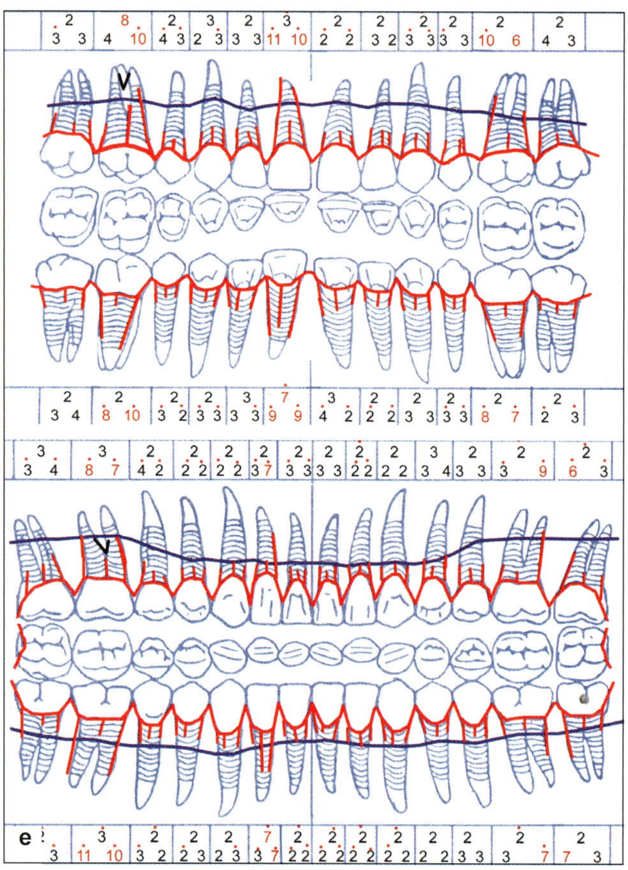

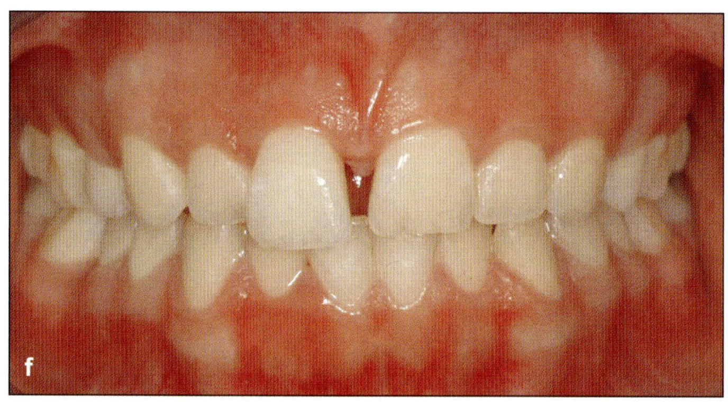

그림 13-3. *(계속)* **c, d,** 치주치료 시작 시의 임상 및 치근단 방사선사진. **e,** 초기 치주 차트. **f,** 항-감염 치주치료 후 재평가 시의 임상 사진. 상악 우측 중절치의 이동에 주목하라. *(계속)*

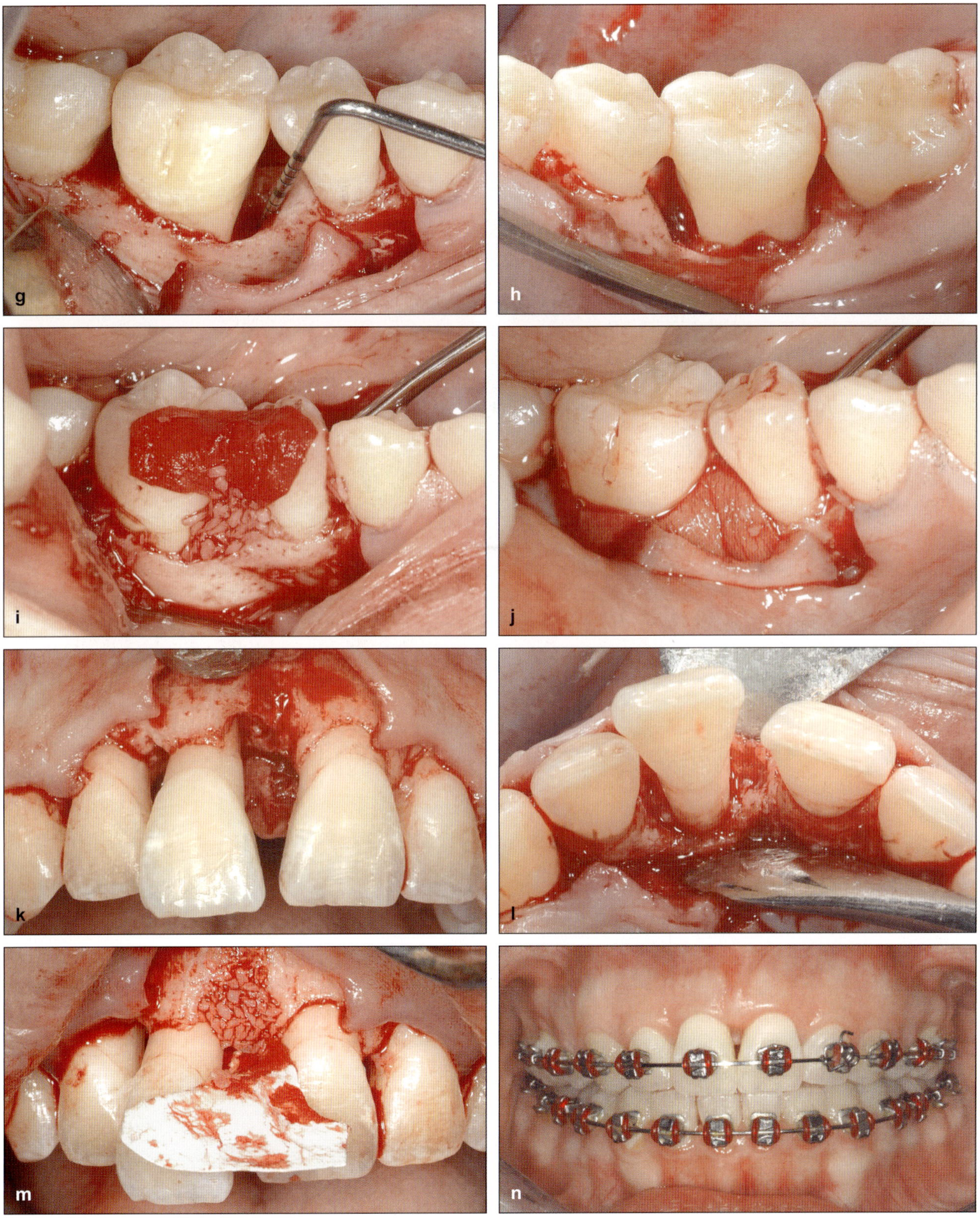

그림 13-3. *(계속)* **g~m**, 외과적 치료에는 동종골 미립자와 흡수성 콜라겐 막을 이용한 골내 병소의 재생이 포함되었다. **n**, 치주 수술 완료 8개월 후 교정치료가 시작되었다. 유지 관리 프로그램에는 매달 치은연상의 전문적 치아 세척이 포함되었다. *(계속)*

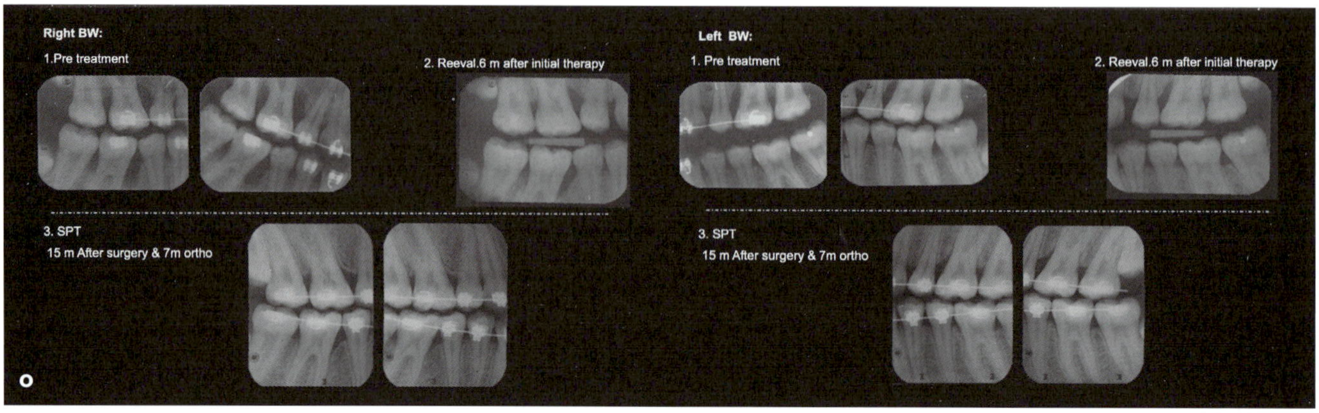

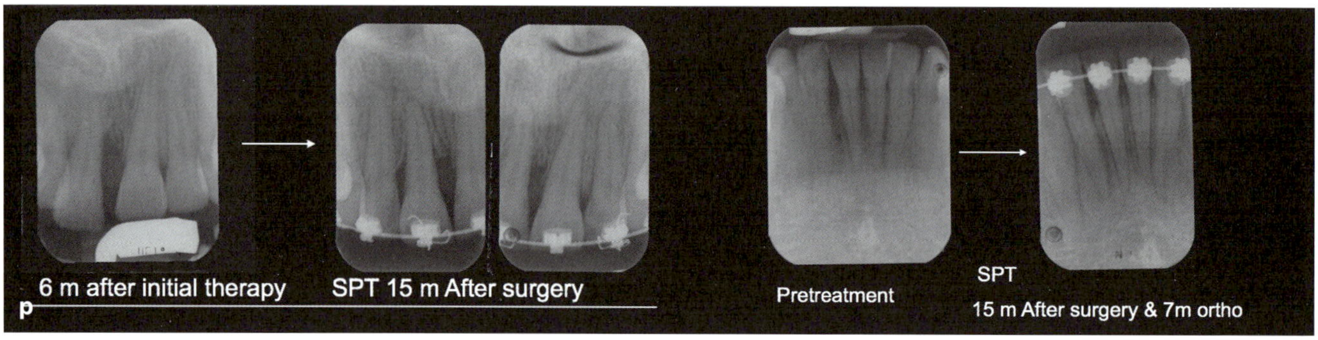

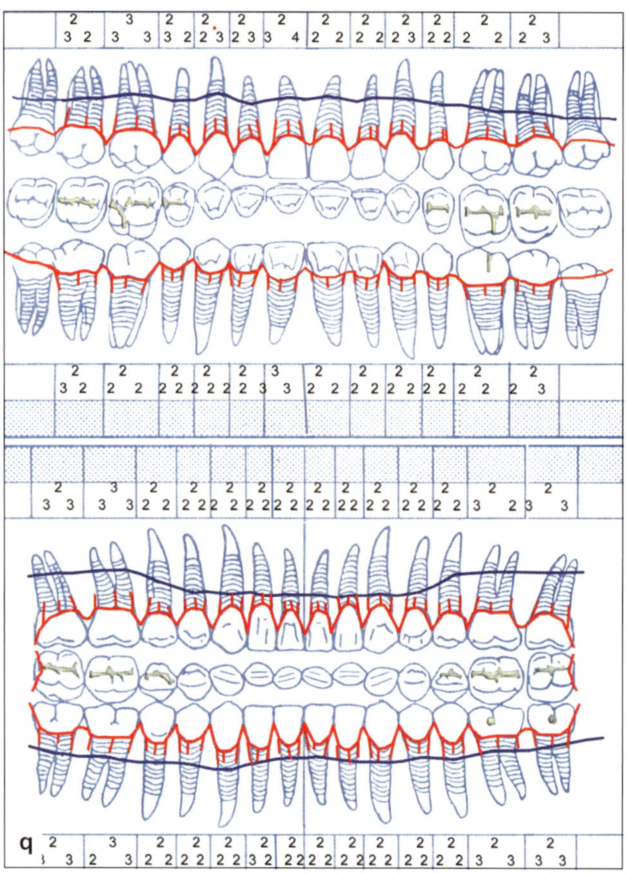

그림 13-3. *(계속)* **o**, 치료 전, 초기 치료 6개월 후, 치주 수술 15개월 후 치근단 방사선사진. **p**, 치주 수술 및 유지치료(supportive periodontal therapy; SPT) 이후 치조골 증식을 나타내는 방사선사진. **q**, 교정치료 종료 시점에 획득된 치주 자료. (출처: Drs Tali Chackartchi, Ayala Stabholz, and Stella Chaushu.)

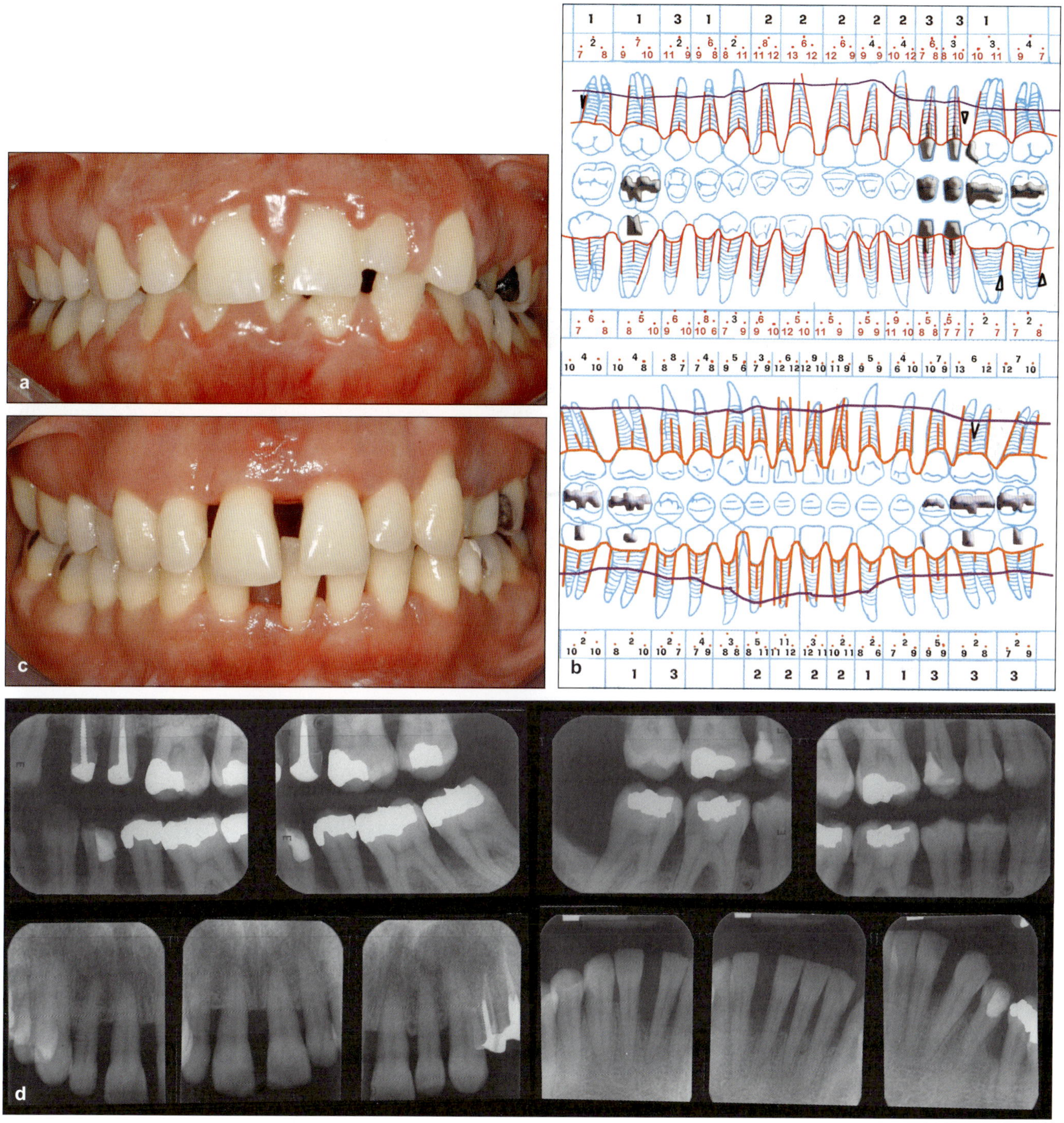

그림 13-4. 전반적인 급진성 치주염을 나타내는 임신 8주차 28세 여성. **a**, 초기 임상사진. **b**, 치료 전 깊은 치주낭을 보여주는 치주 차트. 임신 중이었기 때문에 방사선사진은 촬영하지 않았다. **c**, 치주 항-감염 치료 후의 임상사진. **d**, 출산 후 전악 방사선사진이 촬영되었다. *(계속)*

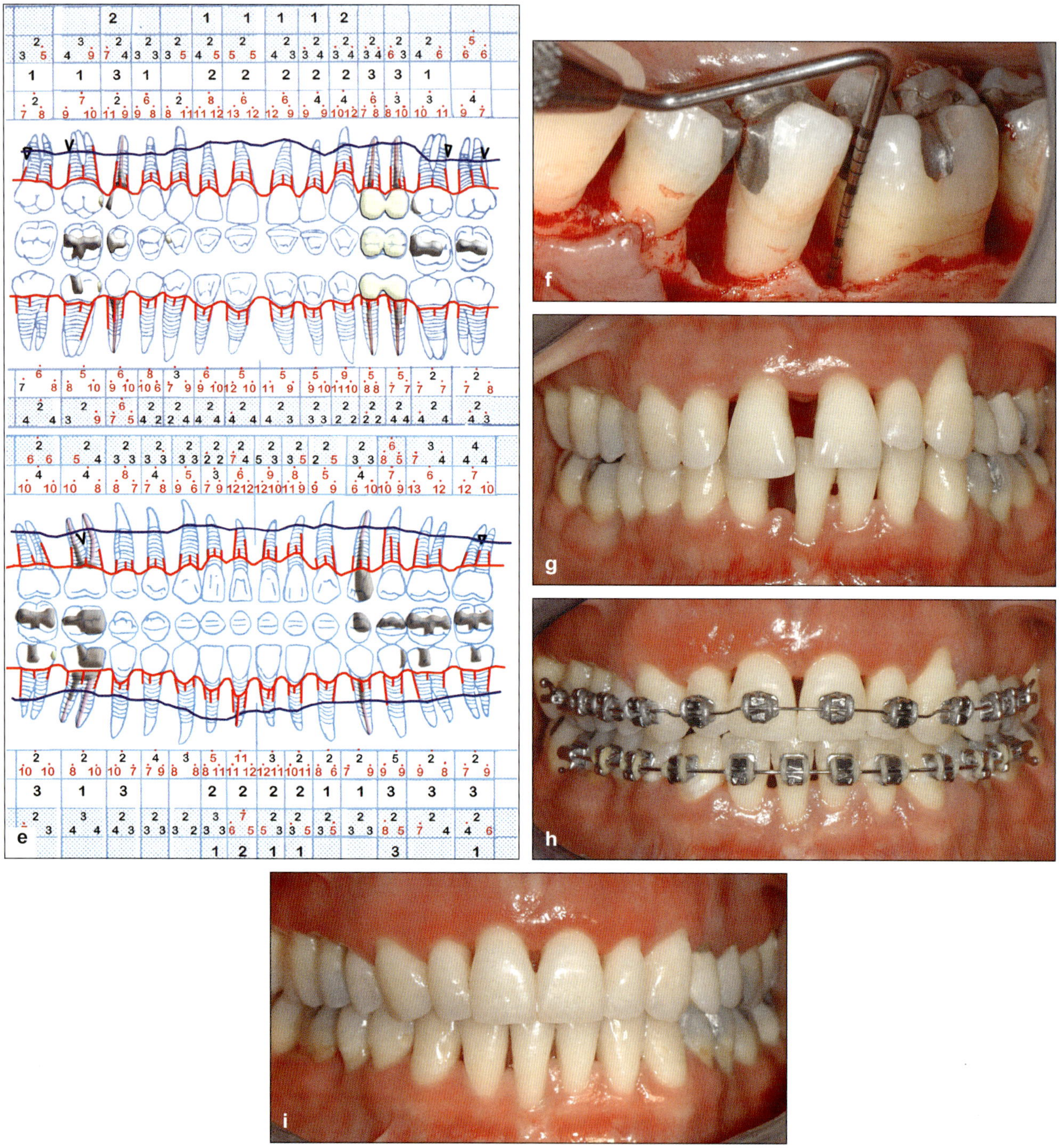

그림 13-4. *(계속)* **e**, 재평가 시 치주 차트. **f**, 수술 시 임상사진은 얕은 골내 결손을 갖는 역골 구조(reverse bone architecture)를 보여준다. **g**, 적극적인 치주치료 완료 시 임상사진. **h**, 치주질환이 조절된 후 교정치료가 시작되었다. **i**, 최종 임상사진. *(계속)*

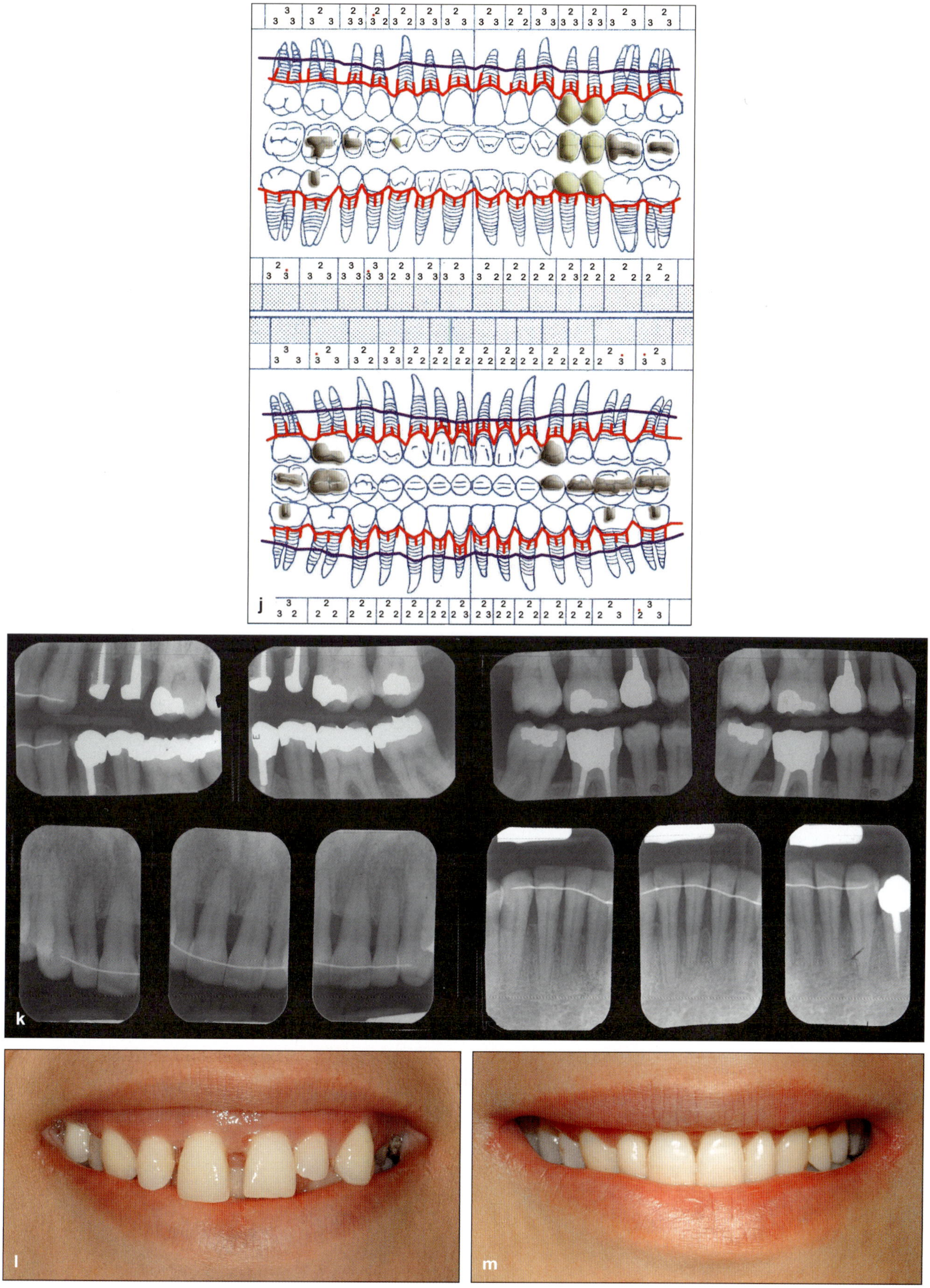

그림 13-4. *(계속)* **j,** 최종 치주 차트. **k,** 최종 방사선사진. **l, m,** 교정치료 전과 후의 미소 비교. (출처: Drs Tali Chackartchi, Ayala Stabholz, and Adrian Becker.)

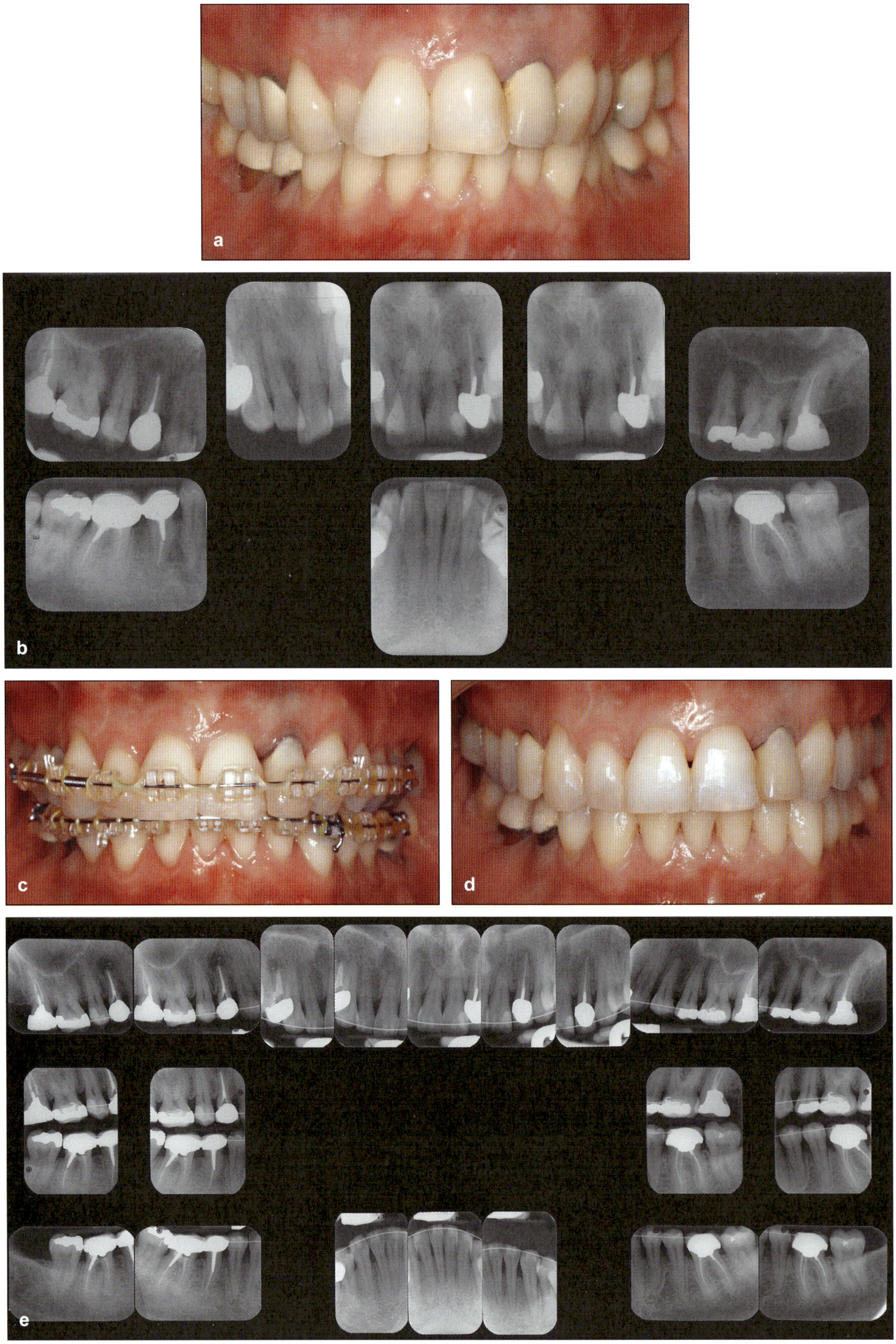

그림 13-5. 만성 치주염을 가진 43세 여자 환자가 안모 심미 개선을 위해 교정치료를 원하였다. **a,** 다수의 수복물을 보여주는 초기 임상사진. **b,** 초기 방사선사진. **c,** 교정적 치아 이동은 치주 염증이 조절되고 난 이후에 시행되었다. **d,** 최종 임상 사진. **e,** 최종 방사선사진. (출처: Drs Tali Chackartchi and Stella Chaushu.)

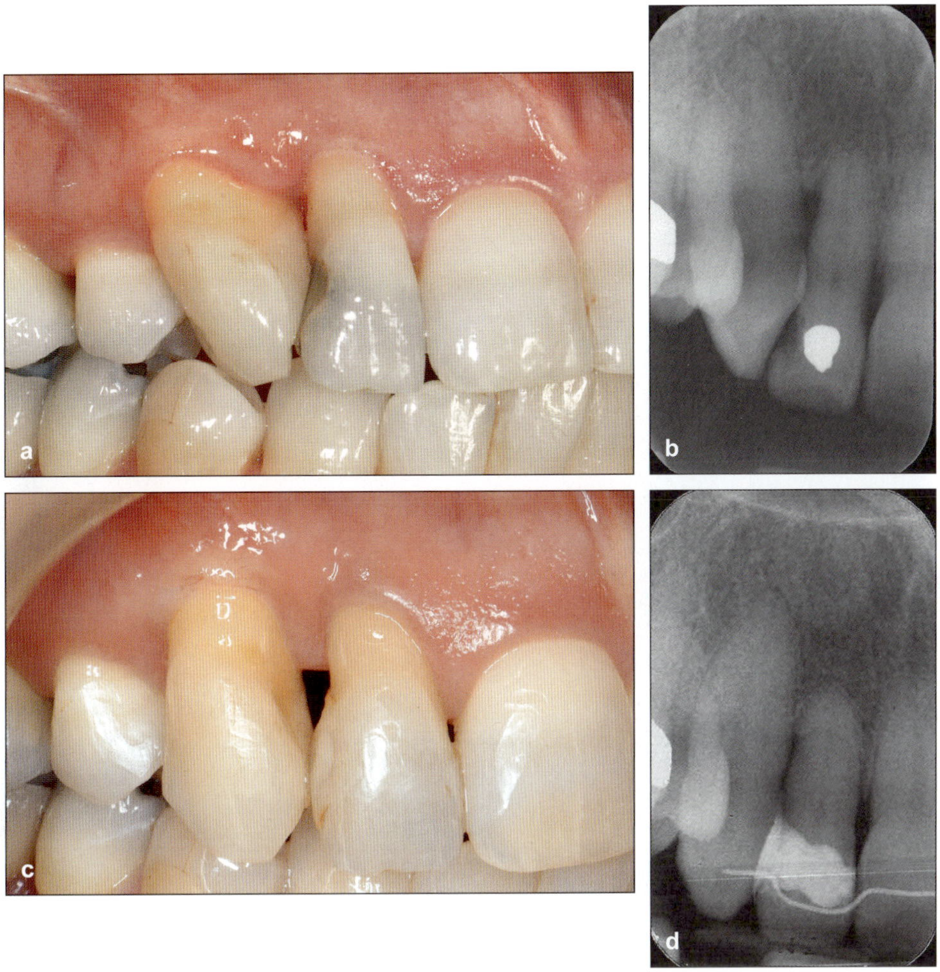

그림 13-6. a~d, 치주적으로 이환된 치아에 조절된 힘과 세심한 치주 관리는 심한 골소실이 있는 치아에서도 교정치료를 가능하게 한다. (출처: Drs Tali Chackartchi and Ruth Gleis.)

내내 잘 유지되어야 한다. 불행하게도 우리는 살아있고 변화하는 대상을 치료하므로 모든 사례가 같은 결과를 보일 것이라고 보장할 수는 없지만, 문헌과 저자의 임상 경험을 통해 복잡한 치주-교정 사례들이 성공적인 결과를 가져올 수 있음을 확인했다. 면밀한 모니터링은 성공적인 치료를 위한 핵심 요소이며, 모든 악화 시점을 파악하고 치주건강을 정상화하기 위해 치료가 시행되어야 한다.

참고문헌

1. Page RC, Kornman KS. The pathogenesis of human periodontitis: An introduction. Periodontol 2000 1997;14:9–11.
2. Armitage GC. Periodontal diagnoses and classification of periodontal diseases. Periodontol 2000 2004;34:9–21.
3. Bimstein E. Periodontal health and disease in children and adolescents. Pediatr Clin North Am 1991;38:1183–1207.
4. Kronauer E, Borsa G, Lang NP. Prevalence of incipient juvenile periodontitis at age 16 years in Switzerland. J Clin Periodontol 1986;13:103–108.
5. Clerehugh V, Lennon MA, Worthington HV. 5-year results of a longitudinal study of early periodontitis in 14- to 19-year-old adolescents. J Clin Periodontol 1990;17:702–708.
6. Parameter on chronic periodontitis with advanced loss of periodontal support [editorial]. American Academy of Periodontology. J Periodontol 2000;71:856–858.
7. Newman MG, Socransky SS, Savitt ED, Propas DA, Crawford A. Studies of the microbiology of periodontosis. J Periodontol 1976;47:373–379.
8. Mandell RL, Socransky SS. A selective medium for *Actinobacillus actinomycetemcomitans* and the incidence of the organism in juvenile periodontitis. J Periodontol 1981;52:593–598.
9. Bragd L, Dahlén G, Wikström M, Slots J. The capability of *Actinobacillus actinomycetemcomitans*, *Bacteroides gingivalis* and *Bacteroides intermedius* to indicate progressive periodontitis; A retrospective study. J Clin Periodontol 1987;14:95–99.
10. Tonetti MS, Mombelli A. Early-onset periodontitis. Ann Periodontol 1999;4:39–53.
11. Armitage GC. Development of a classification system for periodontal diseases and conditions. Ann Periodontol 1999;4:1–6.
12. Thilander B. Infrabony pockets and reduced alveolar bone height in relation to orthodontic therapy. Semin Orthod 1996;2:55–61.
13. Brunsvold MA. Pathologic tooth migration. J Periodontol 2005;76:859–866.
14. Okada K, Yamashiro T, Tenshin S, Takano-Yamamoto T. Orthodontic treatment for a patient with Pierre-Robin sequence complicated by juvenile periodontitis. Cleft Palate Craniofac J 2000;37:318–324.
15. Maeda S, Maeda Y, Ono Y, Nakamura K, Sasaki T. Interdisciplinary treatment of a patient with severe pathologic tooth migration caused by localized aggressive periodontitis. Am J Orthod Dentofacial Orthop 2005;127:374–384.
16. Passanezi E, Janson M, Janson G, Sant'Anna AP, de Freitas MR, Henriques JF. Interdisciplinary treatment of localized juvenile periodontitis: A new perspective to an old problem. Am J Orthod Dentofacial Orthop 2007;131:268–276.
17. Ishihara Y, Tomikawa K, Deguchi T, et al. Interdisciplinary orthodontic treatment for a patient with generalized aggressive periodontitis: Assessment of IgG antibodies to identify type of periodontitis and correct timing of treatment. Am J Orthod Dentofacial Orthop 2015;147:766–780.
18. Mathews DP, Kokich VG. Managing treatment for the orthodontic patient with periodontal problems. Semin Orthod 1997;3:21–38.
19. Kokich VG. Don't start without the charting. Am J Orthod Dentofacial Orthop 2011;139:S14.
20. Kassebaum NJ, Bernabé E, Dahiya M, Bhandari B, Murray CJ, Marcenes W. Global burden of severe periodontitis in 1990-2010: A systematic review and meta-regression. J Dent Res 2014;93:1045–1053.
21. Kassebaum NJ, Bernabé E, Dahiya M, Bhandari B, Murray CJ, Marcenes W. Global burden of severe tooth loss: A systematic review and meta-analysis. J Dent Res 2014;93:20S–28S.
22. Krishnan V, Davidovitch Z. The effect of drugs on orthodontic tooth movement. Orthod Craniofac Res 2006;9:163–171.
23. Gkantidis N, Christou P, Topouzelis N. The orthodontic-periodontic interrelationship in integrated treatment challenges: A systematic review. J Oral Rehabil 2010;37:377–390.
24. Bridges T, King G, Mohammed A. The effect of age on tooth movement and mineral density in the alveolar tissues of the rat. Am J Orthod Dentofacial Orthop 1988;93:245–250.
25. Bagga D. Adult orthodontics versus adolescent orthodontics: An overview. J Oral Health Comm Dent 2010;4:42–47.
26. Alstad S, Zachrisson BU. Longitudinal study of periodontal condition associated with orthodontic treatment in adolescents. Am J Orthod 1979;76:277–286.
27. Boyd RL, Leggott PJ, Quinn RS, Eakle WS, Chambers D. Periodontal implications of orthodontic treatment in adults with reduced or normal periodontal tissues versus those of adolescents. Am J Orthod Dentofacial Orthop 1989;96:191–198.
28. Ong G. Periodontal disease and tooth loss. Int Dent J 1998;48:233–238.
29. Garat JA, Gordillo ME, Ubios AM. Bone response to different strength orthodontic forces in animals with periodontitis. J Periodontal Res 2005;40:441–445.
30. Geraci TF, Nevins M, Crossetti HW, Drizen K, Ruben MP. Reattachment of the periodontium after tooth movement into an osseous defect in a monkey. 1. Int J Periodontics Restorative Dent 1990;10:184–197.
31. Lindhe J, Svanberg G. Influence of trauma from occlusion on progression of experimental periodontitis in the beagle dog. J Clin Periodontol 1974;1:3–14.
32. Ericsson I, Thilander B, Lindhe J, Okamoto H. The effect of orthodontic tilting movements on the periodontal tissues of infected and non-infected dentitions in dogs. J Clin Periodontol 1977;4:278–293.
33. Re S, Corrente G, Abundo R, Cardaropoli D. Orthodontic treatment in periodontally compromised patients: 12-year report. Int J Periodontics Restorative Dent 2000;20:31–39.
34. Wennström JL, Stokland BL, Nyman S, Thilander B. Periodontal tissue response to orthodontic movement of teeth with infrabony pockets. Am J Orthod Dentofacial Orthop 1993;103:313–319.
35. Krishnan V, Davidovitch Z. On a path to unfolding the biological mechanisms of orthodontic tooth movement. J Dent Res 2009;88:597–608.

36. Ren Y, Maltha JC, Van't Hof MA, Von Den Hoff JW, Kuijpers-Jagtman AM, Zhang D. Cytokine levels in crevicular fluid are less responsive to orthodontic force in adults than in juveniles. J Clin Periodontol 2002;29:757–762.
37. Bletsa A, Berggreen E, Brudvik P. Interleukin-1α and tumor necrosis factor-α expression during the early phases of orthodontic tooth movement in rats. Eur J Oral Sci 2006;114:423–429.
38. Krishnan V, Davidovitch Z. Cellular, molecular, and tissue-level reactions to orthodontic force. Am J Orthod Dentofacial Orthop 2006;129:469.e1–32.
39. Uematsu S, Mogi M, Deguchi T. Increase of transforming growth factor-β 1 in gingival crevicular fluid during human orthodontic tooth movement. Arch Oral Biol 1996;41:1091–1095.
40. Ren Y, Vissink A. Cytokines in crevicular fluid and orthodontic tooth movement. Eur J Oral Sci 2008;116:89–97.
41. Nogueira AVB, de Souza J, de Molon RS, et al. HMGB1 localization during experimental periodontitis. Mediators Inflamm 2014;2014:816320.
42. Nogueira AV, de Molon RS, Nokhbehsaim M, Deschner J, Cirelli JA. Contribution of biomechanical forces to inflammation-induced bone resorption. J Clin Periodontol 2017;44:31–41.
43. Harrel SK, Nunn ME. The effect of occlusal discrepancies on periodontitis. II. Relationship of occlusal treatment to the progression of periodontal disease. J Periodontol 2001;72:495–505.
44. Kirschneck C, Fanghänel J, Wahlmann U, Wolf M, Roldán JC, Proff P. Interactive effects of periodontitis and orthodontic tooth movement on dental root resorption, tooth movement velocity and alveolar bone loss in a rat model. Ann Anat 2017;210:32–43.
45. Sallum EJ, Nouer DF, Klein MI, et al. Clinical and microbiologic changes after removal of orthodontic appliances. Am J Orthod Dentofacial Orthop 2004;126:363–366.
46. Lee SM, Yoo SY, Kim HS, et al. Prevalence of putative periodontopathogens in subgingival dental plaques from gingivitis lesions in Korean orthodontic patients. J Microbiol 2005;43:260–265.
47. Corrente G, Abundo R, Re S, Cardaropoli D, Cardaropoli G. Orthodontic movement into infrabony defects in patients with advanced periodontal disease: A clinical and radiological study. J Periodontol 2003;74:1104–1109.
48. Axelsson P, Lindhe J. The significance of maintenance care in the treatment of periodontal disease. J Clin Periodontol 1981;8:281–294.
49. Papapanou PN, Wennström JL. The angular bony defect as indicator of further alveolar bone loss. J Clin Periodontol 1991;18:317–322.
50. Caffesse RG, Sweeney PL, Smith BA. Scaling and root planing with and without periodontal flap surgery. J Clin Periodontol 1986;13:205–210.
51. Tsitoura E, Tucker R, Suvan J, Laurell L, Cortellini P, Tonetti M. Baseline radiographic defect angle of the intrabony defect as a prognostic indicator in regenerative periodontal surgery with enamel matrix derivative. J Clin Periodontol 2004;31:643–647.
52. Melsen B, Agerbaek N, Eriksen J, Terp S. New attachment through periodontal treatment and orthodontic intrusion. Am J Orthod Dentofacial Orthop 1988;94:104–116.
53. Sculean A, Nikolidakis D, Nikou G, Ivanovic A, Chapple IL, Stavropoulos A. Biomaterials for promoting periodontal regeneration in human intrabony defects: A systematic review. Periodontol 2000 2015;68:182–216.
54. Cardaropoli D, Re S, Corrente G, Abundo R. Reconstruction of the maxillary midline papilla following a combined orthodontic-periodontic treatment in adult periodontal patients. J Clin Periodontol 2004;31:79–84.
55. Cardaropoli D, Re S. Interdental papilla augmentation procedure following orthodontic treatment in a periodontal patient. J Periodontol 2005;76:655–661.
56. Stavropoulos A, Kostopoulos L, Mardas N, Randel Nyengaard J, Karring T. Deproteinized bovine bone used as an adjunct to guided bone augmentation: An experimental study in the rat. Clin Implant Dent Relat Res 2001;3:156–165.
57. Deguchi T, Takano-Yamamoto T, Yabuuchi T, Ando R, Roberts WE, Garetto LP. Histomorphometric evaluation of alveolar bone turnover between the maxilla and the mandible during experimental tooth movement in dogs. Am J Orthod Dentofacial Orthop 2008;133:889–897.
58. Sidiropoulou-Chatzigiannis S, Kourtidou M, Tsalikis L. The effect of osteoporosis on periodontal status, alveolar bone and orthodontic tooth movement. A literature review. J Int Acad Periodontol 2007;9:77–84.
59. Araújo MG, Carmagnola D, Berglundh T, Thilander B, Lindhe J. Orthodontic movement in bone defects augmented with Bio-Oss. An experimental study in dogs. J Clin Periodontol 2001;28:73–80.
60. da Silva VC, Cirelli CC, Ribeiro FS, Costa MR, Comelli Lia RC, Cirelli JA. Orthodontic movement after periodontal regeneration of class II furcation: A pilot study in dogs. J Clin Periodontol 2006;33:440–448.
61. Hossain MZ, Kyomen S, Tanne K. Biologic responses of autogenous bone and beta-tricalcium phosphate ceramics transplanted into bone defects to orthodontic forces. Cleft Palate Craniofac J 1996;33:277–283.
62. Kawamoto T, Motohashi N, Kitamura A, et al. A histological study on experimental tooth movement into bone induced by recombinant human bone morphogenetic protein-2 in beagle dogs. Cleft Palate Craniofac J 2002;39:439–448.
63. Norton MR, Odell EW, Thompson ID, Cook RJ. Efficacy of bovine bone mineral for alveolar augmentation: A human histologic study. Clin Oral Implants Res 2003;14:775–783.
64. Cardaropoli D. Orthodontics for the adult periodontal patient: First or second choice treatment? Prog Orthod 2009;10:88–96.
65. Re S, Corrente G, Abundo R, Cardaropoli D. Orthodontic movement into bone defects augmented with bovine bone mineral and fibrin sealer: A reentry case report. Int J Periodontics Restorative Dent 2002;22:138–145.
66. Cardaropoli D, Re S, Manuzzi W, Gaveglio L, Cardaropoli G. Bio-Oss collagen and orthodontic movement for the treatment of infrabony defects in the esthetic zone. Int J Periodontics Restorative Dent 2006;26:553–559.

67. Artzi Z, Tal H, Dayan D. Porous bovine bone mineral in healing of human extraction sockets. Part 1: Histomorphometric evaluations at 9 months. J Periodontol 2000;71:1015–1023.
68. Piattelli A, Scarano A, Mangano C. Clinical and histologic aspects of biphasic calcium phosphate ceramic (BCP) used in connection with implant placement. Biomaterials 1996;17:1767–1770.
69. Cordaro L, Bosshardt DD, Palattella P, Rao W, Serino G, Chiapasco M. Maxillary sinus grafting with Bio-Oss or Straumann BoneCeramic: Histomorphometric results from a randomized controlled multicenter clinical trial. Clin Oral Implants Res 2008;19:796–803.
70. Mardas N, Chadha V, Donos N. Alveolar ridge preservation with guided bone regeneration and a synthetic bone substitute or a bovine-derived xenograft: A randomized, controlled clinical trial. Clin Oral Implants Res 2010;21:688–698.
71. Ru N, Liu SS, Bai Y, Li S, Liu Y, Wei X. BoneCeramic graft regenerates alveolar defects but slows orthodontic tooth movement with less root resorption. Am J Orthod Dentofacial Orthop 2016;149:523–532.
72. Diedrich PR. Guided tissue regeneration associated with orthodontic therapy. Semin Orthod 1996;2:39–45.
73. Ogihara S, Wang HL. Periodontal regeneration with or without limited orthodontics for the treatment of 2- or 3-wall infrabony defects. J Periodontol 2010;81:1734–1742.
74. Lee DY, Ahn HW, Herr Y, Kwon YH, Kim SH, Kim EC. Periodontal responses to augmented corticotomy with collagen membrane application during orthodontic buccal tipping in dogs. Biomed Res Int 2014;2014:873–918.
75. Yaffe A, Fine N, Binderman I. Regional accelerated phenomenon in the mandible following mucoperiosteal flap surgery. J Periodontol 1994;65:79–83.
76. Frost HM. The biology of fracture healing. An overview for clinicians. Part II. Clin Orthop Relat Res 1989;(248):294–309.
77. Wikesjö UM, Crigger M, Nilvéus R, Selvig KA. Early healing events at the dentin-connective tissue interface. Light and transmission electron microscopy observations. J Periodontol 1991;62:5–14.
78. Haney JM, Nilvéus RE, McMillan PJ, Wikesjö UM. Periodontal repair in dogs: Expanded polytetrafluoroethylene barrier membranes support wound stabilization and enhance bone regeneration. J Periodontol 1993;64:883–890.
79. Attia MS, Shoreibah EA, Ibrahim SA, Nassar HA. Regenerative therapy of osseous defects combined with orthodontic tooth movement. J Int Acad Periodontol 2012;14:17–25.
80. Ahn HW, Ohe JY, Lee SH, Park YG, Kim SJ. Timing of force application affects the rate of tooth movement into surgical alveolar defects with grafts in beagles. Am J Orthod Dentofacial Orthop 2014;145:486–495.
81. Tan WL, Wong TL, Wong MC, Lang NP. A systematic review of post-extractional alveolar hard and soft tissue dimensional changes in humans. Clin Oral Implants Res 2012;23(suppl 5):1–21.
82. Araújo MG, Silva CO, Misawa M, Sukekava F. Alveolar socket healing: What can we learn? Periodontol 2000 2015;68:122–134.
83. Graber LW, Vanarsdall RL, Vig KWL. Orthodontics: Current Principles & Techniques. Philadelphia: Elsevier/Mosby, 2012.
84. Goldberg D, Turley PK. Orthodontic space closure of the edentulous maxillary first molar area in adults. Int J Adult Orthodon Orthognath Surg 1989;4:255–266.
85. Kaminishi R, Davis WH, Hochwald D, Berger R, Davis C. Reconstruction of alveolar width for orthodontic tooth movement: A case report. Am J Orthod 1986;89:342–345.
86. Mayer T, Basdra EK, Komposch G, Staehle HJ. Localized alveolar ridge augmentation before orthodontic treatment. A case report. Int J Oral Maxillofac Surg 1994;23:226–228.
87. Kudirkaite I, Lopatiene K, Zubiene J, Saldunaite K. Age and gender influence on oral hygiene among adolescents with fixed orthodontic appliances. Stomatologija 2016;18:61–65.
88. Al Makhmari SA, Kaklamanos EG, Athanasiou AE. Short-term and long-term effectiveness of powered toothbrushes in promoting periodontal health during orthodontic treatment: A systematic review and meta-analysis. Am J Orthod Dentofacial Orthop 2017;152:753–766.e7.
89. Alves de Souza R, Borges de Araújo Magnani MB, Nouer DF, et al. Periodontal and microbiologic evaluation of 2 methods of archwire ligation: Ligature wires and elastomeric rings. Am J Orthod Dentofacial Orthop 2008;134:506–512.
90. Mártha K, Lőrinczi L, Bică C, Gyergyay R, Petcu B, Lazăr L. Assessment of periodontopathogens in subgingival biofilm of banded and bonded molars in early phase of fixed orthodontic treatment. Acta Microbiol Immunol Hung 2016;63:103–113.
91. Azaripour A, Weusmann J, Mahmoodi B, et al. Braces versus Invisalign: Gingival parameters and patients' satisfaction during treatment: A cross-sectional study. BMC Oral Health 2015;15:69.

찾아보기

ㅇ

ㅈ

ㅊ

ㅋ

ㅌ

ㅍ

ㅎ